Reine Arzneimittellehre

Von Dr. med. Samuel Hahnemann

Unveränderter Nachdruck der Ausgabe letzter Hand

Band 5

5. Nachdruck

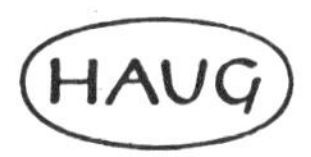

Karl F. Haug Verlag · Heidelberg

CIP-Titelaufnahme der Deutschen Bibliothek

Hahnemann, Samuel:

Reine Arzneimittellehre / von Samuel Hahnemann. –
Unveränd. Nachdr. d. Ausg. letzter Hand, Studienausg. /
mit e. Einf. von Klaus-Henning Gypser. – Heidelberg : Haug.
ISBN 3-7760-1059-2 kart.
ISBN 3-7760-0515-7 Hldr.

Unveränd. Nachdr. d. Ausg. letzter Hand, Studienausg. /
mit e. Einf. von Klaus-Henning Gypser
Bd. 5. – 5. Nachdr. - 1991

1. Nachdruck 1955

2. Nachdruck 1979

3. Nachdruck 1983

4. Nachdruck 1989

5. Nachdruck 1991

Titel-Nr. 2059 · ISBN 3-7760-1059-2
Gesamtherstellung: Weihert-Druck GmbH, Darmstadt

Reine

Arzneimittellehre,

von

Samuel Hahnemann.

Fünfter Theil.

Zweite, vermehrte Auflage.

Dresden und Leipzig,

in der Arnoldischen Buchhandlung.

1826.

Inhalt.

Augentrost. (Euphrasia officinalis.)

(Der frisch ausgepresste Saft der ganzen Pflanzen, mit gleichen Theilen Weingeist gemischt. Doch ist ihr Saft im Spätsommer oft so zäh, dass man das Kraut, zum feinen Breie und zur gleichartigen Masse gestampft, gewöhnlich erst mit etwas von diesem Weingeiste anrühren und verdünnen muss, um so den Saft auspressen zu können.)

Schon aus folgenden wenigen Beobachtungen wird man sehen, dass die Alten diesem Kraute weder den deutschen, noch den lateinischen Namen ohne Grund beigelegt haben, und dass dieses Kraut nicht die Vernachlässigung der neuern Aerzte verdient.

Der homöopathische Arzt, welcher für den Krankheitsfall nur eine Arznei von ähnlichen Symptomen, an gesunden Menschen erwiesen, zum Hülfsmittel wählt, wird den kleinsten Theil eines Tropfens dieses Saftes noch gewöhnlich zu stark für eine Gabe finden.

Augentrost.

(Eingenommenheit und ein Drücken äusserlich, oben auf dem Kopfe).

Viel Hitze im Kopfe, mit Drücken.

Hitze in der Stirne, mit Kopfweh in der Schläfe.

Zusammenzucken der obern und untern Augenlieder.

5 Das Licht schien ihm dunkler.

Das Licht schien ihm zu wanken und bald heller, bald dunkler zu brennen.

Die Augen schmerzen vom Lichtscheine, als wenn man nicht ausgeschlafen hat.

Zusammenziehendes Drücken im Auge, beim Gehen in freier Luft.

Zuweilen ein Beissen in den Augen; es läuft beissendes Wasser heraus.

10 In den innern Augenwinkeln Augenbutter, selbst am Tage.

Stechen in den untern Zähnen.

(Ein Pochen in zwei Zähnen, nach dem Essen und ausserdem.)

Lätschiger Geschmack im Munde.

Aufstossen nach dem Geschmacke der Speisen.

15 Auftreibung des Unterleibes, wie ohne Blähung, vor dem Mittagsessen.

Stuhl wohl täglich, doch nur hart und wenig.

Ein Druck am After, beim Sitzen.

(In den Feigwarzen ein Stechen, selbst im Sitzen; beim Gehen noch stärker; beim Befühlen schmerzen sie wund und brennend.)

(In den Feigwarzen eine jückende Empfindung.)

20 Husten, des Tages am stärksten, mit Brustschleim, der nicht losgehen will.

Blos des Tages Husten; des Nachts hat er keinen Husten.

Während des Hustens hat er keinen Athem, fast wie bei Keichhusten.

Mühsames Athemholen, selbst im Zimmer.

Tiefathmen wird ihm schwer, selbst im Sitzen.

25 Empfindung in den Armen, als wenn sie eingeschlafen gewesen wären.

Stechen im linken Hüftgelenke, beim Gehen.

Zuckendes Stechen im linken Knie, beim Gehen.

Beim Gehen und Sitzen, ein Spannen vom äussern Fussknöchel an, neben der Achillsenne, nach der Wade zu.

Ungemeines Gähnen, beim Gehen im Freien.

30 Sehr schläfrig am Tage, und er hatte doch die vorige ganze Nacht durch geschlafen.

Am Tage sehr müde, und er konnte die Nacht darauf, im Bette liegend, doch nur erst um 2 Uhr einschlafen — drei Nächte nach einander.

Anfall, drei Morgen nach einander: er wacht, die Nacht nach 3 Uhr, alle Augenblicke auf, fällt dann um 6 Uhr früh in einen betäubten Schlaf, ohne Träume, so wie er aber aus demselben erwacht, drückt's ihn oben in der Brust, der Kopf wird ihm schwindlicht und schwer; dabei ist es ihm übel und Schweiss bricht über und über aus; bei jeder, selbst kleinen Bewegung wird der Schwindel grösser, zum seitwärts Fallen, alle Glieder sind dabei schwach und zitterig; der Oberkörper deuchtet beim Aufstehn allzuschwer, als wenn ihn die Beine nicht tragen könnten; der Anfall nimmt allmählig ab bis Mittag, unter Unheiterkeit.

Immer frostig.

Den ganzen Vormittag, innerlicher Frost, Nachmittags aber (nach 2 Uhr) starker Frost an beiden Armen, welche ganz kalt waren.

35 Schweiss die Nacht im Schlafe, der beim Wachen verging — zwei Nächte nach einander.

Drei Nächte nach einander, Schweiss über und über, im Schlafe, von heftigem Geruche, am meisten an der Brust (beim Aufstehn aus dem Bette, Frost).

Träge, hypochondrisch; die äussern Gegenstände hatten keinen Reiz, kein Leben für ihn.

Beobachtungen Andrer.

Abends so heftiger Wüstheits- und Zerschlagenheits-Kopfschmerz (bei Fliessschnupfen), dass er genöthigt war, sich früher, als gewöhnlich, niederzulegen und dennoch vermehrte sich der Kopfschmerz beim Liegen noch mehr (n. 14 St.) (*Chr. Fr. Langhammer*, in einem Aufsatze).

Ein langdauernder, durchdringender Nadelstich an der rechten Schläfe (n. 7. St.) (Ders. a. a. O.).

Feine Nadelstiche äusserlich an der linken Schläfe (n. ½ St.) (Ders. a. a. O.).

Einige scharfe Stiche an der rechten Seite der Stirne (n. ½ St.) (Ders. a. a. O.).

(5) Scharfe, reissende Stiche an der linken Seite des Hinterhaupts, in Ruhe und Bewegung — bald Nachmittags (n. 6½ St.) (Ders. a. a. O.).

Ein drückender Schmerz äusserlich am Kopfe, vorzüglich aber an der Stirne (n, 2 St.) (Ders. a. a. O.).

Beim Ausschnauben, ein Gefühl von schmerzhafter Wüstheit im Kopfe und Schmerzhaftigkeit der innern Nase, so dass er nur leise schnauben durfte (n. 15 St.) (Ders. a. a. O.).

Trübheit der Augen beim Sehen in die Ferne (Kurzsichtigkeit) den ganzen Tag (Ders. a. a. O.).

Beim Gehen im Freien, Verdunkelung der Augen für die Ferne (Kurzsichtigkeit), drei Tage lang (n. 1½ St.) (Ders. a. a. O.).

(10) Bis nahe an die Hornhaut gehende Adern der weissen Augenhaut. * (Ders. a. a. O.).

Schmerzhaftes Drücken im innern linken Augenwinkel; das Auge thränt (n. 24 St.) (*W. F. Wislicenus*, in einem Aufsatze).

Drücken in beiden Augen, als wenn er schlafen sollte. (*Fr. Hahnemann*).

Drückende Empfindung in beiden Augen, als wenn man den Schlaf zu übergehen sich bemüht (n. 2 St.) (Ders.).

*) Dabei verschwanden ein längst schon in den Augen gespürtes Drücken und dunkle Flecke der Hornhaut binnen zwei Tagen. Ders.

Beobachtungen Andrer.

Schläfriges, trocknes Drücken in beiden Augen, weder durch das hellste Tageslicht, noch durch den Anblick des Feuers verschlimmert (Ders.).

(15) Lästige Trockenheit in den Augen, gleich als hätte er den Schlaf übergangen (Ders.).

Abends, eine von beiden Seiten zusammenziehende Empfindung in den Augen, vorzüglich in den obern Augenlidern, die zum öftern Blinken nöthigt (n. 10 St.) (*Langhammer*, a. a. O.)

Ganz feine Stiche im Augapfel (n. 11 St.) (*Fr. Hahnemann*).

Augenbutter in den Augenwinkeln (n. 13 St.) (*Langhammer* a. a. O.).

Flüsse der Augen, daſs er fast blind ward *) (*Lobelius*, Advers. 210.)

(20) Böse Augen; er wäre fast blind geworden (*Bonnet*, merc. compil. 13. — *Sim. Paulli*, quadripart. bot. Claſs. 3).

Sehr heftig bohrender Schmerz im innern rechten Ohre, in der Gegend des Trommelfells, wie von innen heraus (n. 7 St.) (*Wislicenus*, a. a. O.).

Schmerzhaftes Spannen im innern linken Ohre (n. 6 St.) (Ders. a. a. O.).

Steifheit des linken Backens beim Sprechen und Kauen, mit Hitzgefühl und einzelnen flüchtigen Stichen in demselben (n. 6 St.) (Ders. a. a. O.).

Ausschlagsblüthen, welche Eiter enthalten, an den Nasenflügeln (n. $1\frac{1}{2}$ St.) (*Langhammer*, a. a. O.).

(25) Ein ziehender Schmerz querüber im Oberkiefer (n. $2\frac{1}{2}$ St.) (Ders. a. a. O.).

Mittags, beim Essen, vorwärts dringende Nadelstiche im linken Unterkiefer, welche sogar das Kauen hinderten (n. 7 St.) (Ders. a. a. O.).

Heftige Stiche, von hinten nach vorne, unter dem rechten Unterkiefer, nahe am Halse, die bei Berührung schnell vergingen (n. $8\frac{1}{2}$ St.) (Ders. a. a. O.).

Feine Stiche am Kinne, nebst innerer Hitzempfindung an dieser Stelle (n. $\frac{1}{2}$ St.) *Wislicenus*, a. a. O.).

*) Nach vierteljährigem Gebrauche dieses Krautes.

Beobachtungen Andrer.

Starkes Bluten des Zahnfleisches (n. 1 St.) (*Fr. Hahnemann*).

(30) Er setzt im Reden allzuoft an, sowohl beim ersten Worte (eine Art Stottern), als auch in den Perioden setzt er öfters an, um eine andre Wortfügung zu treffen — da er doch ehedem zusammenhängend sprach (Ders.).

Früh, bittrer Geschmack vom Tabakrauchen (n. 52 St.) (*Langhammer*, a. a. O.).

Es wird ihm wablicht und übel vom (gewohnten Tabakrauchen, welches ihm bitter beissend schmeckt (n. 14 St.) (Ders. a. a. O.).

Mittags, Hunger ohne Appetit (n. 54 St.) (Ders. a. a. O.).

Schlucksen (n. 5 Minuten) (Ders. a. a. O.).

(35) Beim Ein- und Ausathmen, einige feine Stiche unter der Herzgrube, Abends im Sitzen (n. 15 St.) (Ders. a. a. O.).

Unschmerzhaftes Knurren im Unterleibe, wie bei Hunger und Leerheit (n. 1½ St.) (Ders. a. a. O.).

Eine Art Beklommenheit im Unterleibe, ein querüber gehender, brennendpressender Schmerz, in Ruhe und Bewegung (n. 5½ St.) (Ders. a. a. O.).

Bauchkneipen in kurzen Anfällen (n. 3, 4 St.) (*Fr. Hahnemann.*)

Leibweh, 7 Stunden lang (n. 2 St.) (Ders.).

(40) Oefteres Harnlassen (n. ¾ St.) (*Langhammer*, a. a. O.).

Häufiger Abgang eines hellen Urins (n. 2 St.) (*Wislicenus*, a. a. O.).

Ein wohllüstiges, zum Kratzen nöthigendes Jücken am Saume der Vorhaut, welche Stelle dann nach dem Kratzen und beim Aufdrücken schmerzte (n. 2 St.) (*Langhammer*, a. a. O.).

Mehre Nadelstiche an der Spitze der Eichel (n. 1½ St.) (Ders. a. a. O.).

Im Sitzen, wohllüstig jückende Nadelstiche an der Eichel, welche nach dem Kratzen schmerzt (n. 10 St.) (Ders. a. a. O.).

Beobachtungen Andrer.

(45) Die Hoden sind heraufgezogen und es kriebelt drin (n. 12 St.) (*Wislicenus*, a. a. O.).

Krampfartiges Einziehen der Geschlechtstheile, nebst Drücken über dem Schambeine, Abends im Bette (Ders. a. a. O.).

* * *

Niessen bei starkem Fliefsschnupfen, wobei viel Schleim sowohl vorne durch die Nase, als durch die hintern Nasenöffnungen abgeht (n. 9 St.) (*Langhammer*, a. a. O.).

Früh häufiger Fliefsschnupfen und starker Husten mit Auswurf (n. 46 St.) (Ders. a. a. O.).

Mehre Tage, häufiger Schleimauswurf durch freiwilliges Kotzen (Ders. a. a. O.).

(50) Einzelne, feine Stiche unter dem Brustbeine, vorzüglich beim Einathmen (n. 10 St.) (*Wislicenus*, a. a. O.).

Klammartiger Rückenschmerz (n. 1 St.) (*Fr. Hahnemann.*).

Anhaltende, drückende Rückenschmerzen im Sitzen und Gehen (n. 54 St.) (*Langhammer*, a. a. O.).

Absetzender, klammartiger Rückenschmerz, ½ Stunde lang (n. 1 St.) (*Fr. Hahnemann.*).

Ein betäubender Stich am linken Oberarme (n. ½ St.) (*Langhammer*, a. a. O.).

(55) Einzelne, stumpfe Stiche vorne am linken Vorderarme, dicht an der Handwurzel (n. 13 St.) (Ders. a. a. O.).

Im rechten Vorderarme und in der Hand, Schmerz, wie von Eingeschlafenheit (n. 1½ St.) (*Fr. Hahnemann*).

Dumpfes Reifsen in den Ellbogen- und Handgelenken (n. 2 St.) (*Wislicenus*, a. a. O.).

Schmerz wie Klamm in den Handwurzeln ½ Stunde lang (n. 24 St.) (*Fr. Hahnemann*).

Klammschmerz in der Mittelhand (Ders.).

(60) In der Mittelhand, Schmerz wie Klamm, abwech-

Beobachtungen Andrer.

selnd stärker und schwächer, $\frac{1}{2}$ Stunde lang (n. 1 St.) (Ders.).

Klammartiger, drückender Schmerz in der linken Hand, worauf dann der klemmend drückende Schmerz auch in die Finger überging (Ders.).

Sehr durchdringend kneipender Schmerz auf dem Handrücken (n. 3 St.) (Ders.).

Kneipender Schmerz im hintersten Gliede des Zeigefingers (n. 3 St.) (ders.)

In den Fingerknöcheln und Fingergelenken, mehr nach der äufsern Seite zu, Schmerz wie von Eingeschlafenheit (n. $1\frac{1}{2}$ St.) (Ders.).

(65) Klammschmerz in den Fingern, besonders den Fingergelenken der linken Hand (n. $1\frac{1}{2}$ St.) (ders.)

Ein heftiger Nadelstich in den hintern Muskeln des rechten Oberschenkels, blofs beim Stehen (n. $\frac{1}{2}$ St.) (*Langhammer*, a. a. O.).

Heftige Nadelstiche in den vordern Muskeln des rechten Oberschenkels, beim Stehen (n. $\frac{1}{2}$ St.) (Ders. a. a. O.).

Stechendes Ziehen vom obern Theile des Oberschenkels bis in den Schoofs, am stärksten im Sitzen (n. 48 St.) (*Wislicenus*, a. a. O.).

Blofs beim Gehen im Freien, ein wohllüstiges Jücken vorne am Oberschenkel, das zum Kratzen nöthigte, worauf die Stelle schmerzt (n. $9\frac{1}{2}$ St.) (*Langhammer*, a. a. O.).

(70) Müdigkeit in den Knieen, wie von starkem Gehen (n. 4 St.) (*Wislicenus*, a. a. O.).

Im Gehen, schmerzhafte Spannung in den Flechsen der Kniekehle, als wären sie zu kurz, wodurch das Gehen erschwert ward (n. 3 St.) (*Langhammer*, a. a. O.).

Anhaltend bohrende Stiche in der Schienbeinröhre aufwärts (n. $1\frac{1}{2}$ St.) (Ders. a. a. O.).

Beim Sitzen, ein rauf und runter ziehender Schmerz vorne in der Beinhaut der Schienbeinröhre des linken Fufses (n. $2\frac{1}{2}$ St.) (Ders. a. a. O.).

Bei langem Stehn, ein klammartiger Schmerz in den Waden, mit Gefühl von Schwere (n. $2\frac{1}{2}$ St.) (*Wislicenus*, a. a. O.).

Beobachtungen Andrer.

(75) Abends, beim Spazieren, ein wohllüstiges Jücken in der rechten Wade, was zum Kratzen nöthigt (n. 12 St.) (*Langhammer*, a. a. O.).

Am äufsern Knöchel des linken Unterfufses, ein Knacken beim Auftreten, (Ders. a, a. O.).

Ein kitzelndes Kriebeln an den linken Zehen, nach Reiben ist die Stelle schmerzhaft (n. 2 St.) (Ders. a. a. O.).

Die ganze Nacht hindurch, flüchtige, jückende Stiche bald hie, bald da; er wirft sich unruhig im Bette umher und kann sich nicht gehörig erwärmen, (*Wislicenus*, a. a. O.).

So grofse Mattigkeit im ganzen Körper, besonders den Untergliedmafsen, dafs er sich beim Gehen ungemein anstrengen mufs— den ganzen dritten Tag (*Langhammer*, a. a. O.).

(80) Schläfrigkeit, die gleichsam bei den Augen anfängt, zehn Stunden lang (n. ½ St.) (*Fr. Hahnemann.*)

Schläfrigkeit mit Thätigkeit (Ders.).

Schläfrigkeit, ohne schlafen zu können, mit vielem Gähnen (Ders.).

Nachts öfteres Erwachen, wie von Schreck (*Langhammer*, a. a. O.).

Nachts schreckliche Träume von Feuersbrunst und Entzündungen vom Blitze (die zweite Nacht), (Ders. a. a. O.).

(85) Gesichtsblässe — eine Stunde lang (sogleich) (*Fr. Hahnemann.*)

Fieberfrost über und über (n. ½ St.) (*Langhammer* a. a. O.).

Röthe und Hitze der Wangen — eine Stunde lang (n. ¼, ½ St.) (*Fr. Hahnemann*).

Rothes, heisses Gesicht — anderthalb Stunden lang (n. ¼ St.) (Ders.),

Jähling übersteigende Hitze und Röthe des Gesichts, bei kalten Händen (ohne Durst) (n. ¼ St.) (*Langhammer*, a. a. O.).

(90) In sich gekehrte Stille und Unlust zu sprechen, den ganzen Tag (Ders. a. a. O.).

———

Bitterklee (Menyanthes trifoliata.)

(Der frisch ausgepreſste Saft der eben zur Blüthe aufbrechenden, ganzen Pflanze, mit gleichen Theilen Weingeist gemischt.)

Die gemeine Medicin wuſste bisher keinen einzigen, ächten Weg, die eigenthümlichen Kräfte jeder einzelnen Arzneisubstanz auszuspähen, um zu finden, wozu jede derselben heilsam sey. Sie wuſste sich, in ihrer Armseligkeit, zu dieser Absicht nur an äuſsere Aehnlichkeit derselben zu halten. Da sollte selbst der Geschmack die innere Arzneikraft offenbaren.

Hiernach wurden die bitter schmeckenden Kräuter für gleichwirkend angesehen und zusammen in eine Brühe geworfen. Sie sollten alle die Eigenschaft besitzen und mit einander gemein haben — und zwar einzig diese: gelinde Tonica zu seyn und den Magen (sey's auch, in welcher der unzählbar verschiednen Krankheitszustände es wolle) zu stärken. Daher ward von den neuern Aerzten zu dieser Absicht (die einsichtvollere Nachwelt wird's kaum glauben), ohne dazu ein bitteres Kraut nahmhaft zu machen, schlechtweg *Extractum amarum* verordnet, so daſs es dem Apotheker in's Belieben gestellt ward, welche Kräuter er, mochten sie auch noch so verschiedner Arzneikraft seyn, wenn sie nur bitter schmeckten, auszukochen und die Brühe zu einem solchen Extracte einzukochen, für gut finden möchte, um der erträumten Absicht des Herrn Doctors, (Gott weiſs, welche?) Stärkung mit diesen unbekannten Kräutersäften zu bewirken, Genüge zu leisten.

Unbesonnener konnte man nicht zu Werke gehen, verächtlicher konnte man das edle Menschenleben nicht behandeln. Denn da jedes Kraut, indem es von jedem andern Kraute schon in seinem Aeuſsern so auffallend abweicht, daſs die Botaniker ihre sichtbare Verschiedenheit nicht sorgfältig genug aufzählen zu können glauben, auch in seinem innern Wesen und daher auch in seinen arzneilichen Eigenschaften verschieden seyn muſs, eine so dunkle Aeuſserung ihres innern Gehalts aber, wie der (bittre) Geschmack derselben ist, am allerwenigsten den merkwürdig verschiednen innern Arzneigeist jedes derselben auszusprechen bestimmt seyn kann; so folgt, daſs wir aus dem bloſsen bittern Geschmacke gar nichts weder auf ihre allgemeine, noch auf ihre besondern Arzneiwirkungen, noch auf Gleichheit derselben, also auch nicht auf eine unbedingte tonische Wirkung aller bittern Kräuter ohne Unterschied, als angeblich einzige Arzneikraft derselben schlieſsen dürfen — nicht zu gedenken, daſs jedes dieser Kräuter immer etwas Eigenthümliches von Bitterkeit, auch wohl noch einen andern Beigeschmack besitzt, was ohne innere Verschiedenheit der Arzneiwirkung nicht gedacht werden kann, die jedoch kein menschlicher Verstand aus dem bloſsen Geschmacke errathen kann.

Auch folgt aus jener Behauptung, wenn wir von Bitterkeit auf magenstärkende Wirkung zu schlieſsen thörigt genug seyn wollten, lauter Ungereimtheit und Unsinn. Denn warum sollten dann (sie sind ja bitter genug!) nicht eben so gut das Ohrschmalz, die Galle der Thiere, die Squille, der Lerchenschwamm, die Staphisagria, die Krähenaugen, die Ignazbohne, die

Koloquinte, das Elaterium u. s. w. tonische, Magenstärkende Arzneien seyn, wovon doch mehre den Menschen in mäſsigen Gaben um's Leben zu bringen im Stande sind?

So blind verkannt, und auch so mit andern bittern Pflanzen für gleichbedeutend angesehen ward von der gemeinen Medicin auch die Bitterklee-Zottenblume, ein Kraut, was schon in seinem merkwürdigen Aeuſsern, seinem Standorte und selbst in seinem eignen bittern Geschmacke von allen andern bittern Gewächsen in der Natur abweicht. Daher sind auch in der That seine wahren, reinen, eigenthümlichen Arzneiwirkungen und die krankhaften Symptome, die es im gesunden menschlichen Körper hervorbringt, wodurch es ähnliche, natürliche Krankheitszustände (homöopathisch) heilen kann, so besonders und so sehr von denen jedes andern, bittern Krautes verschieden, daſs es lächerlich wäre, dieses Kraut mit den übrigen bittern Kräutern für gleichbedeutend zu halten.

Wie von andern bittern Kräutern fabelt die gemeine Medicin auch von einer Gicht vertreibenden Kraft des Bitterklees, ohne auf den unausbleiblichen Nachtheil und die Lebensverkürzung *) zu achten, welche der anhaltende Gebrauch solcher unpassenden Arzneien in dergleichen Fällen nach sich gezogen hat. Auch weiſs man selbst nicht genau, was man unter dem vieldeutigen Worte Gicht verstehen soll, da man eine Menge sehr verschieden schmerzhafter, von mehrerlei Nebensymptomen begleiteter Glieder- und Gelenk-Krankheiten mit einem und demselben Namen bezeichnet.

*) M. s. W. Cullen's Materia medica, II. S. 79 (Leipz b. Schwickert 1790).

Und so soll, wie die nichts unterscheidende, gemeine Medicin uns vorgaukelt, der Bitterklee noch eine Menge andrer pathologischen (nie in der Natur auf gleiche Art erscheinenden) Krankheiten geheilt haben, und dennoch waren, wenn man die sogenannten Beobachtungen selbst ansieht, noch 20, 30, 50 andre wirksame Mittel daneben gebraucht oder dazu gemischt worden, um die Unwahrheit der Behauptung, Bitterklee habe geholfen, recht handgreiflich zu machen. Selbst wenn es in einigen Krankheitsfällen, wie höchst selten, allein gebraucht, auch allein zu helfen schien, so ist selbst dann nichts Nachahmungswürdiges daraus zu lernen, da es nicht aus einleuchtenden Gründen, sondern auf's Gerathewohl gegeben ward, und der angeblich geheilte Krankheitsfall, wie jeder andre, einzeln in der Natur dasteht, daher ganz genau sich nie wieder so ereignet, folglich nie wieder zu heilen vorkömmt.

Blofs die genaue Kenntnifs der reinen, eigenthümlichen krankhaften Einwirkungen der einzelnen Arzneistoffe auf das gesunde Befinden des Menschen lehrt uns untrüglich, welchen, auch nie vorher erschienenen Krankheitszuständen ein Arzneistoff, nach Symptomen-Aehnlichkeit passend ausgewählt, als unfehlbares Heilmittel entgegen zu setzen sey, um sie zu überstimmen und dauerhaft auszulöschen.

Den kleinsten Theil eines Tropfens des unverdünnten Saftes habe ich als eine, in jedem Falle genügende Gabe zu homöopathischem Gebrauche gefunden; fernere Anwendung wird vielleicht zeigen, dafs für zärtliche Personen oder Kinder auch eine weitere Verdünnung nöthig seyn wird.

Bitterklee.

(Schwindel beim Bücken und wieder Aufrichten).
Beim Lehnen des Kopfes auf die Seite, dumpfes Kopfweh.
Spannender Kopfschmerz um den ganzen Scheitel.
In beiden Augenlidern ein Fippern, und ein Drücken auf beiden Augäpfeln, was sich aber bald nach dem Essen wieder legt.

5 Spannen in der Nasenwurzel.
Er schnaubt früh Blut aus der Nase.
Spannen in den Kinnbacken.
Ein Brummen in den obern Zähnen, was sich durch Beifsen nicht vermehrt.
Drücken oben im Gaumen.

10 Beim Gähnen und Husten Empfindung, als wäre die linke Seite des Gaumens gelähmt.
Leeres Aufstofsen.
Nach dem Essen Wüstheit im Kopfe.
Kälte-Empfindung im Unterleibe, besonders beim Aufdrücken mit der Hand.
Beim Aufstehen früh aus dem Bette, Kältegefühl im Unterleibe; es läuft ihm auch kalt über den Rücken und über die Seite, wie Schauder bei Anhörung einer grausigen Geschichte.

15 Spannung und Drücken in einem Theile des Unterleibes.
(Im Schamberge ein spannend drückender Schmerz, beim Gehen und Sitzen).
Starker Druck im Schoofse, wie im Samenstrange, der auch bei Berührung schmerzhaft ist.
Zurückgehaltener Stuhl.
Zwei Tage lang verstopfter Leib.

20 Oefteres Drücken auf der linken Brustseite, wie von Blähungen.

Im Kreuze ein zusammenziehender Schmerz, später Abends, wie ein Druck mit dem Daumen drauf und, wenn es schlimmer wird, kriebelt's drin.

Abends Steifigkeit im Nacken.

Müdigkeit und Abgespanntheit (sogleich).

Während des Schlafs Röthe und Hitze im Gesichte; er wacht auf und schreit: Da! Da! und weist mit dem Finger, und schläft wieder ein.

25 Schauder, früh, im Rücken, wie von Anhörung grausiger Erzählungen, nicht wie Frost.

Frostgefühl, vorzüglich in den Fingern.

Schweiſs von Abend bis früh.

Schweiſs Abends, gleich nach dem Niederlegen.

Beobachtungen Andrer.

Benommenheit des Kopfs, im Zimmer, wie Düsternheit; die Gedanken folgen schwerer, ob er sich gleich auf alles besinnen kann; aber im Freien ist's ihm weit leichter und freier (n. 2 St.) (*Carl Franz*, in einem Aufsatze).

Dumm im Kopfe (n. 17 St.) (*A. F. Haynel*, in einem Aufsatze).

Drücken im vordern Theile der Stirne von innen heraus (n. 2½ St.) (*Franz Hartmann*, in einem Aufsatze).

An der linken Schläfe ein anhaltendes Drücken, mit untermischten, scharfen Stichen (Ders, a. a. O.).

(5) Drückender Kopfschmerz, heftiger in der freien Luft (n. 12 St.) (*S. Gutmann*, in einem Aufsatze).

Drückender Schmerz in der rechten Kopfseite (n. ¾ St.) (Ders. a. a. O.).

Ein von oben herabdrückendes Pressen im Kopfe, welches während starken Aufdrückens mit der Hand nachläfst, dann aber wiederkömmt — viele Stunden lang (n. 5½ St.) (*Hartmann* a. a. O.).

Drückender Kopfschmerz, der sich beim Auf- und Absteigen der Treppe noch mehr verschlimmert, wobei es ihm deuchtet, als ob ein schweres Gewicht auf dem Gehirne läge, welches an der Stirne herausdrückte (n. 5½ St.) (Ders. a. a. O.).

Drückender Kopfschmerz über der rechten Stirnseite, beim Auflegen der flachen Hand sogleich vergehend (n. 2½ St.) (*Gutmann* a. a. O.).

(10) Kopfweh in den Schläfen, als wenn sie von beiden Seiten zusammengeprefst würden, welches während des Zusammendrückens mit der Hand nachliefs, dann aber wieder kam (*J. Chr. Dav. Teuthorn*, in einem Aufsatze).

Kopfweh, wie Zusammenpressen auf beiden Seiten, und zugleich einige Stiche im Hinterhaupte (Ders. a. a. O.).

Beobachtungen Andrer.

Anhaltende Schwere des Kopfs (sogleich) (*Gutmann*, a. a. O.).

Schwere, mit Drücken, im ganzen Kopfe, zuweilen auch heftige Stiche im linken Stirnhügel — ein Kopfschmerz, der sich ganz verliert, wenn man den Kopf auf die Seite legt (*Hartmann*, a. a. O.).

Stumpf drückender Schmerz in der Stirne von innen heraus, mehre Stunden lang (n. 27 St.) (*Haynel*, a. a. O.).

(15) Von beiden Seiten zusammenpressendes Kopfweh im Scheitel, nebst Empfindung beim Treppensteigen, als drückte bei jedem Tritte ein Gewicht auf das Gehirn (n. 2 St.) (*W. E. Wislicenus*, in einem Aufsatze).

Drückend betäubendes Kopfweh, welches am meisten die Stirne einnahm, in Ruhe und Bewegung (n. ½ St.) (*Fr. Chr. Langhammer*, in einem Aufsatze).

Drückend ziehender Kopfschmerz in der Stirne, gleich über der Nasenwurzel (n. 2 St.) (*Franz*, a. a. O.).

Ziehender Schmerz im rechten grofsen Hirnlappen, von unten nach oben, der sich im Hinterkopfe endet (n. 4 St.) (*Haynel*, a. a. O.).

Ziehender Kopfschmerz in der rechten Stirnseite (n. 8½ St.) (Ders. a. a. O.).

(20) Ziehendes Kopfweh in der Stirne (*Franz*, a. a. O.).

Ziehendes, inneres Kopfweh längs dem linken Seitenbeine (Ders. a. a. O.).

Klemmendes Ziehen an der Seite des Hinterhauptes (Ders. a. a. O.).

Beim Sitzen, Ziehen im Hinterkopfe (n. 2 St.) (Ders. a. a. O.).

Zuckendes Kopfweh oben im Scheitel, besonders nach dem Bücken (n. 5 St.) (*Wislicenus*, a. a. O.).

(25) Einzelne Stiche in der linken Seite des Gehirns nach dem Scheitel zu (n. 2 St.) (*A. F. Möckel*, in einem Aufsatze).

Beobachtungen Andrer.

Einzelne Stiche in der Stirne nach dem Scheitel zu (n. 6 St.) (Ders. a. a. O.).

Gefühl von Wundheitsschmerz in der linken Schläfehaut, bei Berührung (n. 26 St.) (*Gutmann*, a. a. O.),

Nagendes Kopfweh äußerlich auf dem Scheitel (n. 16 St.) (*Wislicenus*, a. a. O.).

Brennen in der Kopfhaut über der rechten Stirnseite (n. 7 St.) (*Gutmann*, a. a. O.).

(30) Brennen über dem linken Augenbraunbogen, (Ders. a. a. O.).

Brennende Stiche in der Stirne, weniger am Haarkopfe, bei Hitze des Gesichts, ohne erhöhete Wärme des übrigen Körpers (n. 12 St.) (*Wislicenus*, a. a. O.).

Stichartiges Reißen an der rechten Stirnseite, nahe an der Schläfegegend (n. 1¼ St.) (*Langhammer*, a. a. O.).

Sichtbares, doch nicht schmerzhaftes Zucken in den Gesichtsmuskeln, besonders der rechten Seite, stärker in der Ruhe, als im Gehen (n. 6½ St.) (*Möckel*, a. a. O.).

Trübheit der Augen, bloß in der freien Luft (n. 6 St.) (Ders. a. a. O.).

(35) Beim Nachdenken im Lesen, öfteres Schwarzwerden vor den Augen (n. 8 St.) (Ders. a. a. O.).

Flackern vor den Augen, so daß alle Gegenstände in hüpfender Bewegung erscheinen — 4 Minuten lang (n. 4 St.) (Ders. a. a. O.).

Verengerte Pupillen (n. ¾, 1 St.) (*Langhammer*, a. a. O.).

Erweiterte Pupillen (n. 4½ St.) (Ders. a. a. O.).

Brennendes Spannen über dem linken obern Augenlide, was bei Berührung verging (*Gutmann*, a. a. O.).

(40) Drücken auf einem kleinen Punkte im Auge, gleichsam wie in der Krystalllinse, mit der Empfindung wie Schwindel oder Uebergehen der Augen oder Verdrehung (Schielen) dersel-

Beobachtungen Andrer.

ben, doch ohne Verdunkelung der Sehkraft (im Sitzen) (*Franz*, a. a. O.).

Empfindung innerhalb des linken untern Augenlides, als wenn ein nicht ganz harter Körper darunter läge (n. 4½ St.) (*Gutmann*, a, a. O.).

Stumpfe Stiche in den Augäpfeln (*Franz*, a. a. O.).

In den Augen Empfindung, wie von Geschwulst der Augenlider, oder einem Gerstenkorne daran, beim ruhig Halten der Augenlider (Ders. a. a. O.).

Reissende Stiche in den innern Augenwinkeln, wobei die Augen voll Wasser laufen (n. 12 St.) (*Wislicenus*, a. a. O.).

(45) Von Zeit zu Zeit Thränen der Augen (*Gutmann*, a. a. O.).

Zuweilen Erstarren des einen oder des andern Augenlides, wie tonischer Krampf, daſs er es nicht bewegen kann (*Franz*, a. a. O.).

Häſslicher, Ekel erregender Geruch, wie von faulen Eiern, vor der Nase, er mochte nun im Zimmer oder in der freien Luft seyn, ¼ Stunde lang (n. 9 St.) (*Möckel*, a. a. O.)

Anhaltendes Klingen des rechten Ohres, welches, wenn das Ohr inwendig gerieben wird, zwar aufhört, doch gleich wieder kömmt (n. 4 St.) (Ders. a. a. O.).

Es war im rechten Ohre, als wenn er lauten hörte (sogleich) (*Haynel*, a. a. O.).

(50) Erst im rechten, dann im linken Ohre einige feine Stiche (Ders. a. a. O.).

Stumpfe Stiche durch das Ohr in den Kopf hinein und in den Gesichtsmuskeln derselben Seite, unter dem Auge (n. 1 St.) (*Wislicenus*, a. a. O.).

Kleine, schnell auf einander folgende Stiche im linken innern Ohre (n. 7½ St.) (*Möckel*, a. a. O.).

Zwängen im rechten und linken Ohre (*C. G. Hornburg*, in einem Aufsatze).

Jücken im Innern des rechten Ohres, 3 Tage lang (*Gutmann*, a. a. O.).

(55) Kältegefühl im innern Ohre, gleich als wäre ihm

Beobachtungen Andrer.

Wasser hineingekommen (n. 1 St.) (*Wislicenus*, a. a. O.).

Beim Schnauben Brausen im linken Ohre, gleich als ob Luft durch dasselbe herausführe (n. 26 St.) (Ders. a. a. O.).

Leises Schwirren vor den Ohren, wie von Heimchen (n. 48 St.) (Ders. a. a. O.).

Stechendes Reifsen an der hintern Seite der Ohrknorpel und an den Warzenfortsätzen (n. 14 St.) (Ders. a. a. O.).

Schmerzhafter Klamm in den rechten Backenmuskeln, in der Ruhe (*Hartmann*, a. a. O.).

(60) Ausgetrocknete, aufgesprungene Lippen, ohne Durst und ohne fühlbare Hitze (n. 8 St.) (*Möckel*, a. a. O.).

Stichartiges Reifsen im linken Oberkiefer, bei Ruhe und Bewegung (n. 2 St.) (*Langhammer*, a. a. O.).

Flüchtiger, höchst feiner Stich an der rechten Seite des Halses (n. 1 St.) (*Haynel*, a. a, O.

Schwerheitsgefühl in den Halsmuskeln; er mufs den Hals hinterbeugen (*Hornburg*, a. a. O.).

Klammartiger, in einen Stich endigender Schmerz in den rechten Halsmuskeln, der nach Berührung verging, dann aber wiederkam (n. 2½ St.) (*Langhammer*, a. a. O.).

(65) Beim Bewegen des Halses, Steifigkeits-Empfindung der Nackenmuskeln (n. 9 St.) (*Wislicenus*, a. a. O.).

Reifsender Druck im Nacken (n. 8 St.) (Ders. a. a. O.).

Beim Gehen im Freien, Schmerz in den Nackenmuskeln, wie verdrückt, lähmig und spannend, wie nach langer Rückbeugung (n. 6 St.) (*Langhammer*, a. a. O.).

Ziehende Steifigkeits-Empfindung im Nacken, mit Eingenommenheit des Hinterhaupts (*Franz*, a. a. O.).

Feine Stiche in der untern Fläche der Zunge, welche bei ihrer Bewegung vergingen (n. ½ St.) (*Gutmann*, a. a. O.).

(70) Trockenheit des Gaumens, welche beim Schlingen

Beobachtungen Andrer.

ein Stechen verursacht, ohne Durst und mit gehörigem Speichel im Munde (n. 1 St.) (*Franz*, a. a. O.).

Trocken und zugleich so rauh im Schlunde, dafs ihm das Verschlingen des Speichels schwer wird, zwei Tage lang sich vermehrend (*Gutmann*, a. a. O.).

Gefühl von Trockenheit im Halse (n. 20 Minut.) (*Haynel*, a. a. O.).

Von früh an Trockenheit im Schlunde, zwei Tage lang (*Gutmann*, a. a. O.).

Vermehrte Speichelabsonderung (sogleich) (*Haynel*, a. a. O.).

(75) Speichel läuft ihm im Munde zusammen, ohne Uebelkeit (n. 8 Minut.) (Ders. a. a. O.).

Wasser läuft ihm im Munde zusammen, mit Uebelkeit (n. 1¼ St.) (Ders. a. a. O.).

Anhaltender Stich in der Kehle, vorne am Luftröhrkopfe, blofs beim Schlingen, was dadurch verhindert wird (n. 8 St.) (*Langhammer*, a. a. O.).

Bitter süfslicher Geschmack im Munde (n. 2 St.) (*Franz*, a. a. O.).

Butterbrod schmeckt ihm nicht; blofs zu Fleisch hat er Appetit und es schmeckt ihm (*Hornburg*, a. a. O.).

(80) Ob er gleich keinen Hunger hat, so schmeckt es ihm dennoch, wie gewöhnlich, und er ifst fast noch mehr (*Franz*, a. a. O.).

Nach dem Essen Vermehrung des Kopfschmerzes, wie schmerzhafte Eingenommenheit desselben (Ders. a. a. O.).

Nach dem Essen, ziehender Schmerz in der Gegend des Herzens (*Haynel*, a. a. O.).

Nach dem Mittagsessen, Drücken auf der Brust (*Franz*, a. a. O.).

Leeres Aufstofsen (sogleich) (*Hartmann*, a. a. O.).

(85) Oefteres, leeres Aufstofsen (sogleich n. ¼ St.) (*Langhammer*, a. a. O.).

Oefteres Schlucksen (n. 4¾ St.) (Ders. a. a. O.).

Beobachtungen Andrer.

Schnell vorübergehende Uebelkeit, ohne Aufstofsen (n. 10 St.) (*Möckel*, a. a. O.).

Plötzlich entstehende, $\frac{1}{3}$ Stunde dauernde Hitze im Magen; hierauf heftiger Hunger (n. 3 St.) (Ders. a. a. O.).

Nach Drücken im Magen, eine Kälteempfindung in der Speiseröhre herauf, mit starker Uebelkeit, 20 Minuten lang (n. $10\frac{1}{2}$ St.) (Ders. a. a. O.).

(90) Schnell entstandner, eine halbe Stunde dauernder Heifshunger, der nach wenigem Essen aufhört (n. 5 St.) (Ders. a. a. O.).

Grofse Neigung zum Erbrechen, verbunden mit schmerzhaftem Wurgen und Zusammenziehen im Magen, doch ohne Aufstofsen (n. $10\frac{1}{2}$ St.) (Ders. a. a. O.).

Zusammenziehendes Gefühl im Magen (n. $\frac{1}{4}$ St.) (*Hornburg*, a. a. O.).

Ein druckartiges Kneipen in der Gegend des Magens, was sich langsam nach dem Mastdarme zusenkt und nach Abgang einiger Blähungen verschwindet, kurz nachher aber wieder kömmt, zum Stuhle zwingt und sich dann verliert (n. $\frac{1}{2}$ St.) (*Hartmann*, a. a. O.).

Ein immerwährendes Knurren in der Magengegend, wie oft bei Leerheit des Magens zu entstehen pflegt, bei nicht leerem Magen (n. 2 St.) (Ders. a. a. O.).

(95) Stechender Schmerz unter den kurzen Ribben, im Sitzen, durch Ein- und Ausathmen ungeändert, vom äufsern Aufdrücken mit der Hand auf einen Augenblick zu vertreiben (n. 8 St.) (*Teuthorn*, a. a. O.).

Drückendes Schneiden in der Unterribbengegend (n. 8 St.) (*Wislicenus*, a. a. O.).

Wundheitsschmerz der äufsern Bauchbedeckungen beim Berühren und Reiben der Kleider, gleich als wären sie mit Blüthchen besetzt (n. 72 St.) (Ders. a. a. O.).

Wundheitsschmerz in der Haut des Oberbauchs, beim Liegen, wie bei Bewegung, doch beim

Beobachtungen Andrer.

Bücken am schlimmsten (n. 2 St.) (*Gutmann*, a. a. O.).

Lang anhaltendes Kneipen in der Gegend des Nabels, was sich wie ein Gewicht nach dem Unterbauche zusenkt, und nach Abgang von Blähungen vergeht (n. ½ St.) (*Hartmann*, a. a. O.).

(100) Kneipen im Unterbauche (n. ½ St.) (*Gutmann*, a. a. O.).

Blähungen gehen im Unterleibe herum, wobei es ihm ganz weichlich ist (*Hornburg*, a. a. O.).

Hörbares Kollern in den Gedärmen (nach dem Essen) (Ders. a. a. O.).

Den ganzen Tag hindurch, Aufgetriebenheit des Unterleibes und Vollheit desselben, wie von Ueberladung mit Essen, bei unvermindertem Appetite; dabei Empfindung, wie von eingeklemmten Blähungen und öfters vergeblichem Drängen zum Blähung-Lassen; Abends ward die Vollheit des Unterleibes durch Tabakrauchen sehr vermehrt (*Teuthorn*, a. a. O.).

Auftreibung des Unterleibes (n. 14 St.); zwei Stunden drauf, häufig abgehende Winde (*Möckel*, a. a. O.).

(105) Ein schneidender Schmerz fährt plötzlich vom Rückgrat aus durch den Unterleib (n. 12 St.) (*Wislicenus*, a. a. O.).

Im Gehen, ein anhaltender, scharfer Stich in der linken Unterbauchseite, welchem, beim ruhig Stehen, kleine, schnelle, ruckartige folgen (n. 12 St.) (*Franz*, a. a. O.).

Schnelles Stechen in der Unterbauchseite, im Sitzen; während der Berührung verschwindet's, kehrt aber gleich wieder zurück (Ders. a. a. O.).

Muskelzucken in der rechten Lende (im Sitzen) (n. 3 St.) (*Gutmann*, a. a. O.).

Zerschlagenheitsschmerz der linken Lende in der Nierengegend, Abends, beim ruhig Sitzen (*Franz*, a. a. O.).

Beobachtungen Andrer.

(110) In der linken Seite des Unterbauchs erschütternde, zuckende, schnelle Stiche im Sitzen (Ders. a. a. O.).

Buttelnde Bewegungen in der rechten Seite des Unterleibes, mit Hitzgefühl am ganzen Unterleibe und innerer Empfindung, als wenn Durchfall entstehen sollte, in Ruhe und Bewegung (n. ½ St.) (*Langhammer*, a. a. O.).

Bei vorgebeugtem Körper, Drücken in den Drüsen um den Bauchring herum (*Franz*, a. a. O.).

Unter Drängen im Mastdarme zum Stuhle, ein Kneipen im Unterbauche (Ders. a. a. O.)

Empfindliches Jücken im innern Mastdarme (n. 13 St.) (*Möckel*, a. a. O.).

(115) Zücken am After (*Gutmann*, a. a. O.).

Verhaltung des Stuhls, 32 Stunden lang; dann Abgang harten Kothes (*Wislicenus*, a. a. O.).

Stuhlverhaltung den ersten Tag, den zweiten aber, unter schwierigem Abgang eines harten Stuhls, ziehend kneipende Schmerzen im Unterbauche (*Franz*, a. a. O.).

Stuhlverhaltung den ersten Tag und erst am dritten, zweimaliger, leichter Stuhlabgang (Ders. a. a. O.).

Bauchkneipen, und drauf ein nicht ganz harter Stuhl, welcher mehre Stunden zeitiger, als gewöhnlich erfolgte *) (n. ¼ St.) (*Gutmann*, a. a. O.).

(120) Bauchkneipen, und gleich drauf harter Stuhlgang (Ders. a. a. O.).

O e f t e r e s D r ä n g e n z u m H a r n e n, mit w e n i g e m U r i n a b g a n g e (n. 4, 9½ St.) (*Langhammer*, a. a. O.).

Starker Begattungstrieb, ohne Phantasie - Erregung und ohne Ruthesteifigkeit (n. 5 St.) (Ders. a. a. O.).

Schmerzhaftes Zucken im rechten Hoden, stärker in Ruhe (n. 6½ St.) (*Möckel*, a. a. O.).

*) Heilende Nachwirkung des Organismus bei einer Person, die zu Stuhlverhaltung geneigt war und gewöhnlich nicht unter 32, 36 Stunden Leibesöffnung hatte.

Beobachtungen Andrer.

Beide Hoden sind heraufgezogen, doch der rechte mehr (n. 1½ St.) (Ders. a. a. O.).

(125) An der rechten Seite des Hodensacks, drückend ziehend schneidender Schmerz, oder als würde er an der einen Seite eingeklemmt (n. 14 St.) (*Hornburg*, a. a. O.).

Anhaltende, brennende Stiche am Hodensacke und an der Schambeinvereinigung (n. 1½ St.) (*Haynel*, a. a. O.).

In der linken Seite des Hodensacks, feine Stiche (n. 3 St.) (*Wislicenus*, a. a. O.).

* * *

Nieſsen ohne Schnupfen (n. 6½ St.) (*Langhammer*, a. a. O.).

Starker Flieſsschnupfen, den ganzen Tag; es lief ihm unwillkührlich aus der Nase (*Gutmann*, a. a. O.).

(130) Beim Flieſsschnupfen schien ihm die Nase verstopft zu seyn, ob er gleich gehörige Luft durch dieselbe hatte (n. 2½ St.) (*Langhammer*, a. a. O.).

Kriebelndes Kitzeln, öfters wiederkehrend, im Kehlkopfe (n. 15 St.) (*Gutmann*, a. a. O.).

Heiserkeit (*Joh. Francus*, Trifolii fibrini historia, Francofurti 1701).

Rauhe Sprache (*Gutmann*, a. a. O.).

Beim Sprechen ist die Stimme rauh, fast heischer und dabei die Ohren so verstopft, als wenn sich etwas vorgeschoben hätte (n. 3 St.) (*Langhammer*, a. a. O.).

(135) Beschleunigtes Athemholen, selbst im Stehen, mit vermehrtem Pulse und Röthe und Hitze im Gesichte (n. 2 St.) (*Teuthorn*, a. a. O.).

Krampfhafte Verengerung des Kehlkopfes; die Anstrengung, um Luft einzuziehen, reizte zum Husten, ⅛ Stunde lang (n. 9 St.) (*Möckel*, a. a. O.).

Beobachtungen Andrer.

Flüchtiger Stich in der rechten Brust (n. 1¾ St.) (*Haynel*, a. a. O.).

Bloſs bei Bewegung heftige Stiche in der Brust (n. 3½ St.) (Ders. a. a. O.).

Stumpf stechender Schmerz in der Brust, in der Gegend des Herzens und an derselben Stelle auf der rechten Seite, der beim Aufdrücken und Anspannen der Theile sich vermehrt (n. 21½ St.) erst nach 26 Stunden kam er mehre Stunden anhaltend wieder (Ders. a. a. O.).

(140) Heftiger, anhaltender Stich in der Gegend des Herzens; beim Anhalten des Athems wurden der Stiche mehre (n. 15 St.) (Ders. a. a. O.).

Bohrendes Stechen in der linken Brust, im Sitzen und bei Bewegung, doch beim Ein- und Ausathmen heftiger (n. 3½ St.) (*Gutmann*, a. a. O.).

Auf der linken Brust, dicht am Schlüsselbeine, lauge, feine Stiche, beim Einathmen (n. 1½ St.) (*Hartmann*, a. a. O.).

Mit untermischten Stichen, anhaltendes Drücken auf der linken Brust, beim Ein- und Ausathmen gleich (n. 1½ St.) (Ders. a. a. O.).

Druck, nebst einzelnen scharfen Stichen, auf dem Brustbeine (n. 12 St.) (*Wislicenus*, a. a. O.).

(145) Auf beiden Brustseiten, ein Zusammenpressen, mit scharfen Stichen, durch Einathmen sehr verstärkt (n. 9 St.) (Ders. a. a. O.).

Zusammenraffender Schmerz von beiden Seiten der Brust, mit scharfen Stichen (n. 12 St.) (Ders. a. a. O.).

Es preſst ringsum die Brust zusammen, im Sitzen, Gehen und Stehen; eine sehr unangenehme, ängstliche Empfindung (n. 6½ St.) (*Haynel*, a. a. O.).

Engbrüstigkeit (*J. Francus*, a. a. O.).

Pochen in der linken Brust, beim Ein- und Ausathmen anhaltend, doch bloſs im Liegen (n. 14 St.) (*Gutmann*, a. a. O.).

Beobachtungen Andrer.

(150) Ziehender Schmerz in der rechten Brust, nach der Achselhöhle zu (n. 1½ St.) *Haynel*, a. a. O.).

Beim gebückt Sitzen, Wehthun der Brust, wie zerschlagen (*Franz*, a. a. O.).

Jückender Stich in den linken falschen Ribben, beim Ein- und Ausathmen anhaltend (n. 2½ St.) (*Gutmann*, a. a. O.).

Zerschlagenheitsschmerz im Kreuze, meist beim ruhig Sitzen, der bei Berührung verschwindet (*Franz*, a. a. O.).

Zerschlagenheitsschmerz des Kreuzes beim ruhig Sitzen, Abends (Ders. a. a. O.).

(155) Drückender Schmerz im Kreuze, beim Bücken (*Gutmann*, a. a, O.).

Beim Bücken, im Kreuze ziehend drückender Schmerz (*Franz*, a. a. O.).

Beim jedesmaligen Bücken, drückender Schmerz über dem Kreuzbeine (n. 8 St.) (*Haynel*, a. a. O.).

Heraufziehend drückender Kreuzschmerz, im Sitzen (*Franz*, a. a. O.).

Muskelzucken in den rechten Rückenmuskeln (n. 11 St.) (*Gutmann*, a. a. O.).

(160) Im Sitzen, Schmerz neben den untern Rückenwirbeln, wie dumpfes Ziehen, beim Vorbücken des Körpers (*Franz*, a. a. O.).

Scharfes Kneipen neben dem Rückgrate, in der Gegend der Schulterblätter (n. 24 St.) (*Wislicenus*, a. a. O.).

Stumpfes, bohrendes Stechen am linken Schulterblatte, nach dem Rückgrate herüber (*Hornburg*, a. a. O.).

Gefühl einer Schwere zwischen den Schulterblättern, im Gehen, er muſs sich immer vor- und rückwärts biegen, um es zu lindern (Ders. a. a. O.).

Höchst schmerzhaftes Reiſsen zwischen den Schulterblättern herab, besonders beim Tiefathmen im Sitzen verschwindend, beim Gehen sogleich zurückkehrend; in der Ruhe blieb eine Wundheitsempfindung zurück (Ders. a. a. O.).

Beobachtungen Andrer.

(165) Oben auf der Achsel, eine brennend kratzige Empfindung (*Franz*, a. a. O.).

Viele feine Stiche in der rechten Achselhöhle, nach der Brust zu (n. 7½ St.) (*Möckel*, a. a. O.).

Feine Stiche fahren in der Achselgrube hin, beim Bewegen des Arms (n. 4 St.) (*Wislicenus*, a. a. O.).

Schmerzhaftes, sichtbares Zucken im linken Arme, stärker in der Ruhe (n. 6½ St.) (*Möckel*, a. a. O.).

Stiche im dreieckigen Muskel, am Oberarmgelenke (*Franz*, a. a. O.).

(170) Im Oberarme schnelles, klammartiges Reifsen, im Sitzen (Ders. a. a. O.).

Muskelzucken im rechten Oberarme (n. 24 St.) (*Gutmann*, a. a. O.).

Zucken der Muskeln am rechten Oberarme (n. 16½ St.) (*Haynel*, a. a. O.).

Wiederholtes, krampfhaftes Ziehen im innern linken Unterarme; zuletzt werden die vier Finger unwillkührlich eingebogen, der Arm selbst aber krampfhaft steif, welcher auch mit aller Anstrengung nicht bewegt werden konnte (n. 8½ St.) (*Möckel*, a. a. O.).

Klammartiger Schmerz in den Muskeln des linken Unterarmes, welcher bis zum linken Handteller zog, fast wie Lähmung (n. 2 St.) (*Langhammer*, a. a. O.).

(175) Klammartiges Drücken im Unterarme, gleich bei der Ellbogenbeuge, welches beim Berühren verschwindet, aber gleich wiederkömmt (*Franz*, a. a. O.).

Scharfe Stiche unter dem Ellbogen und am Handgelenke (n. 12 St.) (*Wislicenus*, a. a. O.).

Klammartiger Druck am rechten Handgelenke und auf der Mittelhand, in Ruhe und Bewegung (n. 1¾ St.) (*Langhammer*, a. a. O.).

Stechender Schmerz in der linken Handwurzel (n. ½ St.) (*Haynel*, a. a. O.).

Lähmiges Reifsen in den Handgelenken, vorzüglich beim Bewegen derselben (n. 2 St.) (Ders. a. a. O.).

(180) Beim Schreiben und bei Bewegung der Hand, ein ziehender Schmerz, welcher bei Ruhe der Hand vergeht (n. 2 St.) (*Franz*, a. a. O.).

Klammartiges Ziehen auf den Daumenmuskeln des Handrückens (Ders. a. a. O.)

Stechendes Kneipen an der äufsern Seite des hintern Daumengliedes (n. 3 St.) (*Wislicenus*, a. a. O.).

Klammartiger Druck am rechten Daumenballen (n. 5 St.) (*Langhammer*, a. a. O.).

Ein Stich aus dem rechten Daumen und Zeigefinger heraus (n. 1½ St.) (*Haynel*, a. a. O.).

(185) Schmerzhaftes Zucken im linken vierten Finger (n. 9 St.) (Ders. a. a. O.).

Klammartiger Schmerz am linken Zeigefinger, mehr auswärts, welcher bei Bewegung verging (n. 2¾ St.) (*Langhammer*, a. a. O.).

An den hintersten Fingergelenken feine Stiche, durch Bewegung etwas beschwichtigt (n. 3 St.) (*Wislicenus*, a. a. O.).

Schnell fahrende Stiche in den Gesäfsmuskeln der rechten Seite (n. 7 St.) (Ders. a. a. O.).

Zuckende Stiche am obern Rande des linken grofsen Hinterbackenmuskels (*Franz*, a. a. O.).

(190) Stechend zusammenziehender Schmerz am Hüftgelenke, um die Pfanne herum, blofs im Gehen (n. 3 St.) (*Teuthorn*, a. a. O.).

Beim Gehen und Stehen sehr empfindliche, feine Stiche im rechten Hüftgelenke (n. 13 St.) (*Möckel*, a. a. O.).

Beim Sitzen, ein viermaliges, krampfhaftes Emporwerfen des ausgestreckten, rechten Ober- und Unterschenkels, beim Stehen aber, oder wenn er im Sitzen das Knie an sich zog, nicht bemerkbar (n. 8 St.) (Ders. a. a. O.).

Beim Ruhigsitzen, Abends, ein ziehender Zerschlagenheitsschmerz an der äufsern Seite des

Beobachtungen Andrer.

Oberschenkels, des Kreuzes und der linken Lende, in der Nierengegend (*Franz*, a. a. O.).

Vorne auf dem Oberschenkel, ein klammartiges Ziehen, im Sitzen (n. 2 St.) (Ders. a. a. O.).

(195) Klammartig ziehende Zerschlagenheitsschmerzen auf den Röhrknochen der Oberschenkel, mit Hitzgefühl im Rücken und dem ganzen Oberkörper, meist im Sitzen (Ders. a. a. O.).

Auf beiden Oberschenkeln, ein tauber, spannend drückender Zerschlagenheitsschmerz, im Gehen und Sitzen (Ders. a. a. O.).

Ein Fippern der Muskeln des linken Oberschenkels (*Haynel*, a. a. O.).

Heftiger, brennender Stich an der vordern Seite des linken Oberschenkels, etwas über dem Knie, im Sitzen (n. 15 St.) (Ders. a. a. O.).

Oben an der innern Seite des Oberschenkels, ein absetzendes Kneipen, mit Glucksen, wie von etwas Lebendigem, am stärksten im Sitzen (n. 5 St.) (*Wislicenus*, a. a. O.).

(200) Spannen, mit Stichen, an der hintern Seite des Ober- und Unterschenkels, in der Nähe des Kniees (n. 10 St.) (Ders. a. a. O.).

Stumpfe Stiche an den Kniescheiben heraus, mit Hitzgefühl in den Knieen (n. 12 St.) (Ders. a. a. O.).

Verrenkungsschmerz am Kniegelenke, nach innen zu, in Ruhe und Bewegung (n. ¾ St.) (*Langhammer*, a. a. O.).

Ziehen in der rechten Kniekehle durch die Wade, im Stehen und Sitzen (*Franz*, a. a. O.).

Scharfe Stiche unter dem Knie (n. 12 St.) (*Wislicenus*, a. a. O.).

(205) Jückender, bohrender Stich im rechten Kniegelenke der innern Seite, in Bewegung und Ruhe (n. 11½ St.) (*Gutmann*, a. a. O.).

Ein nicht eben schmerzhaftes Zucken im linken Unterschenkel, stärker in der Ruhe, als im Gehen (n. 6½ St.) (*Möckel*, a. a. O.).

Beobachtungen Andrer.

Zitternde Empfindung in beiden Waden, eine viertel Stunde lang, heftiger beim Sitzen, als beim Stehen (n. 2 St.) (Ders. a. a. O.).

Im Ruhigsitzen, ein klammartiges Ziehen aufwärts in der äufsern Seite des linken Unterschenkels (*Franz*, a. a. O.).

Auf dem Schienbeine ein scharfer Druck (Ders. a. a. O.).

(210) In der Ruhe stumpfe, pulsirende Stiche unter der Mitte des Schienbeins, welche bei Bewegung vergehen, in der Ruhe aber wieder kommen (n. 2 St.) (Ders. a. a. O.).

Klammartiger Schmerz in den Muskeln des rechten Unterschenkels, der von unten nach oben hinzog, wie Lähmungsschmerz (n. 2½ St.) (*Langhammer*, a. a. O.).

Scharfe Stiche in der Mitte des Schienbeins, nebst zuckendem Zusammenraffen, gleich als hätte er den Fufs lange in einer beschwerlichen Lage gehalten (in der Ruhe) (n. 2 St.) (*Wislicenus*, a. a. O.).

Im Gehen ein Verrenkungsschmerz, bald am linken, bald am rechten Unterschenkel, nahe beim innern Fufsknöchel (n. 7½ St.) (*Langhammer*, a. a. O.),

Beim Gehen im Freien, ein Verrenkungsschmerz am linken Unterschenkel, von einem Fufsknöchel zum andern (n. 10½ St.) (Ders. a. a. O.).

(215) Schneiden an beiden äufsern Fufsknöcheln, in der Ruhe, was in Bewegung verging (n. 12 St.) (*Wislicenus*, a. a. O.).

Brennendes Stechen über dem Fufsgelenke beider Füfse, im Gehen (n. 1½ St.) (*Haynel*, a. a. O.).

Anhaltend, ätzend fressender Schmerz auf einer sehr kleinen Stelle, zwischen dem äufsern Knöchel und der Achillsenne des rechten Fufses, mehrmals wiederkehrend, im Sitzen; bei Bewegung erneuert er sich (n. 14 St.) (Ders. a. a. O.).

Beobachtungen Andrer.

In der rechten Ferse stechender Schmerz (n. 2¾ St.) (Ders. a. a. O.).

Grofse Stiche in den Fufssohlen, beim Gehen (n. 8½ St.) (*Möckel*, a. a. O.).

(220) Nicht eben schmerzhaftes, sichtbares Zucken in verschiednen Theilen zugleich, stärker in der Ruhe, als im Gehen (n. 6½ St.) (Ders. a. a. O.).

Zuckungen kleiner Theile der Muskeln, an mehrern Stellen des Körpers, zu verschiednen Zeiten (*Haynel*, a. a. O.).

Stechendes Kneipen bald hie, bald dort am Körper (n. 8 St) (*Wislicenus*, a. a. O.).

Mattigkeit in allen Gliedern, bei Ruhe und Bewegung, eine Stunde lang (n. 28 St.) (*Möckel*, a. a. O.).

Grofse Schwäche des ganzen Körpers; dabei drückender Schmerz über dem Kreuzbeine, beim Stehen, durch Sitzen vermindert (n. 17 St.) (*Haynel*, a. a. O.).

(225) Beim Gehen, Schwäche des Körpers, nebst Frost über und über (n. 1¼ St.) (Ders. a. a. O.).

(Höchste Schwäche mit Hitze und argem Kopfweh) *) (*Schlegel*, in Huf. Journ. VII, IV. S. 163).

Lebensthätigkeit übermäfsig erhöhet, Hastigkeit in allen Bewegungen **) (n. 32 St.) (*Möckel*, a. a. O.).

Oefteres Gähnen, als ob er nicht ausgeschlafen hätte (n. 2 St.) (*Langhammer*, a. a. O.).

Geile, lebhafte, unerinnerliche Träume, ohne Samenergiefsung (*Gutmann*, a. a. O.).

(230) Unruhiger Schlaf; er warf sich von einer Seite auf die andere (Ders. a. a. O.).

Lebhafte, unerinnerliche Träume (*Langhammer*, a. a. O.).

Frostgefühl am ganzen Rumpfe, bei übrigens gleichmäfsiger Temperatur (n. 8¼ St.) (*Haynel*, a. a. O.).

*) Bei einem Wechselfieber.
**) Wechselwirkung.

Beobachtungen Andrer.

Schauder über den obern Theil des Körpers, mit Gähnen (sogleich) (*Hartmann*, a. a. O.).

Schauder, wie nach einer starken Fufsreise (*Hornburg*, a. a. O.).

(235) Ueberlaufen von äufserm Schauder, ohne innern Frost, besonders an den Unterschenkeln, im warmen Zimmer (n. 3 St.) (*Wislicenus*, a. a. O.).

In der warmen Stube, Sträuben der Haare, ohne Frost, 10 Minuten lang (n. 7 St.) (*Möckel*, a. a. O.).

(Beim Sitzen) Schauder, ohne Frost, über den Rücken, als wenn er sich vor etwas äufserte, oder es ihn vor etwas grauete — ohne nachfolgende Hitze (n. 1½ St.) *Langhammer*, a. a. O.).

Kälte im Rückgrate mit Schütteln (n. 4St.) (*Möckel*, a. a. O.).

Eiskalte Hände und Füsse, bei übrigens warmem Körper (n. ½ St.) (*Hartmann*, a. a. O.).

(240) Kalte Füfse, 48 Stunden lang (Ders. a. a. O.).

Aufgeschwollene Adern an den Händen und etwas drüber, an den Unterarmen, bei gewöhnlicher Körperwärme, mit eiskalten Füfsen (n. 5 St.) (Ders. a. a. O.).

Kälte der Füfse bis in die Nacht; auch im Bette liefsen sie sich nicht erwärmen (n. 3 St.) (*Teuthorn*, a. a. O.).

Kalte Füfse bis an die Knie, als ständen sie im kalten Wasser (*Hornburg*, a. a. O.).

Frost am ganzen Körper, welcher durch Ofenwärme verging, aber in einiger Entfernung vom Ofen wieder kam, eine halbe Stunde anhaltend (n. ¼ St.) (*Haynel*, a. a. O.).

(245) Frost am ganzen Körper, vorzüglich am Rücken, welcher nicht durch Ofenwärme verging (n. ¾ St.) (Ders. a. a. O.).

Fieberschauder über den ganzen Rücken, als wenn er bei kühler Luft lange entblöfst gegangen wäre (n. ¼ St.) (*Langhammer*, a. a. O.).

Beobachtungen Andrer.

Langsamer Puls, in einer Minute 52 Schläge (n. 1¼ St.) (Ders. a. a. O.).

Hitze der Ohren (n. ¾ St.) (*Haynel*, a. a. O.

Hitzgefühl am Rumpfe, besonders im Rücken, zuweilen mit Kältegefühl gemischt, ohne Durst und ohne Gesichtshitze oder Röthe (n 8 St.) — mehre Stunden drauf (n. 16½ St.) Röthe der Wangen (Ders. a. a. O.).

Hitze, besonders im Gesichte; kurz darauf ein allgemeiner Frost, beides ohne Durst (n. 8 St.) (*Möckel*, a. a. O.).

(250) Gegen Abend, Hitzüberlaufen der Backen (*Franz*, a. a. O.).

Abends, erhöhete Körperwärme, ohne Durst, mit Freiheit und Leichtigkeit des Geistes (Ders. a. a. O.).

Nach Gehen im Freien, Abends, Hitze ohne Durst und gelinder Schweifs am ganzen Körper (Ders. a. a. O.).

Unangenehmes Hitzgefühl am Rumpfe, besonders auf dem Rücken, sechs Stunden nach dem Froste (n. 7 St.) (*Haynel*, a. a. O.).

Sehr grofse Hitze über den ganzen Körper, ohne Schweifs und ohne Durst, bei kalten Füfsen (n. 2¾ St.) (*Hartmann* a. a. O.).

(255) (Unter Verstärkung der Hitze, Irrereden, bei kleinem, schnellem, gereiztem Pulse *) (*Schlegel*, a. a. O.).

Banges Gefühl um's Herz, als wenn ihm etwas Böses bevorstände und er ein Ungemach auszustehen hätte (n. 1 St.) (Ders. a. a. O.).

Verdriefslich, übelgelaunet und unzufrieden mit sich selbst und mit seiner Lage; Bangigkeit trieb ihn von einem Orte zum andern (n. 16 St.) (Ders. a. a. O.).

Düster, unaufgelegt und verdrossen (n. 1 St.) (*Möckel*, a. a. O.).

Untheilnehmend an Vergnügungen (n. 12 St.) —

*) Bei einem Wechselfieber.

Beobachtungen Andrer.

eine halbe Stunde drauf, zum Spaſsmachen aufgelegt (*Gutmann*, a. a. O.).

(260) Weinerliches Gemüth (*Teuthorn*, a. a. O.).

Wehmüthige Stimmung; er hängt gern den Gedanken an vergangene, traurige, unangenehme Dinge nach (n. 80 St.) (*Wislicenus*, a. a. O.).

Er ist lieber für sich allein — obgleich nicht mislaunig — weil er lieber schweigt, als spricht (n. 7 St.) (*Hartmann*, a. a. O.).

Unlust zur Arbeit (Ders. a. a. O.).

(265) Uebertriebne Fröhlichkeit *) (n. 11 St.) (*Hartmann*, a. a. O.).

Den ganzen Tag stilles, in sich gekehrtes Wesen, mit Selbstzufriedenheit **) (*Langhammer*, a. a. O.).

Ruhiges Gemüth; er wuſste sich in seine Lage zu finden ***) (Ders. a. a. O.).

*) Wechselwirkung.
**) Mehr Heilwirkung.
***) Heilende Gegenwirkung des Organismus.

Erdscheibe-Schweinsbrod (Cyclamen europaeum).

(Der aus der frischen Wurzel, gegen den Herbst zu, ausgepreſste und mit gleichen Theilen Weingeist gemischte Saft).

Ein ungegründeter Verdacht von angreifender, unsicherer Wirkung lastete von den ältesten Zeiten her auf dieser schätzbaren Arzneipflanze. Gesetzt auch, Dioscorides hätte wirklich diese vor sich gehabt, so läuft doch alles, was er von ihr berichtet, bloſs auf Hören-Sagen hinaus. Die Araber nahmen diese Wurzel, unter dem Namen Arthanita, mit zu einer auf den Unterleib einzureibenden Purgirsalbe (Unguentum de Arthanita), welche eine Menge der heftigsten Purgirmittel enthält, und brachten sie in dieser gefährlichen Gesellschaft zu dem unverdienten Rufe einer drastischen Purgir-Arznei, dergleichen sie doch gar nicht ist.

Die neuern Aerzte wissen gar nichts mehr von ihr, kaum das, was die Alten von ihr fabelten.

Da aber unsre neue (homöopathische) Heilkunst nichts auf Treue und Glauben kopfloser Sagen annimmt, und sich weder etwas vorloben, noch verachten läſst, ohne es vorher selbst vorurtheillos geprüft zu haben, so kam auch diese verschriene Wurzel in meine Hände.

So wenig die Tugend eines Menschen nach dem trüglichen Scheine seines Aeussern, oder nach der Farbe seines Kleides, oder nach dem oberflächlichen Gerede des groſsen Haufens beurtheilt werden kann, und so gewifs sie blofs in der Güte seiner Handlungen sich unzweideutig dem redlichen Beobachter ausspricht; so gewifs kann auch nie weder das Aeufsere einer Arznei, noch ihr unbegründeter Ruf ihren ächten Werth bestimmen — nur durch genaue Selbstprüfung der Arzneien an gesunden Menschen erfährt man erst die Wahrheit, was eine Arznei für eine eigentliche Bedeutung habe, und welche Veränderungen sie in dessen Befinden hervorbringen und somit ähnliche im kranken Menschen heilen könne.

Und so wird man auch schon aus folgenden wenigen, reinen Symptomen die Erdscheibe als eins der vortrefflichsten Heilmittel in den verzweifeltsten Krankheits-Zuständen erkennen.

Bisher habe ich mich eines sehr kleinen Theils eines Tropfens der millionfachen Verdünnung des Saftes bedient, finde es aber für viele Fälle noch zu stark als homöopathische Gabe.

Erdscheibe.

Anhaltende Stiche vorn im Gehirne, beim Bücken.

Nach dem Mittag- und Abend-Essen, brecherliche Uebelkeit, Wabbelichkeit und Weichlichkeit in der Magengegend, wie vom Genusse allzuvielen Fettes.

Ziehender Schmerz am linken Arme, bis in die Finger.

Das Kind will immer in's Bett und liegen.

5 Beim Liegen Abends im Bette, fühlbarer Pulsschlag im Gehirne und spätes Einschlafen.

Beobachtungen Andrer.

Das Gedächtnifs ist bald sehr stumpf und er kann sich kaum der nächsten Vergangenheit erinnern — bald aber wieder sehr lebhaft; in kurzem Wechsel (*Carl Franz*, in einem Aufsatze).

Sein Geist ist in fortwährender Betäubung befangen, alle Kräfte desselben schlummern; er kann sich weder freuen, noch betrüben, ob es ihm gleich immer ist, wie nach einer (überstandenen) grofsen Betrübnifs; nur wenn er angeregt wird, ist's ihm etwas heller im Kopfe, und er benimmt sich dann wie einer, der aus dem Schlummer erwacht und nur halb verstanden hat, was um ihm vorgegangen war (den zweiten Tag) (Ders. a. a. O.).

Stumpfheit des Geistes; er ist zu keiner Arbeit aufgelegt oder fähig (den dritten Tag) (Ders. a. a. O.).

Schwindel: beim Stillstehen, wenn er sich angelehnt hat, ist es ihm, als wenn sich das Gehirn im Kopfe bewegte, oder als ob er mit verschlossenen Augen in einem Wagen führe (Ders. a. a. O.).

(5) Düseligkeit im Kopfe (*C. Th. Herrmann*, in einem Aufsatze).

Dumpfer Kopfschmerz im Hinterhaupte (*J. Ch. Hartung*, in einem Aufsatze).

Schmerzhaftes Ziehen im Gehirne aus dem linken Hinterhaupte vor, durch die linke Schläfe, bis in die Stirne, in einer Linie (n. 1 St.) (*Herrmann*, a. a. O.).

Gelinder Druck im Scheitel, als wenn das Gehirn mit einem Tuche umzogen und ihm dadurch die Besinnlichkeit geraubt würde (den zweiten Tag) (*Franz*, a. a. O.).

Drückender Kopfschmerz in der Mitte des Scheitels, der ihm zuweilen Düseligkeit verursacht (Ders. a. a. O.).

(10) Drückend ziehender Schmerz von der rechten Seite der Stirne bis zur linken, und von da wieder zurück bis in die rechte; dann in die

Beobachtungen Andrer.

linke Schläfe — der Schmerz verlor sich nach Berührung (n. 9 St.) (*Chr. Fr. Langhammer*, in einem Aufsatze).

Dumpfe Stiche in der rechten Schläfegegend, in allen Lagen (n. 3 St.) (Ders. a. a. O.).

Einige ziehende Stiche in der linken Schläfegegend, die beim Anfühlen vergingen (n. 16 St.) (Ders. a. a. O.).

Zuckende Stiche, erst in der linken, dann in der rechten Schläfegegend (*Hartung*, a. a. O.).

Kopfschmerzen mit Gähnen, ohne Schläfrigkeit (n. 5 St.) (*Langhammer*, a. a. O.)

(15) Reifsend drückender Schmerz, äufserlich am Kopfe (*Franz*, a. a. O.).

F e i n e s, s c h a r f e s, j ü c k e n d e s S t e c h e n a u f d e m H a a r k o p f e, w e l c h e s, w e n n e r k r a t z t, i m m e r w i e d e r a n e i n e r a n d e r n S t e l l e a n f ä n g t (Ders. a. a. O.).

Entstehung einiger Ausschlagsblüthen auf dem Haarkopfe des Hinterhauptes, ohne Empfindung und selbst bei Berührung schmerzlos (n. $1\frac{1}{2}$ St.) (*Langhammer*, a. a. O.).

Rheumatisches Ziehen in der linken Seite des Nackens, jedesmal blofs durch Hinterbiegen des Kopfs (n. $\frac{1}{2}$ St.) (*Franz*, a. a. O.).

Aeufserlich und innerlich am Nacken, schründende Wundheitsempfindung (Ders. a. a. O.).

(20) Drückend lähmiger Schmerz im Nacken, welcher beim Hinterbeugen des Kopfes verschwindet (Ders. a. a. O.).

Abends, ziehender (rheumatischer) Schmerz auf der linken Seite des Halses, bei Bewegung des Kopfes, während in den Muskeln des Halses und am linken Ohre Hitzgefühl zugegen war (Ders. a. a. O.).

E r w e i t e r u n g d e r P u p i l l e n (n. $1\frac{1}{2}$ St.) (*Langhammer*, a. a. O.).

Höchste Erweiterung der Pupillen, vorzüglich des rechten Auges (n. $15\frac{1}{2}$ St.) (Ders. a. a. O.).

Drückende Betäubung des ganzen Kopfes, mit

Beobachtungen Andrer.

Verdunkelung der Augen; es war ihm wie ein Nebel vor dem Gesichte und es zog ihm gleichsam die Augen zu (n. 1 St.) (Ders. a. a. O.).

(25) Verdunkelung des Gesichts *) (n. 1½ St.) (Ders. a. a. O.).

Anschwellen der obern Augenlider (ohne Erweiterung der Pupillen) (n. 1 St.) (Ders. a. a. O.).

Die Augen liegen tief in den Augenhöhlen und haben ein mattes Ansehen (n. 1½ St.) (*Herrmann*, a. a. O.).

Trockenheit und Drücken in den Augenlidern, als wenn sie geschwollen wären, mit heftigem, jückendem Stechen darin und in den Augäpfeln (n. 7 St.) (*Franz*, a. a. O.).

Stumpfe Stiche auf dem rechten Augapfel und dem obern Augenlide (n. 4 St.) (*Herrmann*, a. a. O.).

(30) In den Augen und Augenlidern ein fein stechendes, durchdringendes Jücken (*Franz*, a. a. O.).

Feines Reifsen im linken, innern Gehörgange (*Herrmann*, a. a. O.),

Ziehender Schmerz im rechten, innern Gehörgange; er hört dann auf diesem Ohre weniger deutlich (n. ½ St.) (Ders. a. a. O.).

Im rechten Ohre ist es, als ob es mit Baumwolle verstopft wäre, oder als wenn man etwas vor das Ohr hielte, so dafs der Schall nicht gehörig eindringen könne (n. 36 St.) (*Herrmann*, a. a. O.).

Jückender Stich auf der rechten Backe, der immer stärker wird, dann von selbst verschwindet und ein Brennen an der Stelle zurück läfst (*Franz*, a. a. O.).

(35) Geruchs-Verminderung (Ders. a. a. O.).

Trockne Lippe, ohne Durst (*Hartung*, a. a. O.).

*) Es fanden daher diese Wurzel dienlich: in Trübsichtigkeit aus kalter Ursache, Simon Paulli — Jos. Lanzoni, in Misc. Nat. Cur. Dec. II. an. 10. obs. 133.

Beobachtungen Andrer.

In der Oberlippe Taubheitsempfindung, oder als wäre eine Verhärtung darin (*Franz*, a. a. O.).

Heftige Stiche im hintersten hohlen Backzahne der obern Kinnlade (n. 15½ St.) (*Langhammer*, a. a. O.).

Reifsender Schmerz in den drei linken Backzähnen, als wenn die Zähne herausgerissen würden (*Hartung*, a. a. O.).

(40) (Ein vorgängiger, dumpfziehender Zahnschmerz, welcher die ganze Nacht gedauert hatte, verging in einer Minute *) (*Franz*, a. a. O.).

Sehr weifsbelegte Zunge, drei Tage lang (n. 8 St.) (*Langhammer*, a. a. O.).

Feine Stiche auf der Zunge (n. 2 St.) (*Franz*, a. a. O.).

Ziehender Zerschlagenheitsschmerz tief in den Halsmuskeln, der sich inwendig bis zur Speiseröhre herab erstreckt und daselbst Empfindung von Strammen verursacht (n. 10 St.) (Ders. a. a. O.).

Drückend ziehender Schmerz in der Unterkieferdrüse, wenn er den Hals vorbeugt (Ders. a. a. O.).

(45) Uebelkeit, mit Wasserzusammenlaufen im Munde, wie Würmerbeseigen (n. 1 St.) (*Langhammer*, a. a. O.).

Abends und den ganzen Tag über, sehr oft, Wasserzusammenlaufen im Munde und unvollkommenes Aufstofsen nach dem Geschmacke der Speisen (*Franz*, a. a. O.).

Uebelkeit mit Wasserauslaufen aus dem Munde, wie Würmerbeseigen (n. 5 St.) (*Langhammer*, a. a. O.).

Abends grofse Trockenheit im Gaumen, mit Durst und Hunger (*Franz*, a. a. O.).

Im Munde beständig ein rauhes, schleimiges Gefühl, als hätte er sich früh den Mund nicht ausgespült (Ders. a, a. O.).

(50) Leeres Aufstofsen, bald nach dem Essen (n. 7½ St. (*Langhammer*, a. a. O.).

*) Rückwirkung des Organismus, Nachwirkung.

Beobachtungen Andrer.

Oefteres, bisweilen säuerliches Aufstoſsen (*Herrmann*, a. a. O.).

Aufstoſsen, Abends nach dem Essen, das sich jedesmal in ein Schlucksen endigt, und wobei eine brandig schmeckende Flüssigkeit bis in den Schlund heraufsteigt (*Franz*, a. a. O.).

Früh nach dem (gewohnten) Tabakrauchen, Uebelkeit und Vollheit auf der Brust und ein ungewöhnlicher Hunger dabei (n. 3 St.) (Ders. a. a. O.).

Wenig Hunger und wenig Appetit (*Herrmann*, a. a. O.).

(55) Keine Neigung zum Frühstücke (Ders. a. a. O.).

Genieſst er von einer Speise auch nur wenig, so widersteht ihm das Uebrige und ekelt ihm an, und er empfindet Uebelkeit im Gaumen und Halse (n. 27 St.) (Ders. a. a. O.).

Völlige Appetitlosigkeit; vorzüglich will ihm das Frühstück und Abendessen nicht schmecken; sobald er zu diesen Zeiten zu essen anfängt, so ist er auch sogleich gesättigt (Ders. a. a. O.).

Vollheit im Magen, als ob er sich überladen hätte, und nach sechs Stunden nach Tische, unvollkommnes Aufstoſsen nach dem Geschmacke der Speisen (*Franz*, a. a. O.).

Acht Tage lang konnte er nur sehr wenig genieſsen und war immer satt (*Herrmann*, a. a. O.).

(60) Plötzlicher übler, fauler Geschmack im Munde (*Franz*, a. a. O.).

Gegen Butterbrod hat er Widerwillen; warme Speisen gehen noch eher hinunter (*Herrmann*, a. a. O.).

Das Essen hat ihm einen guten Geschmack, aber während desselben und einige Zeit nachher bekömmt er Schlucksen — ein schlucksendes Aufstoſsen (*Franz*, a. a. O.).

Beobachtungen Andrer.

Die Speisen haben ihm einen faden und fast gar keinen Geschmack (*Herrmann*, a. a. O.).

Durstlosigkeit, 4 Tage lang (Ders. a. a. O.).

(65) Nach vier Tagen kam der Durst wieder und war bisweilen heftiger, als im gesunden Zustande (Ders. a. a. O.).

Schläfrigkeit nach dem Essen (n. 6½ St.) (*Langhammer*, a. a. O.).

Mittags, nach Tische, grofse Schläfrigkeit und Müdigkeit (*Franz*, a. a. O.).

Schlucksen nach dem Essen (n. 14½ St.) (*Langhammer*, a. a. O.).

Den ganzen Tag, Drücken und Vollheit in der Herzgrube, wie von Ueberladung (*Franz*, a. a. O.).

(70) Reifsende, durch und durch dringende Stiche im Oberbauche unter dem Magen, bei Bewegung (Ders. a. a. O.).

Sogleich nach Tische Knurren im Unterbauche und diefs kehrte täglich wieder (n. 24 St.) (*Herrmann*, a. a. O.).

Unbehaglichkeit im Unterbauche mit einiger Uebelkeit darin (Ders. a. a. O.).

Leibweh (n. 14 St.) (*Langhammer*, a. a. O.)

Kneipender Schmerz im Unterbauche (n. ½ St.) (*Herrmann*, a. a. O.).

(75) Kneipender, schneidender Schmerz im Unterbauche; er kömmt in verschiedenen Perioden plötzlich und geht schnell vorüber (n. 2 St.) (Ders. a. a. O.).

Stumpf stechende Schmerzen in den Gedärmen unter der Lebergegend (*Hartung*, a. a. O.).

Im Oberbauche eine lähmige, drückende Empfindung, als wenn das eine Eingeweide locker wäre und in dem benachbarten Theile ein Strammen entstände (*Franz*, a. a. O.)

Klemmender und von aufsen nach innen drückender Schmerz im Unterbauche (*Hartmann*, a. a. O.).

Beobachtungen Andrer.

Einzelne Stiche durchfahren den Unterleib, wenn er sich bewegt (den vierten Tag) (*Franz*, a. a. O.).

(80) Kneipen im Oberbauche, als wenn ein Durchfall entstehen wollte, und kurz drauf ein gelber, weicher Stuhl, mit wiederkehrendem, fortwährendem Kneipen im Bauche (n. ¾ St.), worauf eine dreitägige Leibverstopfung erfolgte (*Franz*, a. a. O.).

Die rechte Seite des Bauches unter dem Nabel deuchtet ihm früh geschwollen und aufgetrieben; eine täuschende Empfindung (Ders. a. a. O.).

Der Unterbauch schmerzt bei der geringsten Berührung bald mit einem drückenden, bald kneipenden Schmerze, bald mit einer Mischung von beiden (*Herrmann*, a. a. O.).

Nach Blähung-Abgang, Knurren im Unterbauche (n. 1 St.) (*Langhammer*, a. a. O.).

Breiartiger Stuhlgang (n. 15 St.) (Ders. a. a. O.).

Oefterer Abgang harten Stuhlgangs (n. 10 St.) (Ders. a. a. O.).

(85) Kein Stuhlgang, den zweiten Tag (*Franz*, a. a. O.).

In und an dem After und im Mittelfleische ziehend drückender Schmerz, als wenn eine Stelle daselbst unterköthig wäre, im Gehen und Sitzen (Ders. a.a. O.).

Oefterer Harndrang, ohne Schmerzen (n. 1 St.) (*Langhammer*, a. a. O.).

Oefterer, reichlicher Abgang eines weifslichen Harns (n. 4 St.) (*Franz*, a. a. O.).

(90) Den zweiten Tag nur zweimal Abgang von Harn (Ders. a. a. O.).

Häufiger Drang zum Harnen, mit wenigem Urin-Abgange (n. 15 St.) (*Langhammer*, a. a. O.).

Stechender Schmerz vorne in der Harnröhre beim Urinlassen (n. 7½ St.) (Ders. a. a. O.).

Beobachtungen Andrer.

* * *

Vom Geruche des Saftes Niefsen (n. ¼ St.) (Ders. a. a. O.).
Jähling heftiger Schnupfenflufs (n. 1½ St.) (Ders. a. a. O.).

(95) Fliefsschnupfen und mehrmaliges Niefsen dabei (n. 7 St.) (Ders. a.a. O.).
Hüsteln (n. ½ St.) (Ders.a. a. O.).
Brustbeklemmung mit erschwertem Athemholen (*Hartung*, a. a. O.).
Erstickung (strangulatio, suffocatio) (*Petrus de Abano*, de Venenis. Cap. 22).
Abends grofse Mattigkeit und Kurzäthmigkeit; es ist ihm, als wenn er nicht Kraft genug hätte, vollkommen Athem zu schöpfen (n. 8½ St.) (*Franz*, a. a. O.).

(100) Drückender Schmerz in der linken Brust, vorzüglich um das Herz, als wenn sich allzuviel Blut in dieser Gegend angehäuft hätte, mit fühlbarem Herzklopfen (*Hartung*, a. a. O.).
Beim Stillsitzen, lähmiges Drücken auf der Brust, dem Oberarme und Schienbeine (n. 8 St.) (*Franz*, a. a. O.).
Oben auf dem Brustbeine, in ungleichzeitigen Perioden wiederkehrende, scharfe, flache Stiche (n. 32 St.) (*Herrmann*, a. a. O.).
Auf der Brust, bei Bewegung und Ruhe, reifsende Stiche, mit Engbrüstigkeit und Kurzäthmigkeit, den zweiten Tag (*Franz*, a. a. O.).
Reifsende Stiche an der letzten wahren Ribbe, beim Vorbiegen des Körpers (Ders. a. a. O.).

(105) Einige tiefdringende, kneipende, stumpfe Stiche, die in gleichen Zeiträumen von einigen Secunden wiederkehren (rechts neben dem Rückgrat, zwischen den ungenannten Beinen

Beobachtungen Andrer.

und der letzten falschen Ribbe), in der Nierengegend, beim Einathmen heftiger, welches durch das Uebermafs des Schmerzes verhindert wird (n. 28 St.) (*Herrmann*, a. a. O.).

Beim Sitzen stichartige Rückenschmerzen links in der Gegend der falschen Ribben, die bei Anfühlen vergehen (n. 15 St.) (*Langhammer*, a. a. O.).

Ziehen am Rückgrate herab, welches sich beim Zurückziehen der Schulterblätter mindert, beim Vorziehen der Schultern aber vermehrt (n. 7 St.) (*Franz*, a. a. O.).

Rheumatisches Ziehen im linken grofsen Gesäfsmuskel, oben an seiner Darmbeinanfügung gegen das Kreuz zu, im Sitzen, welches beim Aufstehen vergeht (n. 7 St.) (Ders. a. a. O.).

In einen Stich sich endigendes Reifsen über die Schulterblätter mit Lähmungsschmerz im Arme (Ders. a. a. O.).

(110) Eine Art lähmiger, harter Druck am rechten Ober- und Unterarme, dem Gefühle nach in der Beinhaut und ganz innerlich in den Muskeln; er zieht sich von da bis in die Finger und hindert ihn am Schreiben (n. 37 St.) (*Herrmann*, a. a. O.).

Schmerz über dem aufsern Ellbogengelenke, wie von Stofs, Quetschung, oder Zerschlagenheit bei Bewegung des Arms und beim Berühren der Stelle noch schmerzhafter, drei Tage lang (n. 25 St.) (*Langhammer*, a. a. O.).

Schmerzhaftes Ziehen in der innern Fläche der Ellbogenröhre und im Handgelenke (n. 38 St. (*Herrmann*, a. a. O.).

Eine Art lähmigen, harten Drucks, der sich im Vorderarme nur schwach anfängt, sich dann aber bis in die Finger zieht, wo er so heftig wird, dafs er nur mit der gröfsten Anstrengung schreiben kann (Ders. a. a. O.).

Stichartiger Schmerz in den Muskeln des rech-

Beobachtungen Andrer.

ten Vorderarms, bei Ruhe und Bewegung (n. 2 St.) (*Langhammer*, a. a. O.).

(115) Feines Reifsen an der linken Speiche neben und in dem Handgelenke, dem Gefühle nach in der Beinhaut (n. $\frac{3}{4}$ St.) (*Herrmann*, a. a. O.)

Drücken auf dem linken Handrücken (*Franz*, a. a. O.).

Reifsen in dem kleinen, dem Mittel- und dem Ringfinger der linken Hand, dem Gefühle nach in der Beinhaut derselben (n. $\frac{3}{4}$ St.) (*Herrmann*, a. a. O.).

Krampfartige, langsame Krümmung des rechten Daumens und Zeigefingers, deren Spitzen sich einander nähern und welche mit Gewalt wieder ausgestreckt werden müssen (n. $5\frac{1}{2}$ St.) (*Langhammer*, a. a. O.).

Zwischen den Fingern ein schnell und fein, wie mit Nadeln, stechendes Jücken, welches durch Kratzen sogleich und ohne irgend eine Nachempfindung vergeht (n. 6 St.) (*Franz*, a. a. O.).

(120) Ein nach starkem Jücken entstehendes, rothes Bläschen auf dem mittelsten Gelenke des kleinen Fingers der linken Hand (n. $15\frac{1}{2}$ St.) (*Langhammer*, a. a. O.).

Nach heftigem Jücken, welches ihn zu kratzen zwang, entstand eine rothe Blüthe am hintersten Gelenke des Goldfingers, die bald darauf weifs ward, wie eine Wasserblase, mit einem rothen Hofe umgeben (n. $1\frac{1}{2}$ St.) (Ders. a. a. O.).

Schwäche in den Ober- und Unterschenkeln; bei langem Stehen schwanken sie hin und her (n. $\frac{1}{2}$ St.) (*Herrmann*, a. a. O.).

Klammartiger Schmerz hinten am Oberschenkel, über der rechten Kniekehle (n. 8 St.) (Ders. a. a. O.).

Halbzollgrofse Flecke von hochrother Farbe, wie Brandflecke, auf beiden Oberschenkeln (n. $10\frac{1}{2}$ St.) (*Langhammer*, a. a. O.).

Beobachtungen Andrer.

(125) Innerliches Zucken unter dem linken Knie (*Franz*, a. a. O.).

Bald auf dem einen, bald auf dem andern Knie ein drückender Zerschlagenheitsschmerz, der bei Bewegung desselben verschwindet (n. 11 St.) (Ders. a. a. O.).

In den Sennen der Kniegelenke ein anstrammendes, drückendes Ziehen, beim Sitzen und Stehen (Ders. a. a. O.).

Abends Hitze im ganzen linken Unterschenkel und ziehender Schmerz darin, beim Sitzen (Ders. a.a. O.).

Stichartiger Schmerz in den Muskeln der rechten Wade, bei Ruhe und Bewegung (n. 2 St.) (*Langhammer*, a. a. O.).

(130) Jücken in der Haut der Wade (n. 6 St.) (Ders. a. a. O.).

Starkes Jücken in der Haut der rechten Wade, so dafs er sich blutrünstig kratzen mufste, welche Stelle dann heifs brennende Schmerzen verursachte, Abends (n. 6½ St.) (Ders. a. a. O.).

Früh, starkes Jücken der rechten Wade, mit Anschwellung der Adern an derselben bis zu den Unterfüfsen; er mufste sich blutig kratzen, worauf die Stelle roth und blutig blieb (n. 23 St.) (Ders. a. a. O.).

Auf den Schienbeinen, bei Bewegung, reifsend drückender, lähmiger Schmerz, mit Kraftlosigkeit und Unstätigkeit in den Knieen (den zweiten Tag) (*Franz*, a. a. O.).

Ziehendes Drücken auf den Schienbeinen, bald im Sitzen, bald im Gehen; es verschwindet im Gehen, wenn es im Sitzen entstanden, und vergehet im Sitzen, wenn es im Gehen entstanden ist — doch schmerzt's öfterer im Sitzen (n. 9 St.) (Ders. a. a. O.).

(135) Ziehendes Drücken auf dem Fufsrücken im Sitzen, das beim Aufstehen vergeht (Ders. a. a. O.).

Ein Schmerz, wie Verrenkung, im Un-

Beobachtungen Andrer.

terfuſse, vorzüglich bei der Ferse und in den Knöcheln, im Sitzen und Stehen, doch verstärkt beim Gehen (n. 8 St.) (*Langhammer*, a. a. O.).

Im Fuſsgelenke drückender Verrenktheitsschmerz, im Gehen und Stehen, der beim Niedersetzen verschwindet (n. 4½ St.) (*Franz*, a. a. O.).

Verrenkungsschmerz im rechten Unterfuſse, welcher aber bei Berührung und im Gehen wieder verschwindet (n. 4½ St.) (*Langhammer*, a. a. O.).

Bloſs beim Gehen, ein Verrenkungsschmerz im Unterfuſse (n. 6 St.) (Ders. a. a. O.).

(140) Jücken über den Knöcheln und an den Fuſszehen, welches mit einem feinen Stiche plötzlich anfängt, bald stärker, bald geringer wird, und wenn es aufgehört hat, bald Empfindung von Wärme, bald von Taubheit der Haut an der Stelle zurückläſst (n. 8 St.) (*Franz*, a. a. O.).

Heftiges Jücken auf dem Rücken der rechten groſsen Fuſszehe, welches zum Kratzen zwingt, wonach weiſse Pusteln entstehen, die noch heftiger jücken; erst dann lieſs das Jücken nach, als er die Zehe wund gerieben hatte (n. 5 St.) (*Merrmann*, a. a. O.)

Beim Gehen im Freien, ein brennender Wundheitsschmerz an den Fersen, welcher dann auch noch beim Stehen und Sitzen fühlbar war (n. 24 St.) (*Langhammer*, a. a. O.).

Heftiges Jücken nicht nur in der Haut, sondern auch gleichsam auf den Knochen der Zehen des linken Fuſses, Abends (n. 16½ St.) (Ders. a. a. O.).

Nach dem Gehen sind die Füſse an den Zehen wie abgestorben und dennoch findet er drauf im Gehen an denselben einen Wundheitsschmerz und noch stärker beim Springen (*Franz*, a. a. O.).

(145) Uebelriechender Schweiſs zwischen den Zehen

Beobachtungen Andrer.

des linken Fufses, einige Tage nach einander (n. 16 St.) (*Langhammer*, a. a. O.).

Harter Druck an der linken grofsen Zehe (*Herrmann*, a. a. O.).

Ziehender Schmerz auf der grofsen Zehe (*Franz*, a. a. O.).

Harter, ziehender Druck an der linken kleinen Zehe, nach aufsen — dem Gefühle nach in der Beinhaut (*Herrmann*, a. a. O.).

Ein Ziehen von aufsen nach innen, da wo sich die linke grofse Zehe mit ihrem Mittelfufsknochen vereinigt (n. 30 St.) (Ders. a. a. O.).

(150) Jücken an verschiednen Theilen des Körpers, aus einem schnell entstehenden, scharfen, glucksenden, anhaltenden Stiche bestehend, worauf, wenn er verschwunden, einige Zeit lang Taubheitsempfindung zurückbleibt (*Franz*, a. a. O.).

Jückendes Fressen an vielen Stellen des Körpers; es reizt zum Kratzen, worauf es einige Zeit aufhört, dann aber wiederkehrt (*Herrmann*, a. a. O.).

An verschiednen Theilen des Körpers, wo die Knochen von der Haut unmittelbar bedeckt werden, z. B. an den Schienbeinen und Schlüsselbeinen, drückend ziehende oder reifsende Schmerzen, mehr bei Bewegung, als in der Ruhe (*Franz*, a. a. O.).

Abends im Bette kann er es kaum aushalten vor stechendem Jücken an allen Theilen des Körpers (Ders. a. a. O.).

Jücken (zuweilen Vormittags) an verschiednen Theilen des Körpers, aus einem groben Stiche bestehend, welcher dann daselbst zu einem ziehenden und reifsenden Schmerze wird (den zweiten Tag.) (Ders. a. a. O.).

(155) So lange er sich bewegt, fühlt er, aufser Mattigkeit, nichts; setzt er sich aber, so entsteht ein Jücken und eine Menge andrer Beschwerden (gegen Abend.) (Ders. a. a. O.).

Beobachtungen Andrer.

Bisweilen höchste Verdriefslichkeit und Schläfrigkeit des Geistes, mit Mattigkeit des Körpers, welche letztere allein verschwindet, sobald er sich in Bewegung setzt (Ders. a. a. O.).

Grofse Mattigkeit des Körpers, vorzüglich in den Knieen, ob er sich gleich im Geiste stark fühlt und lebhaft ist (n. 1½ St.) (Ders. a. a. O.).

Es liegt ihm in allen Gliedern, als wäre ihre Beweglichkeit gehemmt (Ders. a. a. O.).

Erschlaffung im ganzen Körper; es war ihm lästig, auch nur ein Glied zu regen (*Hartung*, a. a. O.).

(160) Abends aufserordentliche Müdigkeit; er mufs sich hinlegen und schlummert; es sind ihm aber die Beine beim Wiederaufstehen wie zerschlagen und steif, mit ziehend drückenden Schmerzen in den Dickbeinen und Knieen (*Franz*, a. a. O.).

Schläfrigkeit im Sitzen (n. 3½ St.) (*Langhammer*, a. a. O.).

Grofse Neigung, zu schlummern, den ganzen Vormittag (*Franz*, a. a. O.).

Abends grofse Neigung, zu schlafen; er konnte nicht aufdauern (Ders. a. a. O.).

Abends, als er kaum eingeschlafen war, Alpdrücken; er konnte, auch da er schon wach war, nicht schreien (Ders. a. a. O.).

(165) Unruhiger Schlaf, Träume von Geld (n. 22 St.) (*Langhammer*, a. a. O.).

Oefteres Erwachen die Nacht, wie von Munterkeit (Ders. a. a. O.).

Schlaf gegen Morgen mit leichten Träumen (*Franz*, a. a. O.).

Der Schlaf ist Nachts unterbrochen, und nur gegen Morgen voll Träume und eine Pollution, (die dritte Nacht.) (Ders. a. a. O.).

Früh, sehr zeitiges Erwachen; er kann nicht wieder einschlafen, und da er aufstehen wollte, konnte er vor Müdigkeit und Schläfrigkeit nicht (Ders. a. a. O.).

Beobachtungen Andrer.

(170) Abends kann er den Schlaf nicht von sich abwehren, unter beständiger Frostempfindung (Ders. a, a. O.).

Den ganzen Vormittag anhaltender, durch jede Gabe erneuerter Frost und Kälte des ganzen Körpers; nach dem Vergehen des Frostes und Eintreten der gehörigen Wärme, blieb Anfangs nur die Nase noch kalt, als aber diese wieder warm ward, wurden die vorher warm gewordenen Hände wieder kalt (n. ½ St.) (*Herrmann*, a, a. O.).

Abends zuweilen, unter Frostgefühl, plötzliches Zusammenschaudern (*Franz*, a. a. O.).

Schauder durch den ganzen Körper, mit Gähnen, ohne Kälte und ohne Gänsehaut, früh (n. 24 St.) (*Langhammer*, a. a. O.).

Gegen Abend, erst Frost, ohne Durst; dabei große Empfindlichkeit gegen Kälte, wobei es ihn oft plötzlich zusammenschüttelt und schaudert, dann Hitze an einzelnen Theilen mit Aengstlichkeit, als stände ihm ein Unglück bevor (*Franz*, a. a. O.).

(175) Kälte der Hände, während Gesicht und Hände heiß waren, ohne Durst, früh (n. ½ St.) (*Langhammer*, a. a. O.).

Gegen Abend, erst einige Minuten Frost und große Empfindlichkeit gegen Kälte, dann Hitze in einigen Theilen des Körpers, den Hand-Rücken und dem Nacken, aber nicht im Gesichte (*Franz*, a, a. O.).

Früh, Hitzgefühl an den Händen, im Gesichte und am ganzen Körper, ohne sonderlich erhöhete Wärme und ohne Durst (n. ¼ St.) (*Langhammer*, a. a, O.).

Hitze einzelner Theile, der Hände, des Nackens und des Halses unter dem Unterkiefer, und eine Stunde drauf Trockenheit des Gaumens und Durst (*Franz*, a. a. O.).

Hitzgefühl und äußerlich fühlbare Hitze der Hände, mit Aufschwellung der Adern, während der übrige Körper und die Stirne bloß warm,

Beobachtungen Andrer.

die Wangen kalt waren (n. 15½ St.) (*Langhammer*, a. a. O.).

(180) Bei jedesmaligem Aufwachen aus dem Nachtschlafe, gelinder Schweifs über den ganzen Körper (n. 10 St.) (Ders. a. a. O.).

Aus dem fieberhaften Froste und der Kälte allmälig entstehende, durstlose Hitze am ganzen Körper, vorzüglich im Gesichte, mit Röthe, die sich nach Tische vermehrte (n. 2 St.) (*Herrmann*, a. a. O.).

Den ganzen Tag hatte er keinen Durst, aber Abends, als Gesicht und Hände warm wurden, stellte er sich ein (*Franz*, a. a. O.).

Er ist stets in sich gekehrt und zum Sprechen nicht aufgelegt (*Herrmann*, a. a. O.).

In zwei- und mehrstündigen Anfällen, Unlust zu sprechen; das Reden ward ihm lästig (Ders. a. a. O.).

(185) Unlust zu jeder Arbeit, bis gegen Abend; er kann sich nicht entschliefsen, auch nur das Mindeste vorzunehmen (*Franz*, a. a. O.).

In zwei- und mehrstündigen Anfällen, Unlust zu arbeiten und dann wieder Lust dazu (*Herrmann*, a. a. O.).

Vorher heiter, ward er plötzlich sehr ernsthaft und einigermafsen verdriefslich (n. 2 St.); nach einiger Zeit ward er zwar wieder heiter, bald darauf hingegen abermals verdriefslich (Ders. a. a. O.).

Verdriefsliches, mürrisches Wesen; er konnte leicht jede Kleinigkeit übel nehmen und darüber sehr ergrimmen (*Langhammer*, a. a. O.).

In tiefes Nachdenken versunken, suchte er die Einsamkeit und dachte besonders über sein künftiges Schicksal nach (n. 1 St.) (Ders. a. a. O.).

(190) Tiefes Nachdenken über Gegenwart und Zukunft, bis fast zum Weinen (n. 12 St.) (Ders, a. a. O.).

Innerer Gram und Gewissensangst, als ob er seine Pflicht nicht erfüllt oder ein Verbrechen begangen hätte (n. 1 St.) (Ders. a. a. O.).

Beobachtungen Andrer.

Höchste Traurigkeit, als wenn er eine böse Handlung begangen und seine Pflicht nicht erfüllt hätte (n. 10 St.) (Ders. a. a, O.).

Gelassenheit, Zufriedenheit mit sich selbst *) (n. 3 St.) (Ders. a. a. O.).

Ruhige Stimmung der Seele *) (*Hartung*, a. a. O.).

(195) Manchmal ist er ganz verdriefslich und mifsmüthig; aber schnell entsteht wieder ein unbekanntes, freudiges Gefühl, welches sich sogar durch ein gelindes Beben in den Gelenken zu erkennen giebt (*Franz*, a. a. O.).

Den ganzen Tag ist er verdriefslich, nicht zum Sprechen aufgelegt und gefühllos, so dafs er wenig an seinem Körper fühlt (Ders. a. a. O.).

Gegen Abend entsteht plötzlich ein unbekanntes, freudiges Gefühl und eine lebhafte Phantasie, welche ihm angenehme Bilder vorführt (Ders. a. a. O.).

*) Nach- und Heilwirkung.

Flieder, Hollunder (Sambucus nigra).

(Der frisch aus den Blättern und Blumen ausgepresste Saft, mit gleichen Theilen Weingeist gemischt).

Kein Gewächs ist nächst der Feldchamille mehr und häufiger arzneilich als Hausmittel gemissbraucht worden, als der Flieder; ja man hielt ihn nicht einmal für wahre Arznei, sondern belegte ihn oft bloss mit dem verächtlichen Namen Hausmittel, gleich als hätte sein Gebrauch wenig oder nichts zu bedeuten.

Der so ofte Gebrauch des Flieders im gemeinen Leben ist freilich ein stillschweigender Beweis seiner Vielnützigkeit. Aber aus seiner Vielnützigkeit folgt nicht, dass er auch da, wohin er nicht passt, unschädlich sey.

Er muss schon, nach der gesunden Vernunft zu urtheilen, als Arznei, und, dergleichen er auch ist, als kräftige Arznei in unpassenden Fällen Nachtheil bringen, weil jede, in den ihr angemessenen Fällen heilende Arznei für sich schon bei Gesunden Krankheitszufälle erregt, wie viel mehr also in den für sie nicht geeigneten Krankheitsfällen Uebel zu Uebel fügen muss.

Der gewöhnliche Schlag von Aerzten wird die von Flieder in Krankheiten, wo er am unrechten Orte angewandt wird, hinzugefügten Beschwerden freilich nicht gewahr, aber bloss deshalb nicht, weil er die reinen, eigenthümlichen Beschwerden, welche diefs Gewächs für sich (in gesunden Körpern) erzeugt, weder weifs, noch wissen will. Aber aus seiner Nichtkennung dieser Beschwerden folgt nicht, dafs sie sich nicht ereigneten und die Krankheiten nicht verschlimmerten, wo der Flieder im unangemessenen Falle gebraucht ward. — Das Elend bedrängter Unterthanen ist dennoch da, wenn auch der Minister seine Augen davon abwendet, die Bittschriften nicht annehmen will, oder sein Ohr vor ihren Wehklagen zustopft.

Der gemeine Arzt läfst auch wohl neben seinen, als Arznei verordneten Vielgemischen ganz andrer Art, um die Quacksalberei vollständig zu machen, noch Thee von Chamillen oder Flieder-Blüthen (es gilt ihm ziemlich gleich, welches von beiden Hausmitteln) trinken; wie kann er wohl da erfahren, was der Flieder oder die Chamille nütze oder schade? Ja, er läfst den Fliederblumen- oder Chamillen-Aufgufs oft Gesunde als einen gesund erhaltenden und gleichsam noch gesünder als gesund machenden Thee, statt Frühgetränks, täglich trinken. So wenig kennt er die Natur der Arzneien!

Ungeachtet der hier folgenden Symptome nur wenige sind, (diese Pflanze ist daran noch weit reichhaltiger), so werden sie doch denen, welche nicht schon von dem uralten Vorurtheile und Schlendriane gegen die Wahrheit verblendet sind, die Augen öffnen, um einzusehen, dafs diese und jene an Gesunden beim Fliederthee-Trinken erschienenen Beschwerden wahre, ihnen von diesem Aufgufse zugefügte Krankheitszustände sind, und wenn der Arzt Willens ist, nach Natur und Gewifsen zu handeln, so wird er aus diesen Symptomen schon zum Theil lernen, wo er den Flieder einzig zum Heile, blofs in den dazu geeigneten, homöopathischen Fällen anzuwenden habe.

Homöopathisch angewandt bedarf man nur eines kleinen Theils eines Tropfens des oben beschriebenen Saftes zur Gabe, um alles auszurichten, was heilsamlich mit ihm ausgerichtet werden kann; groſse Töpfe Fliederthees hingegen ausgetrunken können in den angemessenen Fällen auch nicht mehr thun, als die homöopathischen Uebel heben; sie schaden aber auf der andern Seite durch übergroſse Erregung von Hitze und unbändigem Schweiſs, welcher den Kranken seiner Kräfte beraubt, so daſs er längere Zeit braucht, um sich wieder zu erholen.

Flieder.

Früh, beim Aufstehen, düselig.

Rothe Flecke hie und da auf den Wangen, mit Empfindung von Brennen (n. 1 St.)

Risse und Stiche in den Zähnen des Ober- und Unterkiefers linker Seite, bis in die Scheidezähne vor (n. 2 St.); der Schmerz zog sich bis zum Auge, mit Gefühl im Backen, als wenn er aufschwölle, was aber nicht war.

Jückendes Kriebeln in den Ohren und im Halse; im Halse durch die Zunge etwas zu mindern.

5 Durst, ohne dass die Getränke ihm angenehm schmecken.

Schlummer mit halb offenen Augen und halboffenem Munde; wenn er daraus erwachte, honnte er keinen Athem kriegen, musste sich aufsetzen und da war der Athem sehr schnell, mit Pfeifen in der Brust, als ob er ersticken sollte; er schmiss mit den Händen um sich, Kopf und Hände bläulicht aufgetrieben; er war heiss, ohne Durst; wenn der Anfall kam, weinte er; alles ohne Husten und vorzüglich in der Nacht von 12 bis 4 Uhr *).

Reissen in den Gelenken der Finger.

Schläfrigkeit, ohne Schlaf.

Träume, die Nacht.

10 Unruhiger Schlaf; beim Aufsetzen im Bette war's, als zögen sich die Beschwerden herab, und es ward ihr leichter.

Er schreckt aus dem Schlafe auf, mit Angst und Kurzäthmigkeit bis zum Ersticken und mit Zittern.

*) Eine Art Millarischen Asthma's.

Schüttelfrost, vor Schlafengehen (n. 4 St.)

Aufwallung des Blutes, Abends, eine halbe Stunde nach dem Niederlegen, mit einer Empfindung von Zittern.

Empfindung unerträglich trockner Hitze am ganzen Körper.

15 Während der Hitze, Scheu vor dem Aufdecken; es deuchtet ihm, er werde sich erkälten oder Bauchweh davon bekommen.

Hitze am ganzen Körper, ohne Durst, bald nach dem Niederlegen (n. 2 St.)

Beim Anfühlen spührt man merkliche Hitze, vorzüglich in der hohlen Hand und auf den Fußsohlen.

Viele Stunden darauf, nachdem die trockne Hitze vorbei war, zuerst Schweiß im Gesichte.

Starker Schweiß, ohne Durst, beim Wachen, von 7 Uhr Abends bis 1 Uhr die Nacht; die Tropfen standen ihm im Gesichte und er schwitzte auch über und über; nach dem Schlafe aber war er mehr heiß, als schwitzend, doch auch ohne Durst.

20 Periodisches Deliriren: er sah fürchterliche Dinge an der Wand.

Beobachtungen Andrer.

Düseligkeit, Benebelung des Kopfes, einige Minuten lang (n. 1 St. (*C. Franz*, in einem Aufsatze,)

Früh ist's ihm recht wohl; nur wird ihm bei Bewegung der Kopf schwindlicht und düselig, mit einer spannenden Empfindung, als wäre Wasser darin (n. 24 St.) (Ders. a. a. O.).

Reißender Stich durch die linke Hälfte des Hinterhauptes, oft wiederkehrend und lange anhaltend, und in den Zwischenzeiten, eine dumpfe Empfindung daselbst (n. ½ St.) (*Fr. Hartmann*, in einem Aufsatze).

Reißend drückender Kopfschmerz oben in der Stirne, welcher bis in's Auge gleichsam Strahlen herunter wirft (n. zwei Tagen.) (*Franz*, a. a. O.).

(5) Beim Bücken drückend reißender Kopfschmerz über die linke Schläfe vor, auf dem Knochen (Ders. a. a. O.).

Reißen in der Schläfe, mehr auf dem Knochen, in einzelnen Absätzen schnell vorübergehend (n. 10 St.) (Ders. a. a. O.).

Pressen und Drücken im ganzen Kopfe nach allen Seiten heraus (n. 1 St.) (*Hartmann*, a. a. O.).

Drücken zu den Schläfen heraus (n. 1 St.) (*W. E. Wislicenus*, in einem Aufsatze).

Drückender Kopfschmerz in der Stirne und ein plötzliches, schmerzhaftes Rucken durch's Gehirn von einer Seite zur andern (n. ¼ St.) (Ders. a. a. O.).

(10) Drückend betäubendes Kopfweh, wie vom Schnupfen (n. 1 St. (*Chr. Fr. Langhammer*, in einem Aufsatze).

Drückender, betäubender Kopfschmerz, wie von Trunkenheit (n. 20 St.) (Ders. a. a. O.).

Wühlendes Kopfweh im Scheitel (n. ¼ St.) (*Wislicenus*, a. a. O.).

Jücken an der Stirne, was durch Reiben vergeht (n. ¼ St.) (Ders. a. a. O.).

Beobachtungen Andrer.

Anfangs verengerte, späterhin (n. 40, 44 St.) sehr erweiterte Pupillen (*Langhammer*, a. a. O.).

(15) Eine bis in's Gesicht herauf steigende, laulichte Empfindung, wie beim Erröthen (n. 1½ St.) (*Franz*, a. a. O.).

Ein Vordrängen und ein Schwerheitsgefühl in der Spitze der Nase, als wollte sie bluten. (n. 2 Tagen) (Ders. a. a. O.).

Jücken auf dem Rücken der Nase, mit einem leisen Bollheitsgefühl in der Haut derselben (n. 3½ St.) (Ders. a. a. O.).

Spannen in der linken Backe, mit nagendem Drücken auf dem Oberkieferknochen (Ders. a. a. O.).

Spannschmerz wie von Geschwulst im Backen, und Taubheit desselben (n. 11 St.) (*Franz*, a. a. O.).

(20) S c h a r f e S t i c h e im i n n e r n r e c h t e n O h r e, n e b s t K l a m m s c h m e r z d a r i n (n. ½ St.) (*Wislicenus*, a. a. O.).

Ein schmerzloses, eiterndes Blüthchen an der linken Seite der Unterlippe mit röthlichem Hofe (n. 37 St.) (*Langhammer*, a. a. O.)

Drückende Schwere im Nacken; das Bewegen des Kopfs erfordert mehr Anstrengung, als gewöhnlich (n. ½ St.) (*Wislicenus*, a. a. O.).

Schneidende Stiche tief in den Halsmuskeln beider Seiten, besonders beim Bewegen des Halses (n. ½ St.) (Ders. a. a. O.).

Große Trockenheit im Gaumen, ohne Durst, (*Franz*, a. a. O.).

(25) Bei und nach dem Essen, Schlucksen (Ders. a. a. O.).

Gefühl von anfangender Uebelkeit in und unter der Herzgrube (*Wilh. Groß*, in einem Aufsatze).

Kleines Stechen dicht unter dem Magen, durch äußern Druck vermehrt (im Sitzen) (n. ¾ St.) (*Hartmann*, a. a. O.).

Beobachtungen Andrer.

Gefühl von stumpfem Druck in der Magengegend (n. 4 St.) (*Grofs* a. a. O.).

Kollern im Unterleibe (Ders. a. a. O.).

(30) Bauchkneipen mit Blähungabgang, wie von Verkältung (n. 48 St.) (*Langhammer*, a. a. O.).

Der Unterleib thut innerlich weh, als wären die Gedärme wie zerschlagen (*Franz*, a. a. O.).

Im Unterleibe kneipender Schmerz, wenn er sich damit an eine scharfe Kante anlehnt (Ders. a. a. O.).

Drücken im Unterleibe mit Uebelkeit, sobald er denselben an etwas anlehnt (n. 10½ St.) (Ders. a. a. O.).

Stiche im linken, schief herabsteigenden Bauchmuskel, im Sitzen und Stehen (n. 4 St.) (Ders. a. a. O.).

(35) Krampfhaftes Reifsen in den Bauchmuskeln, vorzüglich beim Bewegen derselben, Abends beim Niederlegen (n. 12 St.) (*Wislicenus*, a. a. O.).

Feines Kneipen in den rechten Bauchmuskeln unter den kurzen Ribben (n. 1 St.) (Ders. a. a. O.).

Feines Reifsen in der linken Seite des Bauches (n. 1 St.) (Ders. a. a. O.).

Ein Stechen in der linken Seite des Unterbauchs, über der Hüfte, einzelne, mehr stumpfe Nadelstiche, taktmäfsig wie Pulsschlag, eine Viertelstunde lang, bald zunehmend, bald abnehmend (*Grofs*, a. a. O.).

Häufiges Drängen zum Harnen, mit wenigem Harnabgange (n. 2. 18 St.) (*Langhammer*, a. a. O.).

(40) Oefteres Drängen zum Harnen, mit viel Urinabgange (n. 38 St.) (Ders. a. a. O.).

Es trieb ihn, die Nacht Harn zu lassen, (*Grofs*, a. a. O.),

Oefteres Harnen eines hochgelben Urins (*Hartmann* a. a. O.).

Beobachtungen Andrer.

Der Urin geht in dünnerm Strahle ab (n. 10 St.) (*Franz*, a. a. O.).

Jücken an der Mündung der Harnröhre (n. 1 St.) (*Wislicenus*, a. a. O.).

(45) Nach Mitternacht, Samenergieſsung ((*Franz*, a. a. O.).

* * *

Heiserkeit von vielem zähem, klebendem Schleime im Luftröhrkopfe (Ders. a. a. O.).

Beklemmung und Stiche in der linken Brustseite, unterhalb der Warze (n. 5 St.) (Ders. a. a. O.).

Beklemmung und Drücken unter dem Brustbeine und Drücken in der Herzgrube und Magengegend, mit Uebelkeit und Gefühl von Hinfälligkeit (n. 5 St.) (Ders. a. a. O.).

Schneidendes Kneipen an den letzten falschen Ribben, nach dem Rückgrate zu (n. 9 St.) (*Wislicenus*, a. a. O.),

(50) Scharfes, absetzendes Schneiden vorne an der dritten falschen Ribbe, besonders beim Bewegen des Rumpfs (n. 3 St.) (Ders. a. a. O.).

In den beiden Brustseiten, in der Gegend der vierten wahren Ribbe, innerlich, ein plötzliches Zusammenraffen (n. ½ St.) (Ders. a. a. O.).

Ziehendes Drücken im Kreuze, welches an den Darmbeinen innerlich an den Muskeln vorgreift, im Stehen (n. 2 St.) (*Franz*, a. a. O.).

Schneidende Stöſse im Kreuzbeine, am stärksten beim Vorbiegen, mit einem Schmerze wie Spannen (n. 9 St.) (*Wislicenus*, a. a. O.).

D r ü c k e n d e r S c h m e r z i n d e r M i t t e d e s R ü c k g r a t s, d u r c h k e i n e B e w e g u n g v e r s c h w i n d e n d u n d l a n g e a n h a l t e n d (n. ½ St.) (*Hartmann*, a. a. O.).

(55) Im Sitzen, ein pulsartig pochendes Stechen unter dem rechten Schulterblatte (*Franz*, a. a. O.).

Beobachtungen Andrer.

Schneidende Stiche an den Schulterblättern, in der Ruhe (n. $\frac{1}{4}$ St.) (*Wislicenus*, a. a. O.).

Innerhalb des rechten Schulterblattes, scharfe Stiche von innen heraus; in der Ruhe am stärksten (Ders. a. a. O.).

Feines Kneipen in der Achselgrube (n. $\frac{1}{2}$ St.) (Ders. a. a. O.).

Feine Stiche in der Mitte des Oberarms, an der innern Seite (n. 1 St.) (Ders. a. a. O.).

(60) Der Oberarm deuchtet ihm, zerbrechen zu wollen, sobald er sich auf denselben stützt (n. 3 St.) (*Franz*, a. a. O.).

Lähmige Schwere in den Ellbogengelenken (n. $\frac{1}{2}$ St.) (*Wislicenus*, a. a. O.).

Ziehender Schmerz in den Handwurzelknochen und die Speiche herauf, in der Ruhe (*Franz*, a. a. O.).

Scharfe Stiche am äufsern Handknöchel (n. $\frac{1}{2}$ St.) (*Wislicenus*, a. a. O.).

Schneidende Stiche in beiden Handgelenken, im Takte des Pulses, durch Bewegen derselben etwas gemindert (n. $\frac{1}{4}$ St.) (Ders. a. a. O.).

(65) Reifsender Schmerz über dem Hüftgelenke herum, blofs beim Gehen (n. $\frac{3}{4}$ St.) (*Hartmann*, a. a. O.).

Im Gehen, klammartiges Ziehen hinten und oben am Oberschenkel, bei der Einfügung des grofsen Gesäfsmuskels (*Franz*, a. a. O.).

Eine ziehend stechende Empfindung oben durch die vordern Muskeln des rechten Oberschenkels, in der Ruhe (n. $3\frac{1}{2}$ St.) (*Hartmann*, a. a. O.).

Stechendes Jücken an der innern Seite beider Oberschenkel, welches nach Reiben in ein Brennen übergeht (n. 1 St.) (*Wislicenus*, a. a. O.).

Die Kniekehl-Flechsen sind sehr angespannt und wie zu kurz, so dafs ihm das Stehen beschwerlich fällt (n. $4\frac{1}{2}$ St.) (*Franz*, a. a. O.).

Beobachtungen Andrer.

(70) Heftiges Jücken an der Kniescheibe, mit einer rauhen und kratzigen Empfindung, als wollte ein Ausschlag hervorbrechen (n. 4½ St.) (Ders, a. a. O.).

Müdigkeits-Empfindung in den Unterschenkeln, mit Gefühl, als würden sie von einer kalten Luft angeweht; beides blofs im Stehen (n. ½ St.) (*Hartmann*, a. a. O.).

Scharfe, tief eindringende Stiche an der innern Seite des Schienbeins, durch Bewegung etwas gemindert (n. ½ St.) (*Wislicenus*, a. a. O).

Gefühl von Absterben, Eingeschlafenheit und Kälte in der Mitte des rechten Schienbeins, im Stehen (n. 4 St.) (*Franz*, a. a. O.),

Abends, im Bette, reifsender Schmerz im rechten, äufsern Fufsknöchel und in den Muskeln an der Seite des Unterschenkels heran (Ders. a. a. O.).

(75) Im Sitzen überfällt ihn jähling ein schmerzhaftes Ziehen an allen Punkten der ganzen Oberfläche des Körpers (n. 8 St.) (Ders. a. a. O.).

Die Hände zittern, wenn er schreibt (Ders. a. a. O.).

Starke, allgemeine Hitze beim Gehen (n. 8 St.) (*Wislicenus*, a. a. O.).

Die meisten Schmerzen kommen bei Ruhe des Körpers und vergehen durch Bewegung; nur wenige wurden durch Bewegung veranlafst (*Franz*, a. a. O.).

Wässerige Geschwulst (nach äufserlicher Auflegung (*A. v. Haller*, Arzneimittellehre, Leipz. 1806. S. 349.).

(80) Oefteres Aufwachen aus dem Schlafe, wie von Munterkeit (*Langhammer*, a. a. O.).

Lebhafte, unerinnerliche Träume (Ders. a. a. O.).

Geile Träume mit Samenergiefsung (Ders. a. a. O.).

Der Puls wird langsamer und sinkt von 70 auf 60 Schläge (n. ½ St.) (*Grofs*, a. a. O.).

Der Puls ward um 10 Schläge langsamer, aber voller (n. 6 St.) (*Franz*, a. a. O.),

Beobachtungen Andrer.

(85) Wiederholte Anfälle von gelindem Schauder (n. ½ St.) (*Groſs*, a. a. O.).

Gelindes Frösteln, während das Gesicht schon mehr als gewöhnlich warm war (n. 1 St.) (Ders. a. a. O.).

Frostschauder über den ganzen Körper, mit fein stechendem Krabbeln bald hier, bald dort, mit besonders sehr kalten Händen und Füſsen; zu den Füſsen gehen die Schauder vorzüglich an den Knieen herab (n. ¼ St.) (*Wislicenus*, a. a. O.).

Frostkälte überläuft den ganzen Körper, vorzüglich die Hände und Füſse, die sich kalt anfühlen, so warm er auch letztere eingehüllt hatte (n. ½ St.) (*Hartmann*, a. a. O.).

Die Hände sind kalt (n. 1 St.) (*Groſs*, a. a. O.).

(90) An den ganz kalten Fingern, Kriebeln (n. ½ St.) (*Wislicenus*, a. a. O.).

Eiskalte Füsse, bei übrigens gehörig warmem Körper (n. ¾ St.) (*Hartmann*, a. a. O.).

Brennendes Hitzgefühl im Gesichte, bei mäſsig warmem Körper und eiskalten Füſsen, ohne Durst (n. 1 St.) (Ders. a. a. O.).

Puls schneller, einige Schläge über 70 (n. 2 St.) (*Groſs*, a. a. O.).

Gefühl von Wärme am Kopfe und Halse; auch beim Anfühlen ist das Gesicht und der übrige Körper wärmer, als gewöhnlich, doch ohne Durst (Ders. a. a. O.).

(95) Nachmittags, öfteres Hitzüberlaufen, mit groſser Hitze im Gesichte und erst eine halbe Stunde nach dieser Hitze bricht der Schweiſs im Gesichte aus (n. 10 St.) (*Franz*, a. a. O.).

Ein ziemlich beträchtlicher Schweiſs, nach Mitternacht, doch nicht am Kopfe (*Groſs*, a. a. O.).

Beobachtungen Andrer.

Beim Erwachen aus dem Schlafe findet er sich im Schweiſse über und über — zwei Nächte (*Langhammer*, a. a. O.).

Groſse Schreckhaftigkeit; er erschrickt vor Dingen, welche er beständig um sich gewohnt ist (*Franz*, a. a. O.).

Anhaltende Verdrieſslichkeit; alles macht auf ihn einen widrigen Eindruck (*Langhammer*, a. a. O.).

Kalkerde, essigsaure (Terra calcarea acetica).

Blofs die Erfahrung, und einzig die Erfahrung, aber keine gründelose Vermuthung kann und darf über die Kraft der Arzneien, menschliches Befinden umzuändern, den Ausspruch thun.

Von jeher ist in der gewöhnlichen Arzneikunst als Satzung fest angenommen worden, dafs kalkerdige Substanzen, in den menschlichen Körper gebracht und eingenommen, nutz- und kraftlos seyen. Allenfalls gab man zu, dafs sie die im Magen etwa krankhaft vorhandene Säure aufnähmen und neutralisirten; aber auch in diesem Falle hielt man diefs so entstandne kalkerdige Mittelsalz für unarzneikräftig.

Im gewöhnlichen Zustande des Magens ist keine freie Säure im Magensafte und so auch in vielen Krankheitszuständen nicht, und da mag sich wohl die reine Kalkerde, so wie sie an sich ist, nicht leicht als ein das Befinden des Menschen ändernder Arzneikörper betragen; aber der Schluss hievon auf ihre Unarzneilichkeit in aufgelösetem Zustande ist, ohne die Erfahrung hierüber zu befragen, wie alle Schlüsse a priori in der Heilkunst, welche nicht auf Thatsachen beruhen, wenigstens höhst voreilig und absprechend, wie das meiste Uebrige in der gewöhnlichen Arzneikunst.

Einige Fälle von starken Befindensveränderungen von eingenommener reiner Kalkerde bei Personen, welche offenbar eine krankhafte Säure im Magen beherbergten, veranlaſsten mich, sie in aufgelösetem Zustande versuchen zu lassen und ich fand sie dann, wie folgende Symptomen zeigen, sehr arzneikräftig.

Um reine Kalkerde in reinem Essig aufgelöset zu haben, kochte ich rohe, gereinigte Austerschalen eine Stunde lang in reinem Flieſswasser, zerbrach sie dann, ohne ein metallenes Werkzeug, in Stücken und lösete diese Stücken in destillirtem Essige auf, den ich bis zur völligen Sättigung allmählig mehr und mehr, zuletzt bis zum Sieden, in einem porcellanenen Gefässe erhitzte. Die durchgeseihete Auflösung ward bis zum Fünftel abgedampft in einem gleichen Geschirre, und mit diesem flüssigem Mittelsalze, ohne Zusatz von Weingeiste, sind folgende Versuche angestellt worden.

Sie hat eine dunkelgelbe Farbe und scheidet mit der Zeit eine dunkelfarbige, leimige Substanz ab, wodurch die Auflösung hellfarbiger wird. Einiger zugesetzte Weingeist, etwa halb so viel an Gemäſse, als die Auflösung hielt, bewahrt das Präparat vor Schimmel und macht es so zum arzneilichen Gebrauche geschickt.

Ein Tropfen davon ist eine nicht selten noch allzu groſse homöopathische Gabe. Es reichten 10 bis 12 damit befeuchtete Mohnsamen groſse Streukügelchen gewöhnlich zur vollen Gabe zu.

Oeftere, kleinste Gaben Kampfer mäſsigen auch diese Arznei, wenn sie bei reizbaren Personen allzu heftige Wirkung äussert.

Kalkerde, essigsaure.

Kopfschmerz, wie von vielem, schnellem Herumdrehen — wie dumm im Kopfe, von früh 3 Uhr bis Nachmittag 4 Uhr (n. 25 Tagen).

Eine Beule unter dem Ohrläppchen, wovon beim Kauen das Kiefergelenk spannend schmerzt.

Stiche in den Ohren.

Unter dem rechten Mundwinkel, ein großer nässender Schorf, viele Tage lang (n. 14 Tagen).

5 Stiche in den Zähnen.

Hitze im Munde, auf der Zunge Brennen und schmerzhafte Bläschen darauf.

Früh, viel Schleim-Racksen.

Geschwulst der linken Halsdrüse unter dem Kieferwinkel, ein Taubenei groß, mit stechendem Halsweh auf der linken Site, beim Schlingen.

Geschwulst der Drüsen im linken Schooße (n. 22 Tagen).

10 Strammen in den Schooß-Drüsen, auch beim Sitzen (n. 40 Tagen).

Unter dem strammenden Schmerze im linken Schooße zieht sich der linke Hode krampfhaft und schmerzlich, wie ein Drücken, aufwärts an den Bauch heran und schmerzt auch beim Befühlen,

Durchfall, täglich drei, vier Mal, viele Tage lang, nicht schwächend.

Ein empfindlicher Zug in der Harnröhrmündung *).

*) Von einer Gabe Austerschalenpulver bei Säure im Magen.

(Vermehrt anfangs den Weifsflufs).

15 Blutflufs aus der Bährmutter, etliche Tage über, wie das Monatliche, nicht schwächend, bei einer bejahrten Frau, welche schon seit Jahren nicht mehr menstruirt war (n. 7 Tagen).

* * *

Fliefsschnupfen mit Kopfschmerz *) (n. 5 Tagen).

Arger Stockschnupfen mit Kopfschmerzen (n. 32 Tagen).

Zucken in der Schulter und im Arme.

Im rechten Schultergelenke, ein Drückschmerz, blofs in der Ruhe, nicht beim Bewegen oder beim Heben des Arms.

20 Reifsen in den Fingerknöcheln (n. 28 Tagen).

Unterhalb beider Kniescheiben, eine entzündete Geschwulst.

Geschwulst der Kniee.

Geschwulst der Unterfüfse (11 Tage lang).

(Brennen der Füfse, Abends).

25 Schmerzhafter Klamm in den Fufssohlen und den Zehen, blofs Nachts (n. 11 Tagen).

Schmerzhafter Klamm in den Fufssohlen beim Vorbiegen des Unterfufses, wie beim Stiefel-Anziehen.

Klamm in den Fufssohlen, nach einigem Gehen, was nach längerem Gehen sich bessert, beim Sitzen aber vergeht.

In den Fufssohlen arges Reifsen.

Nach Arbeit in Wasser und Waschen, Verschlimmerung der Zufälle.

30 Jücken am ganzen Körper, auch am Tage (n. 5, 23 Tagen).

Bringt Jücken an der Jahre lang vergangenen Flechten-Stelle wieder hervor, schon nach 5 Tagen.

*) Beides hob Riechen an Kampferauflösung sogleich.

Abendfieber: äufserlich fror ihn, bei innerlicher Hitze und starkem Durste; auch im Bette fror ihn und er schwitzte dabei, konnte sich aber nicht erwärmen; zuletzt starker Schweifs bis früh (n. 10 St.)

Nachts, viel Hitze und kurzer Athem.

Frühschweifs alle Tage (n. 7 Tagen).

Beobachtungen Andrer.

Schwindel, als stände der Körper nicht fest (n. 6 St.) (*W. E. Wislicenus*, in einem Aufsatze).

Anfall betäubenden Schwindels: der Kopf neigte sich vorwärts auf die linke Seite hin, in Ruhe und Bewegung (n. ¾ St.) (*Chr. Fr. Langhammer*, in einem Aufsatze).

Leise überhin gehender Schwindel im Kopfe (n. ¼ St.) (*Franz Hartmann*, in einem Aufsatze).

Beim Gehen im Freien, Schwindel; er wollte auf die rechte Seite hinfallen (n. 2 St.) (*Langhammer*, a. a. O.).

(5) Bei jedesmaligem Bücken, Empfindung auf der rechten Seite des Kopfes, als fingen sich Kopfschmerzen an (n. 6½ St.) (*Hartmann*, a. a. O.).

Drückend betäubendes Weh in der Stirne, wie beim Schwindel, in Ruhe und Bewegung (n. 1¼ St.) (*Langhammer*, a. a. O.)

Im linken Hinterhaupte, ruckweises Pressen nach aufsen, was sich bis in den Nacken erstreckt (n. 14 St.) (*Hartmann*, a. a. O.).

Drückender Schmerz in der Stirne, besonders über der linken Augenbraue, beim Gehen im Freien (n. 8 St.) (*Langhammer*, a. a. O.).

Heftiges Pressen in der ganzen linken Gehirnhälfte nach aufsen (n. 12 St.) (*Hartmann*, a. a. O.).

(10) Schnell durch das Hinterhaupt fahrender, drückender Schmerz, der nur allmälig verschwindet (n. 3½ St.) (Ders. a. a. O.).

Drückender Schmerz in der rechten Schläfe, dicht neben dem Auge, als ob etwas derb darauf drückte (n. 5½ St.) (Ders. a. a. O.).

Nach einigem Bücken, im Stehen, Schwerheits-Kopfschmerz, mit Drücken in der ganzen Stirne nach aufsen, besonders aber über dem linken Auge (n. 5½ St.) (Ders. a.a. O.).

Drückend pressender Schmerz im ganzen Kopfe,

Beobachtungen Andrer.

besonders in beiden Schläfen (n. 9 St.) (Ders. a. a. O.).

Ziehend drückender Kopfschmerz in der linken Seite des Hinterhauptes, mit Steifigkeits-Empfindung im Nacken (*Carl Franz*, in einem Aufsatze).

(15) Ziehend drückender Kopfschmerz in der linken Augenbraugegend (Ders, a. a. O.).

In der rechten Seite des Hinterhauptes ein pressender Schmerz nach aufsen (n. $\frac{1}{2}$ St.) (*Hartmann*, a. a. O.).

Beim Lesen Benebelung des ganzen Kopfes, mit drückend betäubendem Schmerze in der Stirne, nach Art des Schwindels, welche ihm die Besinnung benahm; er mufste im Lesen still halten, und wufste nicht, wo er war (im Sitzen) (n. $4\frac{1}{2}$ St.) (*Langhammer*, a. a. O.).

Drückender Kopfschmerz im rechten Stirnhügel, der sich bis zum rechten Auge erstreckt und es unwillkürlich zu schliefsen zwingt (n. $1\frac{1}{2}$ St.) (*Hartmann*, a. a. O.).

Früh, nach dem Aufstehen aus dem Bette, drückend betäubende Schmerzen im ganzen Kopfe, als ob er noch nicht ausgeschlafen, oder die ganze Nacht geschwärmt hätte (n. 14 St.) (*Langhammer*, a. a. O.).

(20) Heftig nach aufsen pressender, drückender Schmerz in der linken Schläfegegend (n. $13\frac{1}{2}$ St.) (*Hartmann*, a. a. O.).

Während des Lesens, im Sitzen, drückend betäubender Schmerz in der Stirne, wie man in heftigem Winde bekömmt (n. 29 St.) (*Langhammer*, a. a. O.).

Gefühl im Hinterhaupte, als würde es aus einander geprefst, von Zeit zu Zeit (n. $9\frac{1}{2}$ St.) (*Hartmann*, a. a. O.).

Drückend betäubendes Kopfweh, welches vorzüglich die ganze Stirne einnimmt, in Ruhe und Bewegung (*Langhammer*, a. a. O.).

Beobachtungen Andrer.

Ziehender Kopfschmerz in der rechten Stirnseite über dem Auge und im Hinterhaupte, bei Anstrengung der Gedanken (n. 2 St.) (*Franz*, a. a. O.).

(25) Stumpfe, drückende Stiche zu beiden Schläfen hinein (n. 24 St.) (*Wislicenus*, a. a. O.).

Beim Gehen, stumpfe, drückende Stiche, vorzüglich in der linken Seite der Stirne, beim Gehen sich wieder verlierend (n. 27 St.) (*Langhammer*, a. a. O.).

Der Kopf ist sehr schwer, er bekömmt in beiden Schläfen starke Rucke und beim Bücken schmerzt der ganze Kopf, was sich aber beim Aufrichten wieder verliert (n. 9½ St.) (*Hartmann*, a. a. O.).

Im Oberhaupte, in der Gegend des Wirbels, starkes Klopfen, wie das einer Schlagader, nebst schneidenden Stöfsen nach aufsen (n. 10 St.) (*Wislicenus*, a. a. O.).

Drückend ziehender, zuweilen reifsender Kopfschmerz bald in der Stirne, bald im Hinterhaupte, bald in den Schläfen, welcher beim Aufdrücken vergeht und bei Anstrengung der Gedanken verschwindet (n. 3 Tagen) (*Franz*, a. a. O.).

(30) Beim Stehen, taktmäfsig herausbohrende Messerstiche in der linken Schläfegegend, welche bei Berührung sich blofs minderten, beim Sitzen aber gleich verschwanden (n. ¼ St.) (*Langhammer*, a. a. O.).

Ruckweise, heftige Stiche durch die ganze rechte Gehirnhälfte, die sich öfters erneuern und dann eine spannende, aus einander pressende Empfindung daselbst zurücklassen (n. 3 St.) (*Hartmann*, a. a. O.).

Absetzende, bohrende Messerstiche in der linken Schläfe, bei Berührung vergehend (im Sitzen) (n. 8 St.) (*Langhammer*, a. a. O.).

Pulsirende Stiche im linken Scheitel (n. einigen Min.) (*Wislicenus*, a. a. O.).

Beobachtungen Andrer.

Beim Sitzen, bohrend stichartiger Schmerz in der linken Stirne, welcher beim Berühren, Gehen und Stehen sogleich vergeht (n. 12½ St.) (*Langhammer*, a. a. O.).

(35) **Absetzende Nadelstiche in der linken Stirnseite, in allen Lagen** (n. 7, 27 St.) (Ders. a. a. O.).

Im Freien ist's ihm recht wohl: aber sobald er darauf in's Zimmer kömmt, kehrt der Kopfschmerz verstärkt zurück, und er ist sehr verdriefslich und spricht ungern (*Franz*, a. a. O.).

Drückend betäubender Schmerz an der rechten Stirnseite, über den Augenbrauen, welcher sich vorzüglich beim Bücken erhöhet (n. 50 St.) (*Langhammer*, a. a. O.).

Feine Stiche auf dem Wirbel, äufserlich (n. 7 St.) (*Wislicenus*, a. a. O.).

Jückendes Kriebeln auf dem Haarkopfe, durch Reiben nicht zu tilgen (n. 10 St.) (Ders. a. a. O.).

(40) Kitzelndes Jücken auf dem Haarkopfe, was zum Kratzen nöthigt, wobei die Haarwurzeln bei Berührung schmerzen, wohl einen halben Tag hindurch (n. 4¼ St.) (*Langhammer*, a. a. O.).

Bohrender Stich mitten auf der Stirne, gleichsam als ob er auch in's Gehirn dränge (n. 3 St.) (*Wislicenus*, a. a. O.).

Bei Berührung des Hinterhaupts, Wundheitsschmerz an der linken Seite, als wenn die Stelle unterköthig wäre (n. 32 St.) (*Langhammer*, a. a. O.).

Die ganze Kopfhaut ist schmerzhaft empfindlich, vorzüglich beim Hin- und Herbewegen der Stirnmuskeln (n. 1½ St.) (*Wislicenus*, a. a. O.).

Ziehen und Drücken in dem Schläfebeine (*Franz*, a. a. O.).

(45) Drückend ziehender Kopfschmerz im rechten Schläfemuskel und Drücken auf die obern Zahnreihen; beide vergehen, so lange er auf die

Beobachtungen Andrer.

Schläfe drückt, und es entsteht dafür drückender Kopfschmerz in der Stirne (n. zwei Tagen.) (Ders. a. a. O.).

Abends, ziehend drückender Kopfschmerz im Schläfemuskel (Ders. a. a. O.).

Klammartiger Schmerz an der rechten Schläfe (n. 6 St.) (*Wislicenus*, a. a. O.).

Klammartiger Schmerz in der linken Schläfegegend (n. 8, 14 St.) (*Langhammer*, a. a. O.).

Nach dem Essen, ziehend drückender Kopfschmerz um die Schläfen (n. 2 Tagen) (*Franz*, a. a. O.).

(50) Drückende Empfindung im linken Schläfebeine, als ob es eingedrückt würde, zugleich innerlich und äusserlich (n. 7½ St.) (*Hartmann*, a. a. O.).

Bei Bewegung des Unterkiefers, wühlende Stiche in der linken Schläfe, nahe beim Augenbraubogen (n. 5 St.) (*Langhammer*, a. a. O.).

Eiterndes Blütchen über der linken Augenbraue (n. 5 St.) (Ders. a. a. O.).

Bohrender Stich am obern Rande der Augenhöhle, von innen heraus (n. 5 St.) (*Wislicenus*, a. a. O.).

Erweiterte Pupillen (n. 1¼ St.) (*Langhammer*, a. a. O.).

(55) Verengerte Pupillen (n. 25, 26 St.) (Ders. a. a. O.).

Stechen im innern und äußern Augenwinkel (*Franz*, a. a. O.).

Heftig reißende Stiche im rechten Auge, als ob es entzündet wäre (n. 4 St.) (Ders. a. a. O.).

Jückende Stiche in den innern Augenwinkeln, die durch Reiben vergehen (n. ⅛ St. (*Wislicenus*, a. a. O.).

Brennende Empfindung im linken obern Augenlide, nach dem innern Winkel zu (n. 6¼ St.) (*Wislicenus*, a. a. O.).

Beobachtungen Andrer.

(60) Augenbutter in den Augenwinkeln, zwei Tage lang (n. 10 St.) (*Langhammer*, a. a. O.).

Beim Bewegen der Augenlider bemerkt er Klebrigkeit derselben, mit Drücken in den äufsern Augenwinkeln (n. 55 St.) (Ders. a. a. O.).

Beim Erwachen aus dem Schlafe waren ihm die Augen zugeschworen (n. 24 St.) (Ders. a. a. O.).

Kitzelndes Jücken am rechten äufsern Augenwinkel, das zum Reiben nöthigt (n. 25 St.) (Ders. a. a. O.).

Feines Kriebeln unter dem Auge und an der Seite der Nase unter der Haut (*Wislicenus*, a. a. O.).

(65) Feines Zucken am obern Rande der Augenhöhle zur Nase herab (n. ½ St.) (Ders. a. a. O.).

Weitsichtigkeit *); er konnte in ziemlicher Entfernung alle Gegenstände deutlich wahrnehmen, den ganzen Tag hindurch (n. 28½ St.) (*Langhammer*, a. a. O.).

Leises Schwirren in beiden Ohren, bei Eingenommenheit des ganzen Kopfs (n. ½ St.) (*Wislicenus*, a. a. O.).

Klammgefühl auf der Hinterseite der linken Ohrmuschel (n. 9 St.) (*Hartmann*, a. a. O.)

Zucken im Ohrknorpel (n. 48 St.) (*Wislicenus*, a. a. O.).

(70) Gefühl im rechten Ohre, als wenn sich etwas vor das Trommelfell geschoben hätte, ohne Verminderung des Gehörs (n. 15 St.) (*Langhammer*, a. a. O.).

Klopfen auf beiden Wangenbeinen, wie das einer Schlagader (n. 6 St.) (*Wislicenus*, a. a. O.).

Spannende Empfindung in der rechten Backe, als wäre sie geschwollen (n. 2 Tagen) (*Franz*, a. a. O.)

In der Mitte der Backe, ein schmerzloses Blüthchen, was nach dem Aufkratzen nässete und eine grün-

*) Bei einem sehr Kurzsichtigen; heilende Nachwirkung des Organismus.

Beobachtungen Andrer.

liche Kruste zurück liefs (n. 48 St.) (*Langhammer*, a. a. O.).

Dumpfer Schmerz in den fleischigen Theilen der linken Backe (n. 2½ St.) (Ders. a. a. O.).

(75) Nagender Schmerz an der Nasenwurzel (n. 1 St.) (*Wislicenus*, a. a. O.).

Geruchstäuschung; es stank ihm wie nach faulen Eiern oder nach Schiefspulver vor der Nase (n. 1 St.) (*Langhammer*, a. a. O.).

Drückender Schmerz im rechten Oberkiefer beim Kauen (n. 3 St.) (*Hartmann*, a. a. O.).

Heftiges Reifsen im rechten Oberkiefer (n. 9 St.) (Ders. a. a. O.).

Jückendes Kriebeln auf der Oberlippe, unter der Nasescheidewand, was beim Reiben zwar vergeht, aber sogleich an einer andern nahen Stelle wieder erscheint (n. 1 St.) (*Wislicenus*, a. a. O.).

(80) Rauhheit und Dürre der Lippen, vorzüglich der Oberlippe, als wenn sie aufspringen wollten (n. 49 St.) (*Langhammer*, a. a. O.).

Kitzelndes Jücken am Rande des linken Unterkiefers, welches zu kratzen zwang (n. 10 St.) (Ders. a. a. O.).

Geschwulst der Unterkieferdrüse, mit drückendem Gefühl darin (*Franz*, a. a. O.).

Nagender Zahnschmerz in den rechten obern Backzähnen, als ob sie hohl werden wollten, in allen Lagen (n. 6 St.) (*Langhammer*, a. a. O.).

Bohrende Empfindung im obern Zahnfleische, rechter Seite, und drauf folgende Geschwulst desselben, mit drückendem Ziehen im rechten Schläfemuskel (n. 3 Tagen) (*Franz*, a. a. O.).

(85) Zahnweh: feines Stechen im Zahnfleische des ganzen Oberkiefers (n. 2½ St.) (*Langhammer*, a. a. O.).

Gefühl von Rauhheit und Wundheit der Zunge, welche weifs belegt ist (n. 1 St.) (Ders. a. a. O.).

Beobachtungen Andrer.

Hinten am Gaumen ist es ihm so rauh und scharrig; es reizt ihn zum Husten, vergeht aber durch Husten nicht (n. 12 St.) (*Wislicenus*, a. a. O.).

Halsweh: heftiger Stich rechts oben an der Speiseröhre, außer dem Schlingen (n. $\frac{3}{4}$ St.) (*Hartmann*, a. a. O.).

Trockenheit im Munde, unter Gefühl einer Uebermenge Schleims hinten im Rachen, beim Schlingen bemerkbar (n. $1\frac{3}{4}$ St.) (*Langhammer*, a. a. O.).

(90) Trockenheit im Munde, wie von Kalkerde (n. 1 St.) (*Franz*, a. a. O.).

Speichelzusammenfluſs im Munde; er konnte nicht Speichel genug hinter schlingen (n. $1\frac{1}{2}$ St.) (*Langhammer*, a. a. O.).

Weichlichkeit und Speichelzufluſs im Munde (n. 3 St.) (Ders. a. a. O.).

Milch schmeckt ihm sauer und ist ihm zuwider (n. $\frac{1}{2}$ St.) (*Hartmann*, a. a. O.).

Milch schmeckt ihm gut (n. 3 St.) (Ders. a. a. O.).

(95) Das Essen hat ihm zu wenig Geschmack, besonders schmeckt ihm Fleisch nicht (*Franz*, a. a. O.).

Nach dem Essen wird der Kopfschmerz stets vermehrt und schon während des Essens stellt er sich ein, mit großer Empfindlichkeit der Zähne beim Kauen, als ob sie locker wären und umgebogen würden (Ders. a. a. O.).

Arger Durst und Begierde nach kalten Getränken, hauptsächlich nach frischem Wasser; er muſste viel kaltes Wasser trinken, acht Stunden lang (n. 8, 10, 55 St.) (*Langhammer*, a. a. O.).

Oefteres leeres Aufstoſsen (n. $\frac{1}{2}$, 1 St.) (Ders. a. a. O.).

Säuerliches Aufstoſsen (n. $\frac{1}{2}$ St.) (Ders. a. a. O.).

(100) Immerwährendes, säuerliches Aufstoſsen (*Hartmann*, a. a. O.).

Beobachtungen Andrer.

Widrig säuerliches Aufstoßen (n. 1 St.) (*Langhammer*, a. a. O.).

Oefteres Schlucksen (n. ¼, 3½, 10, 28, 34 St.) (Ders. a. a. O.).

Starkes Schlucksen, eine Viertelstunde lang (n. 5 St.) (*Wislicenus*, a. a. O.).

Uebelkeit und Brecherlichkeit; er glaubte, sich übergeben zu müssen (n. 1¼ St.) (*Langhammer*, a. a. O.).

(105) Es ist ihm, als ob er sich übergeben sollte; es stößt ihm auf und das Wasser läuft ihm im Munde zusammen, mit einer Art Schwindel im Kopfe (sogleich) (*Hartmann* a. a. O.).

Beim Sitzen, große Aengstlichkeit, welche aus dem Magen zu kommen schien, mit einem heißen Brennen im Unterleibe, welches alles beim Stehen oder Gehen gleich wieder verschwindet (n. 26 St.) (*Langhammer*, a. a. O.).

Lange Stiche in der rechten Seite unter den Ribben (n. 13½ St.) (*Hartmann*, a. a. O.).

Spannend beklemmender Schmerz in der ganzen Unterribbengegend, und in der Herzgrube (n. 19 St.) (Ders. a. a. O.).

Kneipend zwickende Empfindung in der ganzen Unterribbengegend, die sich bis in's Brustbein fortsetzt, hier feinstechend wird und Aufstoßen erregt (n. ¾ St.) (Ders. a. a. O.).

(110) Dumpf kneipend wurgende Empfindung dicht unter der Herzgrube (n. ¼ St.) (Ders. a. a. O.).

Beängstigung in der Herzgrube (n. 6 St.) (*Wislicenus*, a. a. O.).

Heftig kneipende Schmerzen im Oberbauche und der Brust, die sich hie und da in einen kleinen Stich endigen (n. ½ St.) (*Hartmann*, a. a. O.).

Erschütternder Stich aus der Lebergegend in die Brust (n. 10 St.) (*Franz*, a. a. O.)

Kneipende Empfindung auf einer kleinen Stelle, etwas unter dem Nabel, die durch Reiben mit dem Finger in ein Glucksen übergeht (n. 2½ St.) (*Hartmann*, a. a. O.).

(115) Reifsen in den Bauchmuskeln, durch das Einathmen verstärkt (n. 2 St.) (*Wislicenus*, a. a. O.).

In den Bauchmuskeln, unter den Ribben, eine Menge Nadelstiche von innen heraus, vorzüglich beim Einathmen (n. 3 St.) (Ders. a. a. O.).

Oefteres, kriebelndes aufwärts Stämmen und lautes Kollern in der rechten Seite des Unterleibes, wie von angehäuften Blähungen, welche auch abgingen (n. ¼ St.) (*Langhammer*, a. a. O.).

Hörbares Butteln in der rechten Seite des Unterleibes, als wenn Durchfall entstehen wollte (n. 3½, 5 St.) (Ders. a. a. O.).

L a u t e s K o l l e r n u n d K n u r r e n i m U n t e r l e i b e, w i e v o n L e e r h e i t (n. 1½, 28 St.) (Ders. a. a. O.).

(120) In der rechten Lendengegend ein schneidend herausdrückender Schmerz, welcher bei Berührung auf kurze Zeit verschwindet, aber sogleich wieder kömmt (*Franz*, a. a. O.).

Wundheitsschmerz in beiden Seiten des Schoofses, als wenn daselbst eine Drüsengeschwulst entstehen wollte, besonders beim Gehen fühlbar; beim Betasten liefs sich eine kleine Erhebung der Drüse spüren (n. 10 St.) (*Langhammer*, a. a. O.).

Reifsender Schmerz in den Schoofsdrüsen, im Sitzen und Gehen (n. 9 St.) (*Franz*, a. a. O.).

Kneipender, fast krampfhafter Schmerz in den Bauchbedeckungen des rechten Schoofses, auf einer kleinen Stelle, blofs beim Sprechen und Fingerdruck schmerzhaft (n. 8 St.) (*Hartmann*, a. a. O.).

Drückend spannende Empfindung in der linken Schoofsgegend (n. 8 St.) (Ders. a. a. O.).

(125) Kneipendes Leibweh, tief im Unterbauche, in der Blasengegend, öfters erneuert, wobei immer einige Blähungen abgehen (n. ½ St.) (Ders. a. a. O.).

Beobachtungen Andrer.

Häufiger, stiller Abgang von Blähungen (n. 1 St.) (*Langhammer*, a. a. O.).

Beim Abgange des Stuhls, ein Zwängen am Ende des Mastdarms und lautes Knurren und Kollern im Bauche (*Wislicenus*, a. a. O.).

Mehrmaliger Abgang derben, breiartigen und dünnen Stuhls des Tages, ohne Beschwerde; die zwei folgenden Tage aber Hartleibigkeit *) (*Langhammer*, a. a. O.).

Den zweiten Tag hat er keinen Stuhl (*Franz*, a. a. O.).

(130) Stuhl erst dünn, drauf bröckelig, ohne Leibweh (n. 5½ St.) (*Hartmann*, a. a. O.).

Häufiges Drängen zum Harnen, mit vielem Urinabgange (n. 1, 4 St.) (*Langhammer*, a. a. O.).

Häufiger Drang zum Harnen, mit wenigem und sehr wenigem Urinabgange (n. 26 St.) (Ders. a. a. O.).

(Der Urin sieht, wenn er gestanden hat, trübe wie Lehmwasser aus) (*Wislicenus*, a. a. O.).

Kitzelndes Jücken an der Spitze der Eichel, zum Reiben nöthigend (n. 10 St.) (*Langhammer*, a. a. O.).

(135) Jückendes Kitzeln an der Vorhaut, zum Reiben nöthigend (n. 9 St.) (Ders. a. a. O.).

Die erste Nacht zwei Samenergiefsungen, mit wohllüstigen, doch unerinnerlichen Träumen (*Hartmann*, a. a. O.).

Zwei Samenergiefsungen in einer Nacht, ohne wohllüstige Träume (*Langhammer*, a. a. O.).

Samenergiefsung die erste Nacht (*Franz*, a. a. O.).

*) (128) bis (132). Da die essigsaure Kalkerde mit so bestimmter Gewifsheit Stuhl und Harn in der Erstwirkung, und zwar ohne Leibweh (die Empfindung im Mastdarme (127) abgerechnet) erregt und häufig zum Vorscheine bringt, so wird der homöopathische Arzt gute Anwendung davon zu machen wissen.

Beobachtungen Andrer.

* * *

Oefteres Niefsen, ohne Schnupfen (*Langhammer*, a. a. O.).

(140) Schnupfen mit schmerzhafter Empfindlichkeit der Nase und innerer Hitze im Kopfe (n. 72 St.) (*Wislicenus*, a. a. O.).

Fliefsschnupfen mit vielem Niefsen (n. 27 St.) (*Langhammer*, a. a. O.).

Stockschnupfen mit häufigem Niefsen (n. 52 St.) (Ders. a. a. O.).

Kitzelnder Reiz in der Luftröhre zum Hüsteln (n. 2½ St.) (Ders. a. a. O.).

Beim Ausathmen, lautes Röcheln in der Luftröhre, wie bei Kindern, deren Brust mit Schleim angefüllt ist, eine Viertelstunde lang (n. 37 St.) (Ders. a. a. O.).

(145) Stumpfe Stöfse von der hintern Wand der Rücken-Brusthöhle bis zwischen die Schultern herauf, im Takte des Herzschlags, mit grofser Beängstigung (n. 8 St.) (*Wislicenus*, a. a. O.).

Schweres Einathmen und ängstliche, grofse Engbrüstigkeit, wie Spannung am untern Theile der Brust, so dafs es ihm den Athem benahm, bis zum Ersticken, eine Stunde lang; bei Bewegung und im Sitzen (n. 30 St.) (*Langhammer*, a. a. O.).

Beängstigung in der Brust, als wäre sie zu enge; er athmet kurz, vorzüglich im Sitzen, und fühlt einen drückenden Schmerz auf der ganzen Brust, vorzüglich beim Einathmen; das Herz schlägt ängstlich und zitternd (*Wislicenus*, a. a. O.).

Jückende Stiche auf der Brust, am ärgsten beim Ausathmen, durch Reiben vergehend (n. 46 St.) (Ders. a. a. O.).

Beobachtungen Andrer.

Bei jedem Herzschlage ein breiter Stich in den Brustmuskeln herauf (n. 10 St.) (Ders. a. a. O.).

(150) Stechend ziehender Schmerz in der Herzgegend (n. 9½ St.) (Ders. a. a. O.).

Die ganze Brust ist bei Berührung und beim Einathmen schmerzhaft empfindlich (*Wislicenus*, a. a. O.).

Nagender Schmerz auf der linken Brustseite, wie äußerlich auf den Ribben und dem Brustbeine, durch Einathmen nur wenig verstärkt (n. 1 St.) (Ders. a. a. O.).

In den letzten falschen Ribben, ein von innen heraus schneidender Schmerz, durch das Athemholen verstärkt (n. 3 St.) (Ders. a. a. O.).

Scharfe Stiche in der linken Seite, unter der Achselhöhle, aus der Brust heraus, am stärksten beim Einathmen (n. 2 St.) (Ders. a. a. O.).

(155) Scharfe Stiche in der rechten Brustseite, von innen heraus, ohne Bezug auf Einathmen (n. 7 St.) (Ders. a. a. O.).

Starke Stiche aus der Brusthöhle durch das Rückgrat, zwischen den Schulterblättern heraus (n. ½ St.) (Ders. a. a. O.).

Zuckendes Stechen am Kreuzbeine und zugleich am Unterschenkel, über dem Fußgelenk (n. 2 St.) (Ders. a. a. O.).

Beim Gehen im Freien, heftige Nadelstiche in der Mitte des Rückgrats, fast bis zum Schreien; beim Stehen etwas verringert (n. 30 St.) (*Langhammer*, a. a. O.).

Scharfe Stiche innerhalb des Schulterblattes (n. ¾ St.) (*Wislicenus*, a. a. O.).

(160) Starke Stiche in beiden Achselhöhlen (n. 7 St.) (Ders. a. a. O.).

Feines Zucken im linken Oberarme (n. ¼ St.) (Ders. a. a. O.).

Klammartige Schmerzen, ganz oben in den Muskeln des Oberarms (beim Gehen im Freien) (n. 29 St.) (*Langhammer*, a. a. O.).

Beobachtungen Andrer.

Reifsender Stich in den Muskeln des Oberarms (im Sitzen) (n. 36 St.) (Ders. a. a. O.).

Reifsendes Zucken im Oberarme (n. 7 St.) (*Wislicenus*, a. a. O.).

(165) Klammartiges Reifsen in den Muskeln des rechten Oberarms (beim Sitzen) (n. 2 St.) (*Langhammer*, a. a. O.).

Feine Nadelstiche in den Muskeln des linken Unterarms, beim Handgelenke (n. 3 St.) (Ders. a. a. O.).

Zweimaliges, klammartiges Reifsen in den Muskeln des linken Unterarmes (n. 40 St.) (Ders. a. a. O.).

Klammartiger Schmerz an der äufsern Seite des linken und rechten Unterarms, nahe am Handgelenke (n. 1½, 13, 29 St.) (Ders. a. a. O.).

Klammschmerz am Unterarme, vor dem Ellbogengelenke (n. 1 St.) (*Wislicenus*, a. a. O.).

(170) Bohrende Nadelstiche in den Muskeln des linken Unterarms, nahe am Handgelenke (n. 1 St.) *Langhammer*, a. a. O.).

Reifsende Stiche in den Muskeln des linken Unterarms (n. 37 St.) (Ders. a. a. O.).

Reifsend stichartiger Schmerz in den Muskeln des rechten Unterarms (n. 1½ St.) (Ders. a. a. O.)

Reifsender Druck in den Muskeln des linken Unterarms, in Ruhe und Bewegung (n. 3 St.) (Ders. a. a. O.).

Beim Gehen, schmerzhafter Druck in den Muskeln des linken Unterarms, welcher beim Berühren, Stehen und Sitzen sogleich vergeht (n. ½ St.) (Ders. a. a. O.).

(175) Verrenkungsschmerz am äufsern Rande des linken Unterarms, nahe am Handgelenke, in Ruhe stärker, als bei Bewegung (n. 4 St.) (Ders. a. a. O.).

Beobachtungen Andrer.

Scharfe Stiche im äufsern Handknöchel (n. 1 St.) (*Wislicenus*, a. a. O.).

Stechendes Kriebeln am Handgelenke (n. 10 St.) (Ders. a. a. O.).

Nadelstichartiges Kitzeln im rechten Handteller, zum Kratzen reitzend (n. 12 St.) (*Langhammer*, a. a. O.).

Kitzelndes Jücken im rechten Handteller, zum Kratzen nöthigend (n. 30 St.) (Ders. a. O.).

(180) Jückendes Kitzeln am äufsern Rande des linken Handtellers, nahe beim kleinen Finger, zum Kratzen nöthigend (n. 5½ St.) (Ders. a. a. O.).

Klammartiger Schmerz nahe am hintersten Gelenke des rechten Zeigefingers (n. 2¼ St.) (Ders. a. a. O.).

Klammartiger Schmerz zwischen den hintersten Gelenken des dritten und vierten rechten Fingers (n. 7 St.) (*Hartmann*, a. a. O.).

Kitzelndes Jücken am äufsern Rande des hintersten Gliedes des Zeigefingers, zum Kratzen reizend (n. 4 St.) (*Langhammer*, a. a. O.).

Kneipen am obern und vordern Rande des Darmbeins (*Wislicenus*, a. a. O.).

(185) Schneidender Schmerz in der Pfanne des Hüftgelenkes (im Sitzen) (n. 3 St.) (Ders. a. a. O.).

Kneipendes Zucken an der hintern Seite des Hüftgelenkes, in der Ruhe stärker, als bei Bewegung (n. ½ St.) (Ders. a. a. O.).

Beim Gehen ziehender Verrenkungsschmerz im Hüftgelenke (n. 4 St.) (*Franz*, a. a. O.).

Reifsen im Hüftgelenke und um den vordern Darmbeinkamm, bis in den Schoofs, bei Bewegung (Ders. a. a. O.).

Beim Stehen und Gehen, ein klammartiger Nadelstich in den Muskeln des rechten Oberschenkels, welcher beim Sitzen verging (n. ¾ St.) (*Langhammer*, a. a. O.).

(190) Reifsender Schmerz auf der innern Seite des Oberschenkels, bei Bewegung (*Franz*, a. a. O.).

Beobachtungen Andrer.

Stechendes Drücken auf der innern Seite des linken Oberschenkels (im Sitzen) (n. 3 St.) (*Hartmann*, a. a. O.).

Scharfer Stich über dem linken Knie, an der Aussenseite (n. 5 St.) (*Wislicenus*, a. a. O.).

Reifsende Stiche über dem Knie, innen am Oberschenkel, im Sitzen (n. 12 St.) (*Franz*, a. a. O.).

Scharfe Stiche im rechten Kniegelenke (n. 4 St.) (*Wislicenus*, a. a. O.).

(195) Beim Gehen im Freien, Zerschlagenheitsschmerz nahe unter der Kniescheibe (n. 13 St.) (*Langhammer*, a. a. O.).

Beim Sitzen, Verrenkungsschmerz an der linken Kniescheibe, welcher bei Berührung, beim Gehen und Stehen sich verlor (n. 12 St.) (Ders. a. a. O.).

Ziehend klammartiger Schmerz auf der Kniescheibe (n. 2 Tagen) (*Franz*, a. a. O.).

Im Liegen thun die Untergliedmafsen, besonders die Unterschenkel, weh, wie zerschlagen (Ders. a. a. O.).

Klammartiger Schmerz dicht neben der Schienbeinröhre (beim Sitzen) (n. 36 St.) (*Langhammer*, a. a. O.).

(200) Reifsendes Zucken vorn am Unterschenkel, unter dem Knie (in der Ruhe) (*Wislicenus*, a. a. O.).

Absetzend drückender Schmerz auf der Wade (*Franz*, a. a. O.).

Drückender Schmerz am linken Schienbeine, nahe beim Fufsgelenke, beim Gehen im Freien (n. 52 St.) (*Langhammer*, a. a. O.).

Zerschlagenheitsschmerz der Unterschenkel, wie ermüdet; er mufs sich oft von einer Stelle zu der andern setzen (*Wislicenus*, a. a. O.).

Beim Sitzen und Stehen absetzende, klammartige Nadelstiche in den Zehen des rechten Fufses, welche beim Gehen verschwinden (n. ½ St.) (*Langhammer*, a. a. O.).

Beobachtungen Andrer.

(205) Heftiger Stich in der rechten kleinen Zehe, der aber aufserhalb der Zehe zu seyn scheint (n. 14 St.) (*Hartmann*, a. a. O.).

Klammartiger Schmerz in der Mitte der linken Fufssohle, mehr nach dem äufsern Rande zu, (n. 5¼ St.) (Ders. a. a. O.).

Scharfe Stiche im hintern Gelenke der grofsen Zehe, in der Ruhe (n. 24 St.) (*Wislicenus*, a. a. O.).

Häufiges Gähnen, als ob er nicht ausgeschlafen hätte (n. 56 St.) (*Langhammer*, a. a. O.).

Gegen Abend, grofse Schläfrigkeit und Verdriefslichkeit (*Franz*, a. a. O.).

(210) Früh, grofse Schläfrigkeit und Verdriefslichkeit, mit drückendem Kopfschmerz um die ganze Stirne (n. 2 Tagen) (Ders. a. a. O.).

Oefteres Aufwachen aus dem Schlafe, mit Hin- und Herwerfen; er glaubte, verkehrt im Bette zu liegen (n. 23 St.) (*Langhammer*, a. a. O.).

Oefteres Aufwachen aus dem Schlafe, wie von Störung (n. 20 St.) (Ders. a. a. O.).

Nachts ist er sehr unruhig, wacht öfters auf, spricht laut im Schlafe, weifs aber am Morgen nichts davon (*Hartmann*, a. a. O.).

Unruhiger Schlaf; er konnte fast die ganze Nacht hindurch nicht einschlafen und bei vielem Herumwerfen schwitzte er allmählig über den ganzen Körper (n. 10 St.) (*Langhammer*, a. a. O.).

(215) Oefteres Erwachen aus dem Schlafe, als ob er schon ausgeschlafen hätte (n. 67 St.) (Ders. a. a. O.).

Langer, fester Morgenschlaf, unter vielen, lebhaften Träumen von unschuldigen, ehemaligen Begebenheiten (*Wislicenus*, a. a. O.).

Lebhafte Träume voll Streit und Zank (*Langhammer*, a. a. O.).

Träume schauderlich fürchterlichen Inhalts (Ders. a. a. O.).

Lebhafte, verworrene, unerinnerliche Träume (Ders. a. a. O.).

Beobachtungen Andrer.

(220) Fieberschauder über den ganzen Körper, mit öfterm Gähnen, ohne Durst und ohne Hitze drauf (n. 2½ St.) (Ders. a. a. O.).

Frostschauder über den ganzen Körper, als wenn er sich erkältet hätte (n. ¾ St.) (Ders. a. a. O.).

Fieberschauder über den ganzen Rücken (n. 25 St.) (Ders. a. a. O.).

Fieberschauder über den ganzen Körper, mit kalten Händen, bei warmem Gesichte (n. 48 St.) (Ders. a. a. O.).

Fieberschauder über den ganzen Körper, bei warmer Stirne, heifsen Wangen und eiskalten Händen, ohne Durst (n. 2 St.) (Ders. a. a. O.).

(225) Abends, beim Niederlegen, äufsere Hitze, bei innerm Froste (n. 72 St.) (*Wislicenus.* a. a. O.).

Glühende Hitze und Röthe des ganzen Gesichts, mit heifser Stirne und kalten Händen, bei starkem Durste, mehre Stunden lang (n. 12 St.) (*Langhammer*, a. a. O.).

Nicht ohne Neigung zu arbeiten, doch gleichgültig gegen Dinge aufser ihm, in tiefem Nachdenken über Gegenwart und Zukunft (Ders. a. a. O.).

Sehr ernsthaft und sorgenvoll, beschäftigt mit Gegenwart und Zukunft, wird er traurig, fast bis zu Thränen (Ders. a. a. O.).

Aengstliches Gemüth, als wenn er etwas Böses begangen oder Vorwürfe zu befürchten hätte; dabei jedoch beharrliche Neigung zur Arbeit (Ders. a. a. O.).

(230) Höchst traurige Stimmung, als wenn er eine betrübte Nachricht zu erwarten hätte (n. 14 St.) (Ders. a. a. O.).

Mürrisch, verdriefslich, sehr ärgerlich, auch höchst gleichgültig für die wichtigsten Gegenstände; dabei verrichtete er alles mit Widerwillen und wie durch Zwang (Ders. a. a. O.).

Sobald er müfsig und ruhig sitzt, wird er schläfrig und verdriefslich und es ist ihm alles zuwider (*Franz*, a. a. O.).

Beobachtungen Andrer.

Den Tag über, ärgerlich und verdriefslich, zuletzt aber launig und gesprächig (n. 39 St.) (*Langhammer*, a. a. O.).

Er ist nicht aufgelegt, zu sprechen, doch nicht mifslaunig (n. 6½ St.) (*Hartmann*, a. a. O.).

(235) Er ist heiterer und möchte gern unter Menschen seyn und mit ihnen sprechen (n. 10 St.) (Ders. a. a. O.).

Den ersten Theil des Tages ängstlich, dann heiter und zuletzt zufrieden mit sich selbst (n. 62 St.) (*Langhammer*, a. a. O.).

Kochsalzsäure (Acidum muriaticum).

(Sie mufs von der ihr gewöhnlich häufig beigemischten Schwefelsäure sorgfältig befreiet seyn mittels nochmaliger Uebertreibung über Kochsalz, oder [besser] sie mufs mit kochsalzsaurem Baryt gefället und, auf diese Art von der Schwefelsäure befreiet, nochmals überdestillirt worden seyn.)

Zum arzneilichen Gebrauche wird ein Tropfen davon zuerst mit 100 Tropfen gewässertem Weingeiste (aus gleicher Zahl Tropfen destillirtem Wasser und starkem Weingeiste durch zehnmaliges Schütteln bereitet) mittels zweimaligen Schüttelns verdünnt und hievon ein Tropfen mit 100 Tropfen unverdünntem Weingeiste zweimal (mit zwei Armschlägen) zusammengeschüttelt ($\frac{1}{10000}$) und dann hievon wieder ein Tropfen mit 100 Tropfen Weingeiste ebenfalls zweimal geschüttelt ($\frac{I}{I}$). Mit dieser millionfachen Verdünnung wird ein Mohnsamen-grofses Streukügelchen befeuchtet zur homöopathischen Gabe gereicht, als der kleinste Theil eines Tropfens; denn mit einem solchen Tropfen werden wohl 200 solcher Kügelchen hinreichend befeuchtet. Doch wird man auch diese millionfache Verdünnung, obgleich in so kleinem Volumen eingegeben, wo die Kochsalzsäure homöopathisch angezeigt ist, noch in vielen Fällen allzu kräftig befinden, indem diese Arznei eine hohe Wirksamkeit besitzt.

Ungeachtet nach den hier folgenden, von dieser Säure beobachteten Befindens-Veränderungen schon ziemliche homöopathische Anwendung in geeigneten Kranheitszuständen gemacht werden kann, so wäre doch eine noch vollständigere Ausprüfung derselben auf ihre reinen Wirkungen noch sehr wünschenswerth.

Kochsalzsäure.

Kopfweh in der Stirne und dem Hinterhaupte, welches sich, besonders in der Stirne, beim Aufrichten im Bette vermehrt.

Reifsender Kopfschmerz in der Stirne.

(Kopfweh oben im Kopfe und in den Schläfen, bald auch im Hinterhaupte und in der Stirne, als wenn das Gehirn zerrissen und zertrümmert wäre, wie in den Typhusarten, die man Faulfieber nennt) (n. 4 St.).

Im äufsern Winkel des linken Auges, ein fressendes Beifsen, Abends.

5 (Flimmern vor den Augen und Halbsichtigkeit; er sieht nur die eine Hälfte des Gegenstandes, senkrecht von der andern abgeschnitten.)

Schärferes und feineres Gehör*).

Stechender Schmerz in den Nasenlöchern, als wenn sie geschwürig werden wollten (n. 2 St.).

Im Rothen der Unterlippe, ein Eiterblüthchen.

Kaltes Getränk zieht schmerzhaft in den kranken Zahn (n. 24 St.).

10 Im Schlunde, ein scharfes Kratzen.

Uebler Geschmack im Halse, wie von ranzigem Fette.

(Gänzliche Appetitlosigkeit gegen alle Genüsse, bei richtigem Geschmacke und ohne Uebelkeit.)

Immerwährendes Aufstofsen.

Erbrechen des Genossenen.

15 (Kolik: Kneipen bei Bewegung und bei Abgang der Blähungen.)

Am After, ein kriebelnd stechendes Jücken, mit Wundheitsschmerz verbunden (n. 1 St.).

*) Heilende Nachwirkung des Organisms.

Geschwollene Aderknoten am After (blinde Goldader) mit brennendem Wundheitsschmerze.

Geschwollene, blaue Aderknoten am After, welche beim Aufdrücken schmerzen.

Kothdurchfall (n. 10 St.).

20 Oefterer Reiz zum Harnen, und er läſst viel Urin.

(Der Urin ging öfters und wider Willen ab.)

Es treibt ihn zum Harnen, und es geht doch kein Wasser; er muſs eine Weile warten, ehe es kommt (n. 6 St.).

Der Urin geht gleich beim Lassen weiſstrübe wie Milch ab.

Schneiden ganz hinten in der Harnröhre, beim Wasserlassen (während des Stuhlgangs).

25 Schmerz am Rande der Vorhaut, als wenn er eingerissen und verwundet wäre.

* * *

Bei Schnupfengefühl, lästige Trockenheit in der Nase.

Engbrüstiges Drücken auf der Brust, anfallsweise.

Spannender Schmerz auf dem Brustbeine, welcher das Athmen hindert, als wenn er aus dem Magen käme; auch beim Betasten ist die Stelle schmerzhaft (n. 20 St.).

(Starker, keichender Husten, und nach dem Husten kollerte es hörbar in der Brust herunter.)

30 Schmerz der Oberschenkel-Muskeln.

Reiſsen in der Kniekehle und Wade, mehr die Nacht und mehr im Sitzen, als Gehen.

Beim Einschlafen, ein brennendes Jücken an den Knieen, den Fuſsknöcheln und Zehen.

Langsame, groſse Stiche in der Achillsenne, theils von aussen herein, theils querdurch, die ihn auch die Nacht aus dem Schlafe stören, absatzweise kommen und am Gehen hindern.

Im Gehen, ein Ziehen und Spannen in der Achillsenne, wodurch der Fuſs wie gelähmt wird, daſs er nicht damit gehen kann.

35 Schmerz der Beinhaut aller Knochen, wie in Wechselfiebern.

Zerschlagenheitsschmerz aller Gelenke.

Anfall: Abends (8 Uhr) ward ihr der Bauch so voll, als sollte er zerspringen; es ward ihr so angst, dafs ihr der Schweifs am Kopfe herablief, und sie ward so matt, wie verlähmt; die Arme fielen ihr nieder.

Er will oder kann sich nicht bewegen; es verdriefst ihn, sich zu bewegen, und will immer sitzen.

Mehr Brennen um das Fufsgeschwür, als in demselben; es gluckst nach dem Gehen, wie Puls, darin.

40 (Fein stechendes, kitzelndes Jücken am Körper, was auf Reiben nur kurze Zeit verging.)

Schlaflosigkeit vor Mitternacht.

Schlaflosigkeit nach Mitternacht.

Er kann nicht gut einschlafen, schläft dann nur leicht und kann sich doch nicht wohl aus dem Schlafe finden und völlig erwachen (n. 3 St.)

Vor Mitternacht schnarcht er heftig und wirft sich herum, läfst sich aber dann leicht erwecken.

45 Vor Mitternacht wirft sie sich herum und redet oft laut im Schlafe, doch mit heiterm Tone, stöhnt aber oft dabei.

Er rutscht im Bette herunter und ächzt und stöhnt im Schlafe.

(Freundliche Träume von der Heimath.)

Er kann sich den ganzen Tag nicht erwärmen (auch beim Spazieren nicht) und ist kalt anzufühlen.

Kälte.

50 Frost mit Gänschaut, ohne Schütteln und ohne Durst.

Es schaudert ihn, wenn's in der Stube nicht sehr warm ist.

Frost mit Durst, ohne nachfolgende Hitze.

Jeder dritte Puls ist aussetzend.

Hitze und Hitzempfindung des Körpers, vorzüglich der hohlen Hände und Fufssohlen, ohne Gesichtsröthe, ohne Schweifs, ohne Durst und ohne Trockenheit des Mundes, mit einiger Neigung, sich zu entblöfsen.

55 Abends, bei heiterm Gemüthe, eine Beängstigung und Unruhe in den obern Gliedern (wie in den Adern), als käme sie von einer Schwere in den Armen; er mufste die Arme stets bewegen; dabei eine Unruhe im ganzen Körper, nur nicht in den Füfsen; es ward ihm heifs, er mufste sich entblöfsen, und doch kein Durst dabei.

Nachtschweifs.

Neigung zum Aufschrecken.

Mürrisches Wesen.

Kleinmüthig, verzagt und ärgerlich über alles.

60 Traurigstill und unzufrieden mit seinem Schicksale.

Bei der Arbeit drängen sich ihm Ideen auf von kürzlich sich ereigneten Vorfällen, die ihm lebhaft vorschweben.

Beobachtungen Andrer.

Drehend in der freien Luft und unfest im Gehen (n. 1½ St.) (*Salomo Gutmann*, in einem Aufsatze).

Drehend im Kopfe, mehr in dem Zimmer, als im Freien, mit Trübheit vor den Augen (*Ernst Stapf*, in einem Aufsatze).

Von innen heraus drückender Kopfschmerz in Stirne und Schläfen (n. einigen Min.) (*W. E. Wislicenus*, in einem Aufsatze).

Ein drückender, betäubender Schmerz an der Stirne, in jeder Lage des Körpers, welcher bei Berührung wieder verging (n. 1½ St.) (*Chr. Fr. Langhammer*, in einem Aufsatze).

(5) Dumm im Kopfe, vor der Stirne (*Stapf*, a. a. O.).

Lange, oft wiederholte Stiche von beiden Stirnhügeln nach der Mitte der Stirne zu (n. 7 St.) (*Franz Hartmann*, in einem Aufsatze).

Kopfweh, als bohrte es im Wirbel an einem Paar Stellen, vom Schädelknochen an, in das Gehirn hinein (n. 10 St.) (*Wislicenus*, a. a. O.).

Stofsweise lang hinfahrender, reifsend pressender Schmerz in der Stirne, nach der rechten Augenhöhle zu (n. 5¼ St.) (*Hartmann*, a. a. O.).

Drückender Schmerz in der linken Schläfe (n. 4½ St.) (*Gutmann*, a. a. O.).

(10) Drückender Kopfschmerz von der Mitte des Gehirns an zu der linken Stirnseite heraus (n. 6 St.) (Ders. a. a. O.).

Drückender Kopfschmerz im vordern Gehirn, bei Bewegung der Augen heftiger (n. 8 Tagen) (Ders. a. a. O.).

Spannender drückender Kopfschmerz, von dem Hinterhauptbeine her durch das Gehirn sich verbreitend und in der Stirne endigend (n. 2½ St.) (Ders. a. a. O.).

Ruckweise stofsend reifsender Schmerz von der linken Hälfte des Hinterhaupts bis in die Stirne; bald darauf ein ähnlicher Schmerz in der rechten Hälfte (n. 7 St.) (*Hartmann*, a. a. O.).

Beobachtungen Andrer.

Schwere im Hinterhaupte, als wenn es ihr den Kopf nach hinten zöge, oder als wenn die vordern Halsmuskeln ihre Festigkeit verloren hätten (n. 1¾ St.) (*Gutmann*, a. a. O.).

(15) **Schwerheitsgefühl im Hinterhaupte, mit ziehenden Stichen daran, mehr rechts, dicht am Nacken, mit Geschwulst einer Nackendrüse, welche beim Drauffühlen schmerzt; dabei Schwere und Schwindel im Kopfe, mit Düsterheit der Augen, wie bei einem Rausche** (im Sitzen) (n. ¾ St.) (*Hartmann*, a. a. O.).

Empfindung in der Kopf- und Stirnhaut, wie nach einem Schreck, als wenn die Haare sich sträubten (n. 5, 7 St.) (*Gutmann*, a. a. O.).

Brennender Schmerz auf dem Haarkopfe, über der linken Schläfe (n. 7½ St.) (Ders. a. a. O.).

Spannende Empfindung in der rechten Schläfe (n. 7½ St.) (Ders. a. a. O.).

Drückendes, betäubendes Weh an der Stirne, in allen Lagen (n. 1 St.) (*Langhammer*, a. a. O.).

(20) Beim Gähnen, ein stichartiges Reifsen an der rechten Schläfe, das bei Berührung und im Gehen wieder verschwand (beim Stehen) (n. 1 St.) (Ders. a. a. O.).

Stechen in der Stirne bis in die Schläfe, durch Vorbücken und Aufdrücken vermehrt (*Stapf*, a. a O.).

In der Mitte der Stirne, zwei kleine Blüthchen, welche ohne Jücken oder Schmerzen eitern (n. 11 St.) (*Langhammer*, a. a. O.).

Blüthenausschlag an der Stirne, welcher binnen Tag und Nacht zu einem Schorfe zusammenfliefst*) (*Schmidtmüller*, in *Horn's* Arch. IX. 11.).

Eiterndes Blüthchen an der linken Schläfe, für sich und bei Berührung, ohne Empfindung (n. 9 St.) (*Langhammer*, a. a. O.).

*) Von Drachmen-Gaben sogenannter oxygenirter Kochsalzsäure (*aqua oxymuriatica*).

Beobachtungen Andrer.

(25) Brennend drückender Schmerz über dem linken Auge, äufserlich (n. 2½ St.) (*Hartmann*, a. a. O.).

Verengerte Pupillen (n. ¾, 1¾, 2, 2¾ St.) (*Langhammer*, a. a. O.).

Erweiterte Pupillen (n. 11 St.) (Ders. a. a. O.).

Sehr erweiterte Pupillen (n. 15 St.) (Ders. a. a. O.).

Bald mehr, bald weniger erweiterte, bald verengerte Pupillen, in Perioden von 4, 5 Stunden (Ders. a. a. O.).

(30) Vom linken Hinterhaupt-Höcker her ein unschmerzhafter Zug bis in's linke Auge, welcher in dem obern Lide ein Fippern verursacht (n. 4 St.) (*Hartmann*, a. a. O.).

Geschwulst des obern und untern Augenlides, mit Röthe, doch unschmerzhaft (n. 7 St.) (*Gutmann*, a. a. O.).

Schneidender Schmerz im rechten Augapfel, in der Ruhe (n. 5½ St.) (Ders. a. a. O.).

Jückender Stich im rechten äufsern Augenwinkel, in der Ruhe (Ders. a. a. O.).

Zucken durch das obere Augenlid nach dem Jochbeine hin, wie mit einem durchgezogenen Faden (sogleich) (*Wislicenus*, a. a. O.).

(35) Klammschmerz neben dem linken Kinnbackengelenke, beim Draufdrücken als ein stechender Schmerz in das innere Ohr sich erstreckend (n. 5 St.) (*Hartmann*, a. a. O.).

Reifsender Schmerz im linken Oberkiefer, wie im Knochen, dicht unter der Augenhöhle (n. 2½ St.) (Ders. a. a. O.).

Blüthenausschlag an der Ohrmuschel, welcher binnen Tag und Nacht zu einem Schorfe zusammenfliefst (*Schmidtmüller*, a. a. O.).

Feiner, jückender Stich im linken Ohre, welcher beim Hineinfühlen verging (n. 31 St.) (*Gutmann*, a. a. O.).

Zuckendes Kneipen tief im linken Ohre (n. 4 St.), welches nach öfterm Wiederkehren klammartig, fast wie Ohrenzwang, wird (*Hartmann*, a. a. O.).

Beobachtungen Andrer.

(40) Ziehendes Drücken am vordern Ohrbocke, welcher beim Aufdrücken schmerzt bis in's innere Ohr hinein (n. 6½ St.) (Ders. a. a. O.).

Anhaltendes Kneipen tief im rechten Ohre, zuweilen von starken Stichen unterbrochen, die sich bis hinter das äufsere Ohr erstrecken, wo dann die Stelle beim Aufdrücken schmerzhaft ist (n. 3 St.) (Ders. a. a. O.).

Reifsender Schmerz im linken Ohre, dem Ohrenzwange ähnlich (n. 8¼ St.) (Ders. a. a. O.).

Stumpf drückendes Schneiden hinten am Warzenfortsatze; bei Berührung schmerzt die Stelle wie unterschworen (n. 8 St.) (*Wislicenus*, a. a. O.).

Ziehend reifsender Schmerz hinter beiden Ohren, der sich langsam nach dem untern Theile des Nackens hinzieht und hier eine beim Bewegen des Halses schmerzhafte Steifheit verursacht, 20 Minuten lang (n. 8¼ St.) (*Hartmann*, a. a. O.).

(45) Beim Gehen im Freien, glühend rothe Backen, ohne Durst (n. 14 St.) (*Langhammer*, a. a. O.).

Blüthenausschlag um die Lippen, welcher binnen Tag und Nacht zu einem Schorfe zusammenfliefst (*Schmidtmüller*, a. a. O.).

Ein Bläschen an der Oberlippe, dicht am linken Mundwinkel, welches bei Berührung geschwürig schmerzt, und spannend bei Bewegung der Lippen, zwei Tage anhaltend (n. ½ St.) (*Gutmann*, a. a. O.).

Brennendes Spannen in der Oberlippe, rechter Seite (n. 7 St.) (Ders. a. a. O.).

Auseinander pressender Schmerz im linken Spitzzahne des Unterkiefers, durch Zusammendrücken mit zwei Fingern sich verlierend (n. ¼ St.) (*Hartmann*, a. a. O.).

(50) Sumsende Empfindung im linken Unterkiefer, welche in ein unangenehm kriebelndes Gefühl in den untern linken Zähnen übergeht (n. 1 St.) (Ders. a. a. O.).

Die Zunge ist ihm zu schwer und wie zu lang;

Beobachtungen Andrer.

es war ihm, da er sprechen wollte, als wäre Blei in der Zunge, und nur mit Anstrengung konnte er sie heben; dabei grofse Trockenheit im Munde und Rachen — beides 5 Minuten anhaltend — (n. 1 St.) (Ders. a. a. O.).

Die Zunge wird wund und bläulicht (*Letocha* in *Hufel.* Journ. XVIII. III. S. 45, 46.).

Eine Blatter mitten auf der Zunge, brennenden Schmerzes (Ders. a. a. O.).

Die Zunge bekommt ein tiefes Geschwür mit schwarzem Boden und übergelegten Rändern (Ders. a. a. O.).

(55) Die Zunge verzehrt sich (Ders. a. a. O.).

Fresgierde, Trinksucht*) (*Ramazzini*, de morbis artificum, Cap. 31.).

Ein zugleich herber und fauler Geschmack im Munde, fast wie faule Eier, mit Speichelflusse (n. 4½ St.) (*Langhammer*, a. a. O.).

In der Magengegend ist's ihm weichlich und brecherlich (n. 1 St.) (*Stapf*, a. a. O.).

Stumpfer Schmerz im Magen und in den Eingeweiden, mit einer zusammenziehenden Empfindung verbunden, mehre Tage lang**) (*Crawford*, in Samml. f. prakt. Aerzte, XV. 3.).

(60) Leerheits-Empfindung in der Magengegend, besonders in der Speiseröhre, welche nicht durch Essen vergeht, nebst Kollern in den Därmen (n. 1 St.) (*Wislicenus*, a. a. O.).

Leerheits-Empfindung im Unterleibe, mit Knurren (n. 1 St.) (*Hartmann*, a. a. O.).

Nach dem gehörigen, natürlich beschaffenen Stuhlgange, schmerzhaftes Leerheitsgefühl im Unterleibe, früh (den 5ten Tag) (*A. F. Haynel*, in einem Aufsatze).

*) Bei den Arbeitern in Salinen, von den aufsteigenden salzsauern Dämpfen beim Kochen der Sole.

**) Von 20 Tropfen oxygenirter Kochsalzsäure, mit Wasser verdünnt, eingenommen.

Beobachtungen Andrer.

Nach sehr mäſsigem Essen, Vollheits-Gefühl im Unterleibe, als hätte er zu viel gegessen, mit Auftreibung des Unterleibes (*Stapf*, a. a. O.).

Lautes Kollern im Unterleibe, wie von Leerheit (im Sitzen) (n. 3½ St.) (*Langhammer*, a. a. O.),

(65) Kollern und Knurren im Unterleibe (*Stapf*, a. a. O.).

Nadelstichartiger Schmerz um den Nabel herum, anhaltend (n. 24 St.) (*Gutmann*, a. a. O.).

Stechen in der linken Seite, unter den Ribben (*Stapf*, a. a. O.).

Im Unterbauche, heftiges Schneiden im Sitzen, Gehen und Stehen (n. 4 Tagen) (*Haynel*, a. a. O.).

Schneidender Schmerz unter dem Nabel, mitten durch den ganzen Unterleib (n. 1 St.) (*Hartmann*, a. a. O.).

(70) Heftiges Kneipen von der Nabelgegend nach beiden Seiten zu, mit Knurren (n. ½ St.) (Ders. a. a. O.).

Heftig kneipender Schmerz in der Nabelgegend, mit einer Leerheits-Empfindung, welche sich bis in die Herzgrube erstreckt und da beklemmt (n. 1½ St.) (Ders. a. a. O.).

Drückendes Klemmen unter den linken kurzen Ribben, weder durch Ein- noch durch Ausathmen verändert (n. 1¼ St.) (Ders. a. a. O.).

Der aufgetriebene Leib thut drückend weh, und bei jedem Tritte fährt es ihr in den Leib (*Stapf*, a. a. O.).

Klemmendes Spannen unter den kurzen Ribben, ein mehrmaliges Tiefathmen verursachend und nach Abgang einiger Blähungen sich verlierend (n. 2¼ St.) (*Hartmann*, a. a. O.).

(75) Unangenehmes, Aengstlichkeit verursachendes Gefühl im ganzen Unterleibe, welches durch Abgang einiger Blähungen sich mindert und durch Stuhlgang sich ganz verliert (n. 3 St.) (Ders. a. a. O.).

Beobachtungen Andrer.

Ein ruckweise heftig kneipender Schmerz äufserlich an einer kleinen Stelle auf der linken Seite des Unterleibes, während des Ausathmens jedesmal heftiger (n. 11 St.) (Ders. a. a. O.).

Heftig schneidendes Kneipen vom Mastdarme zum Oberbauche herauf (n. 1 St.), dann Drängen zum Stuhle, der etwas weicher, als gewöhnlich, war (*Gutmann*, a. a. O.).

Beim Stehen oder Gehen, ein schneidendes Kneipen im Unterleibe, das sich beim Sitzen wieder verlor (n. 1 St.) (*Langhammer*, a. a. O.).

Brennender Stich im linken Schofse (n. 11 St.) (*Gutmann*, a. a. O.).

(80) Nadelstichartiger Schmerz in der Gegend des Bauchringes (n. 3 Tagen) (Ders. a. a. O.).

Nadelstichartige Schmerzen in der untern Bauchhaut (n. 1½ St.) (Ders. a. a. O.).

Feines Kneipen in und unter der Nabelgegend, mehr in den Bauchmuskeln (n. ½ St.) (*Wislicenus*, a. a. O.).

Brennende Stiche im After (*Haynel*, a. a. O.).

Ein brennendes, wohllüstiges Jücken im Mittelfleische, dicht am After, welches zum Kratzen nöthigte, eine Viertelstunde lang, in jeder Lage des Körpers, und vom Kratzen nicht gleich verging (n. 15 St.) (*Langhammer*, a. a. O.).

(85) (Weicher Stuhlgang mit Schneiden und einer Weichlichkeit im Bauche, wie von Erkältung; nach dem Stuhlgange wird es ihm wieder wohl) (n. 24 St.) (*Wislicenus*, a. a. O.).

Nach dem Essen, Abgang flüssigen Stuhls (*Haynel*, a. a. O.).

Beim Harnen geht ihm, unversehens, dünner, wässeriger Stuhl ab, ohne vorgängiges Noththun (Ders. a. a. O.).

Beständiges Noththun zum Urinlassen, wobei wenig, doch oft etwas Urin abgeht, zwar ohne Schmerz, doch, nach dem Lassen, Zwängen (*Stapf*, a. a. O.).

Beobachtungen Andrer.

Oefteres Harnen mit Drang *) (n. 1½ St.) (*Langhammer*, a. a. O.).

(90) Oefteres Drängen zum Harnen, mit vielem Urinabgange (n. 3½ St.) (Ders. a. a. O.).

Ein ungemein reichlicher Harnfluſs wässerigen Urins (*Stapf*, a. a. O.).

Er lieſs, unter öfterm und heftigem Harndrängen, wenigstens sechs Mal mehr Urin, als er seit dem Morgen Wasser getrunken hatte (n. ½ St.) (*Haynel*, a. a. O.).

Schwäche der Harnblase (Samml. für prakt. Aerzte, XV. 3.).

Der Urin geht langsam ab, gleich als hätte die Blase keine Kraft, ihn hervorzutreiben (n. 12 St.) (*Wislicenus*, a. a. O.).

(95) Häufiges Drängen zum Harnen, mit sehr wenigem Urinabgange (n. 72 und mehren darauf folgenden St.) (*Langhammer*, a. a. O.).

Harnzwang: es ist ihr immer, als sollte Harn kommen, es kommt aber nichts, doch kommt es ohne Schmerzen, wenn etwas abgeht (*Stapf*, a. a. O.).

Gleich nach dem Urinlassen, ein stechender, beiſsender Schmerz in der Mündung der Harnröhre (n. 4 St.) (*Langhammer*, a. a. O.).

Heftiger, brennender Stich im hintern Theile der Ruthe, rechts (*Haynel*, a. a. O.).

Bohrend spannender Schmerz von dem rechten Hoden bis in die Mitte der Ruthe (n. 4½ St.) (*Gutmann*, a. a. O.).

(100) Gefühl von Schwäche in den Zeugungstheilen; die Ruthe hängt schlaff herab; gänzlicher Mangel an Steifheit (n. 24 St.) (*Wislicenus*, a. a. O.).

*) Wenn gleich die Kochsalzsäure bald nach Einnahme einer allzu groſsen Gabe zuweilen, auf eine kurze Zeit, fast vergebliches Harndrängen zu erzeugen scheint, so erfolgt doch bald die eigentliche Erstwirkung derselben, häufiger Urinabgang, wovon die Nachwirkung (Gegenwirkung des Organisms) jederzeit verminderte Urinabsonderung, bei öfterm Nöthigen zum Harnen, ist, oder, endlich, Erschlaffung des Blasenhalses, oder der Blase.

Beobachtungen Andrer.

Er erwacht früh mit dem Gefühle, als komme eine Samenergiefsung, bei geringer Steifheit der Ruthe, während sich eine wässerig schäumige Feuchtigkeit, ganz ohne Geruch, ergiefst, mit darauf folgender, langer Steifheit der Ruthe unter spannendem Schmerze (*Stapf*, a. a. O.).

Ein Zwängen in den Geburtstheilen, als wenn das Monatliche kommen sollte (n. 6 St.) (Ders. a. a. O.).

* * *

Ein Jücken und Kitzeln in der Nase und anhaltende Neigung zum Niefsen*) (*Theiner*, in Annalen der Heilkunst, 1811. April).

Schnupfen (Samml. f. pr. Aerzte, a. a. O.).

(105) Ungemeine katarrhalische Heiserkeit (*Schmidtmüller*, a. a. O.).

Achttägige Heiserkeit**) (*Du Menil* bei *Sachse*, in *Hufel.* Journ. XXVIII. VI. S. 31.).

Bluthusten***) (*Westrumb* bei *Sachse*, a. a. O.).

Er athmet tief und mit Stöhnen****) (*Hufel.* Journ. XVIII. III. S. 45, 46.).

Seufzen (*Hufel.* Journ. a. a. O.).

(110) Der Herzschlag war so heftig während des Nachtfiebers, dafs er ihn im Gesichte fühlte (*Haynel*, a. a. O.).

Sehr schmerzhafte Beklemmung über die Brust, vorzüglich auf der rechten Seite (n. 16 St.) (*Hartmann*, a. a. O.).

Schmerzhaftes Drücken in der rechten Brust, was für sich allmälig heftiger wird, durch kein Ein- und Ausathmen verändert (n. 5 St.) (Ders. a. a. O.).

*) Von entfernten Dünsten der Kochsalzsäure, bei mehren Personen.

**) Von verschluckter oxygenirter Kochsalzsäure.

***) Von demselben Mittel.

****) Vom Dunste.

Beobachtungen Andrer.

Klemmend drückendes Gefühl in der Brust, doch ohne Athembeengung (n. 4 St.) (Ders. a. a. O.).

Drückend klemmende Empfindung in der rechten Brust, bei der vierten und fünften Ribbe, beim Einathmen sich immer mehr verstärkend (n. 1 St.) (Ders. a. a. O.).

(115) In der rechten Brust, eine ziehende Empfindung, welche unter der Brustwarze anfing und, sich nach dem Halse zu ziehend, schwächer ward und da verschwand (n. 2½ St.) (Ders. a. a. O.).

Scharfe Stiche in der linken Brustseite, an den untersten wahren Ribben, ohne Bezug auf Ein- oder Ausathmen (n. 4 St.) (*Wislicenus*, a. a. O.).

Stechendes Drücken in der rechten Brust, unter der Brustwarze, sich allmälig verstärkend und allmälig wieder verschwindend (n. 3¾ St.) (*Hartmann*, a. a. O.).

Heftige, starke Stiche in der rechten Brustwarze (n. 14 St.) (Ders. a. a. O.).

Stechen unter dem Brustbeine, gleich über der Herzgrube (*Stapf*, a. a. O.).

(120) Schneidende Stöſse in der Mitte, innerhalb des Brustbeins, nebst stumpfem Drücken hinten in der Brusthöhle, allgemeiner Beklommenheit derselben und beengtem Athemholen, den ganzen Tag lang, von Zeit zu Zeit (n. 4 St.) (*Wislicenus*, a. a. O.).

Beim Ausathmen, Nadelstiche in der linken Seite der Brust, zwischen zwei wahren Ribben (im Sitzen), welche beim Stehen und Gehen und bei Berührung wieder verschwinden (n. ¾ St.) (*Langhammer*, a. a. O.).

Spannend zuckender Stich von den linken falschen Ribben an, zu den rechten Ribben heraus (n. 3 St.) (*Gutmann*, a. a. O.).

Beobachtungen Andrer.

Bohrender Stich in den rechten Ribbenmuskeln, aufser dem Athmen und beim Ein- und Ausathmen anhaltend (im Sitzen) (n. $8\frac{1}{2}$ St.) (Ders. a. a. O.).

Im Sitzen, beim Ausathmen, Nadelstiche an der rechten Brustseite, unter den wahren Ribben, welche bei Berührung, beim Gehen und Stehen wieder vergingen (n. 8 St.) (*Langhammer*, a. a. O.).

(125) Spannend bohrender Schmerz in der Brust, anhaltend beim Ein- und Ausathmen (n. 51 St.) (*Gutmann*, a. a. O.).

Aeufserlich an den Brustseiten langsam heraufgehende, breite Stiche (n. 1 St.) (*Wislicenus*, a. a. O.).

Feines ziehendes Reifsen von der linken Seite des Kreuzbeins gegen die Lendenwirbel (*Haynel*, a. a. O.).

Beim Einathmen, drückender Schmerz in der linken Brust, dicht neben dem Rückgrate (n. $\frac{1}{4}$ St.) (*Hartmann*, a. a. O.).

Beim Gehen im Freien, drückende Schmerzen längs dem Rückgrate hin, welche beim Stehen oder Sitzen wieder vergingen (n. $4\frac{1}{2}$ St.) (*Langhammer*, a. a. O.).

(130) B e i m S i t z e n, i n d e r M i t t e d e s R ü c k e n s, e i n d r ü c k e n d e r S c h m e r z, w i e v o n v i e l e m B ü c k e n, w e l c h e r b e i m S t e h e n o d e r G e h e n w i e d e r v e r s c h w a n d (n. $\frac{3}{4}$ St.) (Ders. a. a. O.).

B e i m S i t z e n, e i n d r ü c k e n d e r S c h m e r z a u f d e r l i n k e n S e i t e d e s R ü c k e n s, w i e v o n v i e l e m B ü c k e n, w e l c h e r b e i B e r ü h r u n g, b e i m G e h e n o d e r S t e h e n n i c h t v e r g i n g (n. 9 St.) (*Langhammer*, a. a. O.).

Beim Sitzen, auf der linken Seite des Rückens, schmerzhafte Stiche, welche beim Stehen oder Gehen wieder verschwinden (n. $1\frac{1}{2}$ St.) (Ders. a. a. O.).

Beobachtungen Andrer.

Nach anhaltendem Schreiben, mit etwas gekrümmtem Rücken, heftiger Schmerz im Rücken und in den Schulterblättern, als wenn er sich verhoben hätte (n. 33 St.) (*Haynel*, a. a. O.).

Scharfe Stiche, mit feinem Ziehen, an den Schulterblättern und Hitzempfindung in diesen Theilen (n. 1 St.) (*Wislicenus*, a. a. O.).

(135) Feines, drückendes Stechen am untern Rande des rechten Schulterblattes (n. 10 St.) (*Hartmann*, a. a. O.).

Ziehend spannender Schmerz zwischen den Schulterblättern, der mit einem ähnlichen in den untersten kurzen Ribben wechselt, doch das Athemholen nicht erschwert (n. ½ St.) (Ders. a. a. O.).

Im Stehen und Sitzen, ein drückender Schmerz im Kreuze, wie von vielem Bücken, welcher bei Berührung und im Gehen wieder verschwindet (n. 3 St.) (*Langhammer*, a. a. O.).

Brennende Empfindung an den hintern Muskeln des linken Oberarms, dicht am Ellbogengelenke (n. ¾ St.) (*Hartmann*, a. a. O.).

Schwerheits-Empfindung in beiden Armen; es deuchtet ihm beim Aufheben, als ob die ganzen Arme voll Blei wären (Ders. a. a. O.).

(140) Bei einiger Anstrengung des linken Arms, Klamm im Oberarme, beim Einbiegen des Arms aber im Vorderarme (n. ¼ St.) (*Haynel*, a. a. O.).

Pulsartige, zuweilen aussetzende, heftige Zuckungen einzelner Muskeltheile am rechten Oberarme (n. 25 St.) (Ders. a. a. O.).

Beim Sitzen und Schreiben, in den Muskeln des rechten Oberarms, ein ziehendes Reifsen, welches bei Bewegung und beim Ausstrecken des Arms wieder verging (n. ¾ St.) (*Langhammer*, a. a. O.).

Stechend reifsender Schmerz an der Spitze des

Beobachtungen Andrer.

rechten Ellbogengelenks (n. $9\frac{1}{2}$ St.) (*Hartmann*, a. a. O.).

Schneiden in der Ellbogenbeuge, stärker beim Einbiegen des Arms, durch Ausstrecken desselben gemindert (n. 4 St.) (*Wislicenus*, a. a. O.).

(145) Im rechten Ellbogengelenke, ein ziehend spannender Schmerz, öfters (*Haynel*, a. a. O.).

Dumpfes Reifsen gleich über den Gelenken des Ellbogens und der Hand, mehr in der Ruhe, als bei Bewegung (n. 24 St.) (*Wislicenus*, a. a. O.).

Schneiden am rechten Vorderarme, vor dem Ellbogengelenke (n. einigen Min.) (Ders. a. a. O.).

Brennende Schmerzen am rechten Vorderarme, äufserlich (*Gutmann*, a. a. O.).

Zerschlagenheitsschmerz an der innern Seite des rechten Vorderarms, als wenn er sich daran gestofsen hätte, in der Bewegung, am schlimmsten aber in der Ruhe, eine Viertelstunde anhaltend (n. $10\frac{1}{2}$ St.) (Ders. a. a. O.).

(150) Ziehend reifsender Schmerz in den hintern Muskeln des linken Vorderarms, bis vor in die Finger (n. $7\frac{1}{2}$ St.) (*Hartmann*, a. a. O.).

Schneidend reifsender Schmerz in den hintern Muskeln des rechten Vorderarms, ruckweise zurückkehrend (n. $7\frac{1}{2}$ St.) (Ders. a. a. O.).

Klammartige Schwerheits-Empfindung im rechten Vorderarme, dicht am Handgelenke (n. $\frac{1}{2}$ St.) (Ders. a. a. O.).

Blüthenausschlag auf dem Rücken der Hände und Finger, welcher binnen Tag und Nacht zu einem Schorfe zusammenfliefst (*Schmidtmüller*, a. a. O.).

Im linken Handteller, ein wohllüstiges Jücken, was zum Kratzen nöthigt (n. $\frac{1}{4}$ St.) (*Langhammer*, a. a. O.).

(155) Im rechten Handteller, ein wohllüstiges, stechendes Kitzeln, was zum

Beobachtungen Andrer.

Kratzen nöthigt, aber nicht sogleich dadurch getilgt wird (n. 4 St.) (Ders. a. a. O.).

Klamm im linken Handteller, welcher sich aber bei Bewegung der Hand wieder verlor (n. 5 St.) (Ders. a. a. O.).

Beim Schreiben, ein krampfhafter Schmerz, wie Klamm, am Ballen des rechten Daumens, welcher sich bei Bewegung desselben wieder verlor (n. ¾ St.) (Ders. a. a. O.).

Nadelstichartige Schmerzen in der Spitze des linken Zeigefingers, bloſs bei Berührung, einige Minuten anhaltend (n. 52 St.) (*Gutmann*, a. a. O.).

Ziehend reiſsender Schmerz am vierten Finger der linken Hand, der im mittlern Gelenke anfängt und sich bis zum Mittelhandknochen erstreckt, durch Biegung des Fingers vergeht, aber gleich nach Ausstreckung desselben, in der Ruhe, heftiger wiederkehrt (n. 1 St.) (*Hartmann*, a. a. O.).

(160) Reiſsendes Schneiden im Ballen des linken kleinen Fingers (n. 2½ St.) (Ders. a. a. O.).

Anhaltender, jückender Stich in den Gesäſsmuskeln der rechten Seite, welcher nach Reiben noch heftiger jückt (n. 5 St.) (*Wislicenus*, a. a. O.).

Beim Sitzen, an der rechten Hüfte, ein schneidendes Kneipen, welches beim Gehen oder Stehen wieder verschwindet (n. 1¾ St.) (*Langhammer*, a. a. O.).

Zuckungen einzelner Muskeltheile bald am rechten, bald am linken Oberschenkel (n. 24 St.) (*Haynel*, a. a. O.).

Beim Sitzen, ein mit Drücken und Ziehen verbundener, stichartiger Schmerz in den Muskeln des linken Oberschenkels, dicht am Schooſse, welcher bei Berührung, Bewegung und beim

Beobachtungen Andrer.

Stehen wieder verschwindet (n. $2\frac{3}{4}$ St.) (*Langhammer*, a. a. O.).

(165) An der äufsern Seite des rechten Oberschenkels, ein heftig brennendes Stechen, im Gehen und Sitzen (den vierten Tag) (*Haynel*, a. a. O.).

Stechend reifsender Schmerz im rechten Oberschenkelknochen, beim Gehen (n. $1\frac{1}{4}$ St.) (*Hartmann*, a. a. O.).

Beim Liegen im Bette, ein schmerzhafter Krampf in den Muskeln des linken Oberschenkels, gleich über dem Knie, seiteinwärts, der bei Berührung wieder nachliefs (n. 16 St.) (*Langhammer*, a. a. O.).

Beim Sitzen, in den Muskeln des linken Oberschenkels, ein stichartiges Drücken, welches sich beim Stehen oder Gehen wieder verlor (n. $12\frac{1}{2}$ St.) Ders. a. a. O.).

Beim Sitzen, ein krampfartig ziehender Schmerz in den Muskeln des linken Oberschenkels herab, nahe an's Knie, welcher sich bei Bewegung und beim Stehen wieder gab (n. $\frac{1}{2}$ St.) (Ders. a. a. O.).

(170) Wankend im Gehen, aus Schwäche der Oberschenkel (*Gutmann*, a. a. O.).

Im Sitzen, krampfartig zusammenziehendes Reifsen in den vordern Muskeln des linken Oberschenkels, das sich beim Berühren oder Bewegen und im Stehen wieder verlor (n. $6\frac{1}{2}$ St.) (*Langhammer*, a. a. O.).

Neben der rechten Kniescheibe, ein Fippern (den vierten Tag) (*Haynel*, a. a. O.).

Brennend stechender Schmerz am rechten äufsern Knie (Ders. a. a. O.).

Wenn er das linke Bein über das rechte legt, so empfindet er im rechten Knie einen stechend reifsenden Schmerz mitten durch (n. 1 St.) (*Hartmann*, a. a. O.).

Beobachtungen Andrer.

(175) Stechendes Schneiden in der rechten Wade, im Sitzen (n. 7 St.) (Ders. a. a. O.).

Drückender Schmerz in der linken Wade, bei Ruhe und Bewegung (n. 25 St.) (*Gutmann*, a. a. O.).

Jückender, anhaltender Stich im linken Fufsrücken bei Bewegung, am schlimmsten aber in der Ruhe (n. 55 St.) (Ders. a. a. O.).

Anhaltender, drückender Stich im linken Fufsrücken bei Bewegung, am schlimmsten in der Ruhe (Ders. a. a. O.).

Beim Stehen, auf dem Rücken des rechten Unterfufses, nahe am Gelenke, ziehende Stiche, die zwar beim Gehen verschwanden, beim Sitzen aber wiederkehrten (n. 1¾ St.) (*Langhammer*, a. a. O.).

(180) Wundheitsschmerz unter dem linken äufsern Fufsknöchel, in der Ruhe, am schlimmsten bei Berührung und beim Draufliegen, die ganze Nacht anhaltend (n. 6 St.) (*Gutmann*, a. a. O.).

Jücken in der linken Fufssohle, im Gehen und in der Ruhe (n. 5½ St.) (Ders. a. a. O.).

Beim Sitzen, am innern Rande der rechten Fufssohle, ein drückendes Stechen, welches sich beim Gehen und Stehen verlor (n. 1½ St.) (*Langhammer*, a. a. O.).

Schneidend klammartiger Schmerz in der rechten, hohlen Fufssohle, im Sitzen (n. 2¾ St.) (*Hartmann*, a. a. O.).

Wühlendes Fippern im rechten Fufsballen, in der Ruhe (n. 9 St.) (*Gutmann*, a. a. O.).

(185) Jückender Stich im Ballen der rechten grofsen Zehe, in der Ruhe (n. 6½ St.) (Ders. a. a. O.).

Heftigst pochender Schmerz in den linken drei mittlern Zehen, in Ruhe (n. 3 Tagen) (Ders. a. a. O.).

Die Arbeiter in den Salinen werden kachektisch und wassersüchtig und bekommen faule Geschwüre an den Schenkeln (*Ramazzini*, a. a. O.).

Beobachtungen Andrer.

Eine Menge sehr schmerzhafter Hautgeschwüre, die ihn am Sitzen und Liegen hindern (*Schaekel*).

Oxygenirte Salzsäure stellt die durch Weingeist und Mohnsaft verlorne Reizbarkeit der Muskelfaser wieder her (*Humboldt*, über die Reizbarkeit der Faser).

(190) Mattigkeitsgefühl im ganzen Körper (*Stapf*, a. a. O.).

Im Sitzen fielen ihr vor Mattigkeit die Augen zu; stand sie aber auf und bewegte sich, so ward sie gleich munter (n. 2¾ St.) (*Langhammer*, a. a. O.).

Der Schlaf drückt ihm beim Arbeiten fast die Augen zu (n. 4 St.) (*Hartmann*, a. a. O.).

Den ganzen Tag über, großer Hang zum Schlafen (Ders. a. a. O.).

Beim Stehen oder Gehen, Mattigkeit im ganzen Körper, so daß er sitzend einschlief (n. 9½ St.) (*Langhammer*, a. a. O.).

(195) Er erwacht vor Mitternacht sehr heiter und kann nachher nicht wieder einschlafen (4te Nacht) (*Haynel*, a. a. O.).

Oefteres Erwachen aus dem Schlafe, mit Hin- und Herwerfen im Bette (n. 22 St.) (*Langhammer*, a. a. O.).

Unruhiger, oft unterbrochener Schlaf, mit lebhaften, ängstlichen Träumen und heftigem Schweiße im Schlafe über und über, doch nicht am Kopfe (*Hartmann*, a. a. O.).

Unerinnerliche Träume (*Langhammer*, a. a. O.).

Aengstlichkeit, Verdruß und Freude erregende Träume (Ders. a. a. O.).

(200) Lebhafter, ängstlicher Traum (Ders. a. a. O.).

Lebhafte, unruhige Träume voll Sorge und Furcht, mit Ruthesteifigkeit, ohne Samenergießung (*Gutmann*, a. a. O.).

Lebhafte, ängstliche, fürchterliche Träume (Ders. a. a. O.).

Beobachtungen Andrer.

Unruhe (*Hufel.* Journ. XVIII. III. S. 45, 46.).

Er kann sich Nachts nicht erwärmen und wirft sich im Bette herum (n. 16 St.) (*Wislicenus*, a. a. O.).

(205) Er wachte vor Frost noch vor Mitternacht auf und konnte sich durchaus nicht erwärmen; weniger fror ihn an den Theilen, auf denen er lag; später ward ihm sehr warm und er duftete (dritte Nacht) (*Haynel*, a. a. O.).

Bei heifsen Wangen und kalten Händen, Fieberschauder über den ganzen Körper, ohne Durst, (n. 1 St.) (*Langhammer*, a. a. O.).

Fieberschauder über den ganzen Körper, Schüttelfrost, mit Gähnen und Dehnen der Glieder, aber ohne Durst und ohne Hitze darauf (n. 8¼ St.) (Ders. a. a. O.).

Bei Gähnen (und geringem Fliefsschnupfen), Fieberschauder über den ganzen Körper, mit schwachem, langsamem Pulse und kalten, gleichsam abgestorbenen Fingerspitzen und blaulichten Nägeln, ohne Durst und ohne Hitze darauf (n. 2 St.) (Ders. a. a. O.).

Kaum hat er sich hingesetzt, um etwas zu schlafen (wegen widernatürlicher Tagesschläfrigkeit), so empfindet er brennende Hitze am ganzen Kopfe und an den Händen, bei kalten Füfsen, ohne Durst (n. 4 St.) (*Hartmann*, a. a. O.).

(210) Gelinder Frühschweifs über den ganzen Körper (n. 23 St.) (*Langhammer*, a. a. O.).

In sich selbst gekehrte Stille, mit ängstlicher Besorgnifs über Gegenwart und Zukunft (Ders. a. a. O.).

In tiefes Nachdenken versunken, als stünde ihm etwas Unangenehmes bevor, was ihn jedoch nicht an der Arbeit hinderte (Ders. a. a. O.).

Aengstliche Bedenklichkeit (sogleich), den ganzen Tag; er kann sich über die geringsten Uebel nicht hinaussetzen oder zufrieden geben; nach 72 Stunden heiterer, weniger bedenklich und getrostern Muthes, als in gewöhnlichen Tagen (Ders. a. a. O.).

Traurig gestimmt, ohne anzugebende Ursache (n. 6 Tagen) (*Gutmann*, a. a. O.).

(215) Kurzsylbig, still und mürrisch (n. 3 Tagen) (Ders. a. a. O.).

Still vor sich hin, kurzsylbig (n. 4 St.) (Ders. a. a. O.).

Unlust zu geistigen Beschäftigungen (n. 3 Tagen) (Ders. a. a. O.).

Ganz ruhiges, gelassenes und sorgenfreies Gemüth (nach mehren Stunden am meisten)*) (*Langhammer*, a. a. O.).

*) Gegenwirkung des Organisms, Heilwirkung.

Lebensbaum (Thuya occidentalis).

(Die grünen Blätter werden erst für sich allein zur feinen Masse gestampft, dann mit zwei Dritteln seines Gewichts Weingeist angerührt und so der Saft ausgepreſst.)

In Europa ist vor mir wohl nie ein ernsthafter arzneilicher Gebrauch von diesem, dem Juniperus Sabina etwas im Aeuſsern verwandten Gewächse gemacht worden; denn was Parkinson und Herrmann davon sagen, ist offenbar nur theoretische Vermuthung, nach dem Zuschnitte der lieben Therapia generalis. Nach Boerhave soll das destillirte Wasser in Geschwulst-Krankheiten dienlich gewesen seyn. Nach Kalm wird es in Nordamerika vom Volke äuſserlich gegen unbestimmte Gliederschmerzen angewendet.

Beifolgende, von dieser ungemein kräftigen Arzneisubstanz rein beobachtete, künstliche Krankheits-Elemente wird der homöopathische Arzt als eine groſse Bereicherung des Heilmittel-Vorraths zu schätzen wissen und sie in einigen der schwierigsten Krankheiten der Menschen, für welche es bis jetzt noch kein Mittel gab, heilsamlich anzuwenden nicht unterlassen. Er wird, zum Beispiele, aus diesen Symptomen ersehen, daſs der Lebensbaum-Saft in jenem scheuſslichen Uebel von unreinem Beischlafe, den Feigwarzen, wenn sie nicht mit andern Miasmen complicirt sind, specifisch helfen müsse, und die Erfahrung zeigt auch, daſs er das einzige helfende Mittel darin ist; so wie er denn auch aus gleicher

Ursache jene schlimmere Art, von unreinem Beischlafe entstandener Tripper, wenn sie nicht mit andern Miasmen complicirt sind, am gewissesten heilt.

Ich bediente mich der decillionfachen Verdünnung des Saftes, und zwar eines sehr kleinen Theils eines solchen Tropfens zur Gabe, auch in den schlimmsten Fällen.

Da der Feigwarzen-Tripper eine von den wenigen festständigen, miasmatischen Krankheiten ist, so konnte ich die Grade von Kräftigkeit der höhern und höhern Verdünnungen des Lebensbaum-Saftes am gewissesten ausprüfen. Da fand ich dann, dafs selbst die höhern Verdünnungen, z. B. die decillionfache, oder wohl gar die vigesillionfache Verdünnung ($\frac{1}{XX}$, wozu 60 Verdünnungsgläschen, jedes zu 100 Tropfen, gehören), wenn jedes Verdünnungsglas zehn und mehre Male (d. i. mit 10 und mehren Schlägen eines kräftigen Armes) geschüttelt worden war, nicht etwa schwächer an Kraft, als die minder verdünnten, oder, des ungeheuer niedrigen arithmetischen Bruches wegen, wohl gar zur völligen Kraftlosigkeit, zum Nichts herabgesunken — nein! im Gegentheil, an lebensbaum-arzneilicher Wirkung eher stärker und stärker*) geworden waren.

*) Die Entdeckung, dafs die rohen Arzneisubstanzen (trockene und flüssige) durch Reiben oder Schütteln mit unarzneilichen Dingen ihre Arzneikraft immer mehr entfalten und in desto gröfserm Umfange, je weiter, länger und mit je mehr Stärke dieses Reiben oder Schütteln mit unarzneilichen Substanzen fortgesetzt wird, so dafs aller materielle Stoff derselben sich nach und nach in lauter arzneilichen Geist aufzulösen und zu verwandeln scheint —; diese, vor mir unerhörte Entdeckung ist von unaussprechlichem Werthe und so unleugbar, dafs die Zweifler, welche aus Unkenntnifs der unerschöpflichen Natur in den homöopathischen Verdünnungen nichts als

In unzähligen, genauen Versuchen fand ich dieſs (auch von den übrigen flüssigen, ähnlich bereiteten, hohen Arznei-Verdünnungen) so vollkommen bestätigt, daſs ich es aus Ueberzeugung versichern kann.

Um also durch die Verdünnungen der Arzneisubstanzen zu homöopathischem Gebrauche selbst für die empfindlichern und empfindlichsten Kranken auch wirklich Präparate von zwar hinlänglich entwickelter, doch auch gehörig verminderter Kraft zu erlangen, pflege ich schon seit geraumer Zeit bei allen flüssigen Arzneien jedes Verdünnungsglas bloſs mit zwei Armschlägen zu schütteln.

Die Wirkungsdauer selbst der kleinsten Gaben reicht fast bis zu drei Wochen.

Kampher scheint die übermäſsige Wirkung dieses Saftes in gröſsern Gaben noch am besten zu hemmen.

mechanische Zertheilung und Verkleinerung bis zum Nichts (also Vernichtung ihrer Arzneikraft) vermuthen, verstummen müssen, sobald sie die Erfahrung fragen.

Lebensbaum.

Wenn er sich gebückt hat, so schwankt er.

Drehender Schwindel, auch im Sitzen; beim Gehen wankt sie.

Oefters Schwindel, auch liegend im Bette.

Viel Schwindel im Sitzen, wie ein Hin- und Herbewegen, im Liegen noch viel mehr verschlimmert.

5 Schwindel, vorzüglich wenn er saſs und die Augen zu hatte; im Liegen verging er.

Der Kopf ist ihm eingenommen und zum Denken unfähig.

Langsames Besinnen und langsames Sprechen — sie sucht im Reden die Worte (n. 3 Tagen).

Innere Kopfschwäche; das Gehirn ist ihm wie taub und todt.

Befangenheit des Geistes; den Gedanken, welchen er eben hatte, konnte er nicht los werden.

10 Früh, Kopfschmerz, bald als wenn der Kopf im Jochbeine und dem Oberkiefer auseinander geschraubt würde, bald im Wirbel, als würde, wie durch Ruck, ein Nagel eingeschlagen, bald in der Stirne, als wollte sie herausfallen, mit innerlichem Froste; alles dieſs besserte sich beim Gehen in freier Luft.

Früh, Kopfschmerz, wie nach allzu tiefem Schlafe, oder wie nach Bücken; ein Pulsiren, oder drückende, kurze Rucke in der Stirne, mit Röthe im Gesichte.

Im Kopfe, ein bohrendes Drücken.

Ziehender Kopfschmerz.

Reifsen in der rechten Seite des Vorderkopfs und Gesichts, quer über die Nase bis in's Jochbein und über den Augen; früh und Abends am stärksten.

15 Stechendes Kopfweh.

Kopfweh: ein feinstichlichtes Kriebeln im Kopfe, früh.

Ziehen in den Schläfemuskeln, ein äufserer Kopfschmerz, beim Kauen schlimmer.

Stichelnder Schmerz an den Schläfen.

Drei rothe, schmerzhafte Knoten an beiden Schläfen.

20 Ein Jücken am Hinterkopfe.

Kurzsichtigkeit.

Eine Trübheit, wie Flor vor den Augen und Drücken darin, als wenn die Augen aus dem Kopfe hervorgedrückt würden, oder die Augen angeschwollen wären.

In freier Luft, Trübheit vor den Augen, wie Flor, in der Nähe und Ferne, mit Düsterheit im Kopfe, eine halbe Stunde lang.

Beim Lesen sind ihm die Gegenstände dunkler, mit einer Empfindung um die Augen, als wenn er nicht recht ausgeschlafen hätte.

25 Das nicht entzündete Auge ist dunkel im Sehen.

Schwache Augen; es drückt darin wie feiner Sand.

Stechen in den Augen (bei scharfer Luft), früh.

Bei hellem Lichte, jedesmal einige Stiche im Auge.

Das Augenweifs ist blutröthlich.

30 Das Augenweifs ist sehr entzündet und roth, mit Beifsen darin und Drücken wie Sand.

Drücken in den Augen, zwei, drei Tage lang.

Das untere Augenlid ist am Rande mit einem rothen Knoten besetzt.

Bei scharfer Luft, Stechen in den Augen (früh).

Von Zeit zu Zeit, ein heftiger, tief eindringender, scharfer Stich im rechten innern Augenwinkel (n. 2 St.).

35 Ein brennendes Drücken im äufsern Winkel des linken Auges, ohne Röthe (n. 9 Tagen).

Das linke Auge wässert beim Gehen im Freien (n 9 Tagen).

Die Augen setzen im innern Winkel Augenbutter an, den ganzen Tag.

Abends, im Bette, ein fürchterliches Hämmern und Reifsen im Ohre bis nach Mitternacht; dabei Harnen alle halbe Stunden, bei kalten Füfsen bis an's Knie.

Krampf im innern Ohre, wie Zwängen und Zusammenpressen, darauf ein Stich darin, wie ein Blitzstrahl, so dafs er zitterte; öfterer Abends.

40 Druckschmerz im Ohrgange (Mittags).

(Vermehrtes Ohrschmalz.)

Kriebeln und Fippern nach den Jochbeinen zu.

Ein zuckend feinstechender Schmerz in den Backenmuskeln, blofs beim Gehen in freier Luft.

Drüsengeschwulst an der linken Backenseite.

45 Brennende Hitze blofs im Gesichte und in den Backen, den ganzen Tag anhaltend.

Am Backen, nicht weit vom Mundwinkel, ein schorfiger, jückender Ausschlag.

Etwas Geschwüriges, einen halben Zoll tief in der Nase, wo sich ein Schorf angesetzt hat.

Aetzendes Kriebeln auf der Nase.

Nasenschleim, mit geronnenem Blute gemischt.

50 Nasenbluten alle Tage, zwei, drei Mal.

(In der Lippe, Stiche.)

Zucken an der Oberlippe.

Brennen auf dem Rothen der Lippen und am Gaumen.

Stechen im Unterkiefer bis zum Ohre heraus.

55 Schmerz in der linken Seite am Halse, wie von einem schlechten Lager, oder als wenn er unrecht gelegen hätte.

Bei Bewegung des Halses, ein kurzer Stich in den Halsmuskeln, der ihn erschreckte.

Schmerz in den (geschwollenen) Halsdrüsen, dafs er die Nacht nicht davor liegen konnte.

Die Adern am Halse sind aufgetrieben und von blauer Farbe.

Beim Ausschnauben, ein pressender Schmerz im hohlen Zahne (seitwärts).

60 Scharf ziehender Zahnschmerz in den Zähnen des Unterkiefers von unten herauf, oft ohne Veranlassung, gewöhnlich am meisten bei dem Essen.

Stechender Schmerz in einem Schneidezahne.

Zuckender Schmerz im hohlen Zahne, früh.

Zahnschmerz von Abend bis Mitternacht, dumpf, als wenn der Nerve fein berührt würde; zuweilen zuckte es darin.

Geschwollenes und wund schmerzendes Zahnfleisch.

65 Starke Geschwulst des Zahnfleisches und der Zunge, welche schmerzt, wenn sie etwas Hartes daran bringt oder ifst.

Die Zungenspitze thut wund-weh, beim Berühren.

Ein weifses Bläschen an der Seite der Zunge, dicht an ihrer Wurzel, was sehr wundartig schmerzt.

Rauhes, kratziges Gefühl auf der Zunge, welche weifs belegt ist; vor ihrer Mitte eine länglichte, weifse Blase, die etwas schmerzhaft ist.

Der innere Mund ist sehr angegriffen, wie voll Blasen, gleich als habe er sich im Munde verbrannt, mit vielem Durste die Nacht.

70 Beim Schlingen des Speichels, eine Art von Wundheitsschmerz, wie wenn Luft in eine Wunde kommt, im ganzen Gaumen, nach dem linken Ohre zu, innerlich.

Ein Drücken und wie eine Schwere am Gaumenvorhange.

Die Speicheldrüsen sind sehr angelaufen; viel Speichelauswurf.

Die Mandeln und der innere Hals sind geschwollen.

Empfindung im Halse, als könne er vor Schleim nicht schlingen und als wäre der Schlund wie zusammengezogen; nach Racksen ward es rauh im Halse.

75 Inneres Halsweh, wie Geschwulst von Erkältung entstanden.

Beim Schlingen, ein Drücken hinten im Halse.
Stechen im Halse.
Reiz zum Schlingen.
Der Speichel ist etwas blutig.

80 Trockenheit hinten im Munde und Durst, selbst früh.
Ranziges Aufstofsen.
Beim Bücken, Sodbrennen.
Scharrig im Halse.
Rauhheit im Halse, wie von Schnupftabake.

85 Ein lätschiger, süfslicher Geschmack im Munde, mehre Abende.
Das Essen schmeckt zu wenig gesalzen.
(Der Tabak schmeckt beim Rauchen moderig.)
Während des Essens, viel Schleim im Halse, den sie ausracksen mufs, sonst kann sie das Essen nicht hinunter schlingen.
(Alles, was er ifst, macht ihm Ekel.)

90 Appetit; es schmeckt ihm aber nicht, und er ist nach dem Essen mattherzig und ängstlich, mit Herzklopfen.
Nach dem Essen, schleimig süfslicher Geschmack im Munde.
Nach dem Essen, weichlicher Geschmack im Munde, mehre Tage nach einander.
Nach dem Essen wird ihr der Leib sehr dick.
Bald nach dem Essen, Schlucksen, dann Drücken in der Herzgrube, dann Aufblähung und Aufstofsen, wie von verdorbenem Magen.

95 (Nach dem Essen, bitteres Aufstofsen.)
Abends spät, faulichtes Aufstofsen (n. 12 St.).
Nach dem Essen, Schmerz in der Herzgrube, bei Bewegung des Körpers und beim Anfühlen der Magengegend (n. 11 Tagen).
Gleich nach dem Essen, Drücken in der Herzgrube.
Gleich nach dem Essen, Schmerzhaftigkeit der Herzgrube, dafs er die Hand nicht darauf leiden kann.

100 Bangigkeit in der Herzgrube, welche bis in den Kopf stieg und wieder zurück; dabei Weichlichkeit.

Krampfhafter Schmerz in der Herzgrubengegend.
Magenkrampf, welcher gegen Abend ungeheuer zunimmt.
Zusammenziehender Krampf im Oberbauche.
Spannen im Unterleibe (n. 3 Tagen).

105 Im Unterbauche, Spannung, wie zu fest gebunden (n. 12 St.).
Aufgetriebenheit im Unterbauche, mit zusammenziehenden Schmerzen, wie Krämpfe.
Dicker Unterleib.
Vollheitsdruck in der rechten Bauchseite, in der Lendengegend, welcher das Athemholen erschwert, beim Liegen im Bette, nach Mitternacht (um 2, 3 Uhr).
(Brennen im Bauche, doch mehr in der Brust, den Hypochondern und der Herzgrube, und alle diese Theile waren auch äufserlich heifs anzufühlen.)

110 (Brennen vorzüglich in der Lebergegend.)
Schmerz in den Bauchmuskeln beim Zurückbiegen, wie vom Verheben.
Kollern im Unterleibe.
Bewegung im Unterbauche, wie von etwas Lebendigem, wie ein Heraustreiben der Bauchmuskeln von einem Kindesarme, doch unschmerzhaft.
Reifsen im Unterleibe herauf, vom rechten Schoofse an, ruckweise (n. 7 Tagen).

115 Geschwulst im Schoofse, doch unschmerzhaft beim Gehen und Befühlen.
Ziehender Schmerz im Schoofse, wenn sie stand und ging, aber nicht im Sitzen.
Ziehender Schmerz von den Schoofsdrüsen aus durch den Oberschenkel bis in's Knie, beim Schlafengehen heftiger, mit nachfolgender Trägheit in den Gliedern.
Stiche aus dem Schoofse durch den Oberschenkel herab, blofs beim Niedersetzen, aber nicht beim Stehen und Gehen.
Erst Pressen, als sollte sie zu Stuhle gehen, es erfolgte aber nichts; nachgehends (den ersten

Tag) kam etwas Laxierstuhl; den Tag darauf ein Laxierstuhl ohne Pressen; den dritten Tag gar kein Stuhlgang.

120 Dreimaliges Drängen zum Stuhle mit Ruthesteifheit.

Stuhlgang erfolgt fast stets nur unter schmerzhaftem Zusammenziehen des Afters.

Verminderter Stuhlgang (n. 5 Tagen).

(Nach erfolgtem Stuhlgange, Ermattung) (n. 6 Tagen).

Beim Stuhlgange, heftiger Schmerz im Mastdarme, dafs sie ablassen mufste.

125 Im Mastdarme und After, schmerzliches Zusammenziehen und Reifsen herauf, wie in den Därmen, ruckweise.

Starkes Brennen in der Kerbe, zwischen den Hinterbacken, beim Gehen (n. 9 Tagen).

Brennen im After.

Brennendes Stechen im Mastdarme, aufser dem Stuhlgange.

Der Blutaderknoten am After schmerzt bei der mindesten Berührung.

130 (Rothe, unschmerzhafte Knoten am After, wie Feigwarzen.)

Harnen sehr oft, fast alle Stunden, doch ohne Schmerz.

Viel Harnabgang; er mufste auch die Nacht zum Uriniren aufstehen (n. 12 St.).

Oefteres Harnen einer grofsen Menge Urins.

Er mufs, wenn er harnen will, drücken; es nöthigt ihn alle Minuten dazu; es kommt aber nur ruckweise etwas Harn, und blofs dann schmerzt es brennend in der Harnröhre.

135 Das Harnen setzt fünf, sechs Mal ab, ehe der Urin völlig herauskommt und die Blase leer wird.

Empfindung in der Harnröhre, als ob eine Feuchtigkeit darin hervorliefe, vorzüglich Abends.

Nach dem Harnen, Empfindung, als ob aus der Harnröhre noch einige Tropfen vorliefen, eine Viertelstunde lang.

Nach dem Harnen verhält sich noch etwas Urin in der Röhre, welcher hinterdrein blofs tropfenweise herauskommt, nicht aus der Blase, sondern nur aus der Harnröhre.

Brennen, während des ganzen Abgangs des Urins, in der Harnröhre.

140 Brennen in der Harnröhre beim Uriniren, und noch ein Weilchen darauf.

Brennen in der Harnröhre, aufser dem Harnen.

Schneiden beim Harnlassen.

Schründend brennender Schmerz in der Harnröhre, beim Harnen (n. 48 St.).

Brennendes Jücken in der Spitze der Eichel, beim Harnen.

145 In den weiblichen Schamtheilen, Beifsen und Jücken, am meisten in der Harnröhre beim Harnen und noch ein Weilchen darnach.

Schmerz in den Schamtheilen, wie wund und beifsend, vorzüglich beim Harnen.

In der Harnröhre, einige Stiche von hinten nach vorne, aufser dem Harnen, nicht beim Harnen selbst.

Ein ungeheurer Stich aus dem Mastdarme vor in die Harnröhre unter dem Bändchen.

Ein starker Stich in der Harnröhre, Abends (n. 3 Tagen).

150 Bei öfterer Ruthesteifigkeit, die Nacht, Stiche in der Harnröhre, dafs er davor nicht schlafen kann.

Reifsende Stiche in dem vordern Theile der Harnröhre.

Ein zuckend schneidendes Stechen in der Harnröhre, aufser dem Harnen (n. 30 St.).

Einzelne Stiche an der Spitze der Eichel, aufser dem Harnen, vorzüglich wenn der Theil gedrückt wird.

Empfindliche Stiche am Innern der Vorhaut.

155 Stechendes Jücken an der Seite der Eichel.

Stechen und Jücken an der Eichel.

Früh, im halben Schlafe, mehrstündige Ruthesteifheit.

Nachts, lang dauernde Ruthesteifheit.
Nadelstiche im Hodensacke.

160 Jücken am linken Hodensacke (Abends).
Ziehende Empfindung in den Hoden.
Der linke Hode zieht sich stark an den Unterleib heran, mit Geschwulst der Schoofsdrüsen.
(Kropfaderschwulstige Ausartung des Nebenhodens.)
Krabbeln im Hodensacke und Jücken; die geriebene Stelle schmerzt brennend.

165 Schweifs des Hodensacks.
Schweifs des Hodensacks auf der einen Hälfte.
Starker Schweifs der männlichen Zeugungstheile über und über.
Jücken in den weiblichen Schamtheilen, beim Gehen.
Die Geburtstheile schmerzen wie wund und beifsend.

170 Geschwulst beider Schamlefzen, welche blofs beim Gehen und Berühren brennend schmerzen (n. 15 Tagen).
Ein Brennen und Beifsen in der Mutterscheide, im Gehen und Sitzen.
Wenn sie (weit) geht, sticht's in den Schamtheilen.
Im Sitzen, ein Schmerz in den Geburtstheilen, wie Pressen und Zusammenziehen.
In den Geburtstheilen und im Mittelfleische, Klammschmerz, beim Aufstehen vom Sitze.

175 Klammschmerz in den weiblichen Schamtheilen bis in den Unterbauch (n. 10 St.).
Schleimflufs aus der weiblichen Harnröhre.
An der Eichelkrone, ein ziemlich rundes, flaches, unreines Geschwür, brennenden Schmerzes, mit Röthe darum herum; nach einigen Tagen Stechen darin.
(Im Innern der grofsen Schamlefze, ein weifsliches Geschwür, erst wund schmerzend und weh beim Befühlen, dann jückend, von langer Dauer.)
Am Hodensacke ein feuchtendes Blüthchen.

180 Starke Geschwulst der Vorhaut.

An der äufsern Fläche der Vorhaut, ein rother, grieselich erhabner Fleck, welcher zu einem Geschwüre wird, mit Schorfe belegt, jückenden und zuweilen etwas brennenden Schmerzes.

Am Innern der Vorhaut, kleine Blattern, welche in der Mitte vertieft sind und nässen und eitern; blofs bei Berührung schmerzhaft (n. 16 Tagen).

Einige rothe, glatte Auswüchse von kriebelnder Empfindung, hinter der Eichel, unter der Vorhaut, 10 Tage anhaltend (n. 22 Tagen).

Ein rother Auswuchs am Innern der Vorhaut, wie eine Feuchtwarze.

185 Feuchten der Eichel, Eicheltripper (n. 8 Tagen).

An der Eichel, ein kleines niedriges Bläschen, welches beim Harnen stechenden Schmerz verursacht (n. 24 Tagen).

Kitzel in den Feuchtwarzen.

Kitzelndes Jücken an den Feuchtwarzen.

Jückendes Stechen an den Feuchtwarzen.

190 Brennendes und schmerzendes Stechen in den Feuchtwarzen.

Feine Stiche in den Feuchtwarzen am After, beim Gehen.

Starke Stiche in den Feuchtwarzen an den Zeugungstheilen.

Die Feuchtwarzen schmerzen bei Berührung brennend.

(Die Feuchtwarzen am After schmerzen wie wund, auch beim Berühren.)

195 Starkes Bluten der Feuchtwarzen.

* * *

Kriebeln in der Nase, wie zum Schnupfen.

Empfindung oben in der Nase, wie Stockschnupfen, Abends am stärksten, und doch ist die Nase wie verstopft.

Heftiger, schnell entstehender Schnupfen.

Eine Heiserkeit, wie von Zusammenziehung im Schlunde.

200 Starker Fliefsschnupfen und Katarrh, dergleichen er seit vielen Jahren nicht hatte.

Starker Schnupfen mit Nachthusten (n. 13 Tagen).

Stechen in der Luftröhre, in der Gegend des Halsgrübchens, beim Athemholen, zwei Tage lang.

In den Halsmuskeln, im Genick und in der Brust, eine Unruhe, oder abwechselndes, langsames Klemmen und Nachlassen, mit einer Art von Uebelkeit verbunden.

Bläue der Haut um die Gegend des Schlüsselbeins.

205 Beklemmung der Brust, als wenn etwas darin angewachsen wäre (n. etlichen St.).

Sichtbares Herzklopfen, ohne Aengstlichkeit.

Engbrüstig, zum Tiefathmen oft genöthigt.

Beengung bald in der linken Brust, bald im linken Hypochonder, welche zum Hüsteln reizt.

Schweres, beengtes Athemholen mit grofsem Wasserdurste und vieler Aengstlichkeit.

210 Empfindung, als würde die Brust von innen aufgetrieben.

Schmerz in der Herzgegend.

Drücken auf der Brust, nach dem Essen entstehend.

Brustschmerz, wie ein Drücken, mehr nach dem Essen.

An der Brust, um die Achselgrube herum, Anfälle von Drücken.

215 Beim Treppensteigen, starke Blutwallung; das Herz pocht heftig; sie mufs oft ausruhen.

(Ein Stich im Rücken durch die Brust aufwärts.)

Drückender Schmerz hie und da, auf kleinen Stellen im Rücken, beim Sitzen.

Bohren auf einer kleinen Stelle im Rücken.

Wundheitsgefühl auf dem Rücken (n. 4 Tagen).

220 Ziehender Schmerz im Rücken, beim Sitzen.

Spann-Schmerz im Kreuze.

Ziehen im Kreuze.

Früh, nach dem Aufstehen aus dem Bette, ein dumpf drückender Schmerz, wie Zerschlagenheit im Kreuze und in der Lendengegend, heftiger beim Stehen und Drehen des Rumpfs, im Gehen aber gemindert (n. 15 Tagen).

Neben dem Kreuze, ein jückender Blutschwär, mit großem, rothem Rande.

225 Reißen im linken Schulterblatte (n. 3 Tagen).

Unter dem Schulterblatte, ein Schmerz wie zerschlagen, mehre Stunden lang.

Ein Pochen und Klopfen im Schultergelenke.

Knacken des Schultergelenks beim Rückbiegen des Arms; dann konnte sie den Arm nicht bewegen vor Schmerz, wie von Ausgerenktheit.

In der Achselgrube, starker Schweiß.

230 Im linken Arme, von der Mitte des Oberarms bis in die Finger, eine Schwere, bei Bewegung und in Ruhe fühlbar.

Der Arm zuckt am Tage unwillkührlich.

Aufzucken des Oberkörpers, am Tage.

Schmerz, wie Toben, in beiden Armen, früh von 3 Uhr an bis zum Aufstehen früh um 6 Uhr.

Wie in den Knochen der Arme, ein arges, mehrstündiges Ziehen.

235 Im ganzen Arme, in der Beinhaut der Knochenröhre, ein wühlend ziehender Schmerz bis in die Finger, mit einem Drücken, wie von innen heraus; beim Tief-Aufdrücken bis auf die Beinhaut schmerzt es, als wenn das Fleisch von den Knochen los wäre.

Im Oberarme, wenn er ihn drückt, fühlt er einen Schmerz auf dem Knochen, als wenn das Fleisch von dem Knochen los wäre.

Kriebelndes Jücken auf dem Oberarme, und darauf ein feiner Stich auf einer kleinen Stelle.

Wenn er eine halbe Stunde geschrieben hat, zittert der Arm, und es entsteht ein ziehender Schmerz darin.

In beiden Armen, eine schmerzhafte Schwerbeweglichkeit, als wenn die Gelenke (wie eingerostet) ohne Gelenkschmiere wären.

240 (Im Ellbogengelenke, stechender Schmerz.)

Klopfen und Pochen, wie Pulsschlag, im Ellbogengelenke, am Tage; Abends Ziehen im Arme bis in die Finger.

Ziehender Schmerz im linken Unterarme vor.

Auf dem linken Vorderarme, ein roth marmorirter Fleck, unschmerzhaft.

Trockenheits-Gefühl der Haut, besonders an den Händen.

245 Reifsen im linken Handgelenke.

Schmerz, wie verrenkt, im rechten Handgelenke.

Die Ballen der beiden Zeigefinger werden roth und dick.

Feinstichlichter Schmerz auf den hintersten Fingergelenken.

Feines Stechen auf den Fingern.

250 In den Spitzen der drei mittlern, linken Finger, ein Feinstechen (Nachmittags).

(Die Finger sind ihr alle wie taub.)

Ein scharfer Stich im Nagel des linken Daumens (n. 48 St.).

Die vordern Glieder der drei linken, mittlern Finger werden roth und geschwollen, mit Feinstichen bis in die Fingerspitzen (Nachmittags um 5 Uhr).

Knacken in den Gelenken des Ellbogens, der Kniee und Fufsgelenke, beim Ausstrecken der Glieder.

255 Ausschlagsblüthen auf der rechten Hinterbacke, welche jücken und beim Berühren und nach Kratzen brennen.

Ein Spannen von dem Hüftgelenke zum Schoofse herein und an dem hintern Oberschenkel herab bis in die Kniekehle, auch im ruhigen Sitzen, doch mehr beim Gehen, weniger beim Stehen.

Beim Sitzen schläft der Ober- und Unterschenkel ein.

Ganz oben im Oberschenkel, ein Stechen.

Schweiſs der Oberschenkel oben, nahe an den Zeugungstheilen, im Sitzen.

260 Ueber der Mitte beider Oberschenkel, ein Schmerz, wie zerschlagen, beim Gehen im Freien.

Anfallweise Müdigkeit der innern Muskeln beider Oberschenkel.

Blüthen am Knie, wie wahre Kindblattern von Ansehn; sie eitern, jücken nicht, und verschwinden in 18 Stunden.

An beiden Knieen, jückende Blüthchen, welche beim Berühren und nach dem Kratzen brennen.

In den Knieen, einzelne Stiche bloſs beim Anfange des Gehens und vorzüglich beim Aufstehen vom Sitze.

265 Das Knie bewegt sich (bei stärkerm Schmerze) unwillkührlich hin und her.

Das Bein ist steif und schwer beim Gehen.

Im rechten Unterschenkel, ein abwärts ziehender Schmerz, ruckweise.

Haselnuſs-groſse, weiſse Knoten an der Wade, welche heftig und weit umher jücken, nach dem Reiben aber einen stechend brennenden Schmerz verursachen.

Ein Spannen durch den ganzen Unterschenkel, wie von Müdigkeit.

270 Im Schienbeine, ein Drücken nach auſsen.

(Die Schienbeinröhre verdickt sich, wie geschwollen.)

Fuſsrücken und Zehen sind geschwollen, entzündet und roth, und schmerzen für sich, wie erböllt, beim Auftreten aber und Bewegen spannend.

Der Unterfuſs zuckt (bei stärkerm Schmerze) unwillkührlich auf.

Auf dem rechten Fuſsrücken, ein roth marmorirter Fleck, unschmerzhaft.

275 Schmerz in der Ferse, wie eingeschlafen, früh, beim Aufstehen aus dem Bette.

In der Achillsenne, über der Ferse, ein scharfer Stich (n. 2 St.).

Ziehen in allen Zehen, bis in den Unterschenkel herauf.
Ziehen in der grofsen Zehe.
Reifsende Stiche zu beiden Seiten am Nagel der grofsen Zehe beider Füfse.

280 Reifsende Stiche im Hühnerauge.
Die Zehen sind alle entzündet, glänzend roth und geschwollen; sie jücken, und nach dem Reiben brennt's.
Fufsschweifs, vorzüglich an den Zehen.
Schweifs an den Händen und Füfsen.
Ein aufwärts ziehender Schmerz aus den Beinen durch die Oberschenkel bis in den Kopf und von da zurück bis in die Herzgrube, wobei es ihr schwarz vor den Augen und weichlich ward.

285 Auf einzelnen Punkten an den Oberschenkeln, den Ellbogen und Vorderarmen entstanden Blüthen, wie Spitzpocken, in der Spitze voll Eiter, mit einem grofsen rothen Rande herum.
Jücken, wie Flohstiche, an dem Leibe, dem Rücken, den Armen und Beinen, besonders Abends und die Nacht.
Stichlichtes Jücken über den ganzen Körper, die Nacht bis nach 1 Uhr, was nach Reiben keine Empfindung zurückliefs.
Eingeschlafenheit der Arme und Beine, die Nacht beim Erwachen.
Kriebelndes Jücken über den ganzen Körper.

290 Die Jückenden Stellen des Körpers werden nach dem Reiben brennend schmerzend.
(Nesselausschlag) (n. 20 Tagen).
Ein mit kratziger, prickelnder Empfindung verbundenes Drücken in verschiedenen Theilen, selbst wie auf den Knochen.
Schmerzhafte Empfindlichkeit der Haut des ganzen Körpers bei Berührung.
Die Schmerzen sind am schlimmsten nach 3 Uhr, sowohl Nachmittags., als die Nacht — auch Abends am Einschlafen verhindernd.

295 Anfall; beim Gehen im Freien ward es ihm übel und wie berauscht und drehend; er bekam Hitze im Gesichte und Angstschweiſs und konnte kaum Athem kriegen; die Füſse waren ihm so schwer, daſs er taumelte (eine Stunde lang) (n. 20 St.).

In der Achsel und den Oberschenkeln ist er sehr müde; er fühlt diese Theile wie zerschlagen, wie nach groſser Ermüdung.

Bei freier Thätigkeit des Geistes, Schwäche des Körpers.

Er wird zeitig schläfrig, schläft aber unruhig, mit Träumen, und erwacht sehr früh, verdrieſslich und unaufgelegt zum Aufstehen.

Sie warf sich im Vormitternacht-Schlafe unruhig herum, eine Stunde lang.

300 Zweistündige Unruhe, Abends im Bette, ehe er einschlafen konnte.

Unruhiger Schlaf; er wirft sich herum, wegen allzu groſsen Wärmegefühls.

Viel trockene Hitze die Nacht und unruhiger Schlaf.

Unruhe die Nacht und Bangigkeit; er kann nicht schlafen, bei Kälte beider Unterschenkel, welche mit kaltem Schweiſse bedeckt sind.

Er kann nicht einschlafen vor Mitternacht und wacht dann schon um 4 Uhr wieder auf.

305 Groſse Unruhe vor dem Einschlafen; er wälzt sich herum und kann keine Ruhestelle finden.

Schlaflosigkeit die Nacht, mit groſser Unruhe und Kälte des Körpers; wenn er einen Augenblick einschlummerte, so träumte ihm von todten Menschen.

Beim Einschlummern träumte er sogleich.

Nachtschlaf voll Träumereien und Aufschrecken.

Er schlief die Nacht bloſs bis 12 Uhr und blieb dann ohne Beschwerde ganz munter, war auch früh nicht schläfrig.

310 Brecherlichkeit die ganze Nacht hindurch; er würgte bloſs Schleim heraus.

Ruhiges Sprechen im Schlafe.
Aengstliche Träume mit lautem Rufen.
Sie weint die Nacht im Schlafe.
Wenn er sich die Nacht auf die linke Seite legt, so träumt er von Gefahr und Tod.

315 Geile Träume von ausgeübtem Beischlafe, doch ohne Samenerguſs; beim Erwachen schmerzhafte Ruthesteifheit.
Früh, beim Erwachen, kann er sich kaum besinnen, eine halbe Stunde lang.
Früh, beim Aufstehen, sehr müde.
Nach einem tiefen Schlafe die Nacht, früh beim Erwachen, ein heftiger Kopfschmerz, als würde ihm das Gehirn aufgetrieben, bei Uebelkeit und dreimaligem Erbrechen bittern Wassers, unter einem fünfstündigen Froste; er ward nicht warm im Bette; dabei Mangel an Eſslust und Durstlosigkeit.
Alle Morgen, Frost ohne Durst.

320 Frost ohne Durst, Vormittags.
Schüttelfrost, Abends im Bette, bloſs auf der linken Körperseite, auf welcher er auch kalt anzufühlen war.
Alle Abende (von 6 bis 7½ Uhr), Frost, bei äuſserer Hitze des Körpers, Trockenheit im Munde und Durst.
Arge Blutwallung jeden Abend; es klopfte und pochte in allen Adern, bei jeder Bewegung; beim Sitzen ist's ruhiger.
Zwei Abende nach einander, Hitze im Gesichte und Brennen und Röthe in den Backen.

325 Röthe und Brennen im linken Backen und dabei unter jeder Bewegung, wenn sie aufstand und sich setzte, Frost im Rücken herauf (beim Stehen und ruhigen Sitzen nicht); die Finger starben ihr ab.
Früh um 3 Uhr, arger Schüttelfrost, eine Viertelstunde lang; darauf Durst, dann starker Schweiſs über und über, doch nicht am Kopfe, welcher nur warm war.

Gegen Morgen, schweifsige Hitze.
(Bei starkem Gehen ward er unruhig und mifsmüthig.)
Unruhe im Gemüthe viele Tage lang; es ist ihm alles lästig und widrig.

330 Sehr mifsmüthig und niedergeschlagen.
Lebensüberdrufs.
Unzufriedenheit.
Weit gehende Nachdenklichkeit über die geringste Kleinigkeit.
Es ist ihm alles zuwider; er ist ängstlich und sorgevoll für die Zukunft.

Beobachtungen Andrer.

Empfindung von Taumel, wie nach öfterm Herumdrehen im Kreise (n. $\frac{3}{4}$ St.) (*Fr. Hartmann*, in einem Aufsatze).

Umnebelung in der Stirne (sogleich) (*C. Franz*, in einem Aufsatze).

Früh, Betäubtheit des Kopfs (n. 6 St.) (*W. E. Wislicenus*, in einem Aufsatze).

Mangel an Aufmerksamkeit auf das, was um ihn vorging (Ders. a. a. O.).

(5) Es wird ihm nebelig um den Kopf, daſs er gar nicht weiſs, wo er ist, während des Stehens (n. $\frac{3}{4}$ St.) (*Franz*, a. a. O.).

Dumm im Kopfe, mit Uebelkeit (*Fr. Hahnemann*).

Duttend und wie betrunken, vorzüglich früh (Ders.).

Der Kopf ist ihm wüste, im Sitzen und Gehen (n. $6\frac{1}{2}$ St.) (*Chr. Fr. Langhammer*, in einem Aufsatze).

Dumpfer Schmerz im ganzen Kopfe, wie Betäubung (n. 1 St.) (Ders. a. a. O.).

(10) Ein Taubheitsgefühl und Sumsen in der linken Hälfte des Gehirns und im linken Ohre (n. 8 St.) (*Hartmann*, a. a. O.).

Eine klammartige Empfindung in der linken Seite des Kopfs, mit nachfolgender Wärmeempfindung (*Franz*, a. a. O.).

Unschmerzhaftes Ziehen im rechten Seitenbeine, mit leisem Drücken, während sich eine fast angenehme Wärme über den Körper verbreitet (n. 4 St.) (Ders. a. a. O.).

Dumpf ziehender Druck quer über die Stirne, als wenn sich eine Last darin herabsenkte (n. $4\frac{1}{2}$ St.) (*Langhammer*, a. a. O.).

Ein tiefes Drücken in der rechten Schläfe (n. $1\frac{3}{4}$ St.) (*Hartmann*, a. a. O.).

(15) Ruckartiges Drücken im linken Stirnhügel (n. 4 St.) (Ders. a. a. O.).

Ruckartiges Drücken im rechten Stirnhügel, wel-

Beobachtungen Andrer.

ches nach dem Auge herabzog (n. 4½ St.) (Ders. a. a. O.).

Drücken im linken Seitenbeine, mit einem dumpfen Schmerze (n. 2 St.) (*Franz*, a. a. O.).

Dumpf drückende Schmerzen im Hinterkopfe, sechs Stunden lang (n. 1 St.) (*Gustav Wagner*, in einem Aufsatze).

Ein drückender Schmerz quer über die Stirne (n. ½ St.) (*Langhammer*, a. a. O.).

(20) Wüthendes Pressen in beiden Schläfen nach innen, als ob das Gehirn herausgedrückt würde (*Hartmann*, a. a. O.).

Starkes, schmerzhaftes Drücken im Kopfe, bald hier, bald da, nur augenblicklich (n. 2 St.) (Ders. a. a. O.).

Drückendes Ziehen in der linken Schläfe (*Franz*, a. a. O.).

Zuckendes Reifsen im Hinterhaupte, mehr rechts (n. 1 St.) (*Hartmann*, a. a. O.).

Ziehend reifsender Kopfschmerz vom Scheitel nach der Mitte des Gehirns zu (*Adolph Haynel*, in einem Aufsatze).

(25) Schwere im Kopfe, als drückte eine Last das Gehirn nach innen zu (n. 1½ St.) (*Hartmann*, a. a. O.).

Gefühl von Schwere im Kopfe, besonders im Hinterhaupte, bei jeder Bewegung verstärkt (n. ½ St.) (*Wagner*, a. a. O.).

Schwere des Kopfs, mit Verdriefslichkeit und Unlust zu sprechen (n. 3 St.) (Ders. a. a. O.).

Ein aus Drücken, Zerschlagenheit und Zerrissenheit zusammengesetzter Kopfschmerz von der Stirne bis zum Hinterhaupte, beim Erwachen aus dem Schlafe, welcher sich durch fortgesetzten Schlaf verlor (*Fr. Hahnemann*).

Empfindung im obern Theile des Schädels, als wäre er eingeschlagen (*Franz*, a. a. O.).

(30) Empfindung im rechten Seitenbeine, als würde da ein Nagel eingeschlagen, welches bei Berüh-

Beobachtungen Andrer.

rung dieser Stelle verschwindet (n. $\frac{1}{2}$ St.) (Ders. a. a. O.).

Ruckartiger Stich durch den ganzen Kopf, welcher eine drückende Empfindung zurückläſst (n. 1 St.) (*Hartmann*, a. a. O.).

Nadelstiche, vorzüglich längs in der Stirne hin (n. 5$\frac{1}{2}$ St.) (*Langhammer*, a. a. O.).

Heftig reiſsender Stich durch die rechte Hälfte des Gehirns, vom Hinterhaupte nach der Stirne hin (n. 11 St.) (*Hartmann*, a. a. O.).

Heftiges, zusammenziehendes Drücken äuſserlich auf dem linken Stirnhügel, welches gleichsam das obere Augenlid herabzudrücken schien (n. 1$\frac{1}{2}$ St.) (Ders. a. a. O.).

(35) Kopfschmerz, als wenn ihm der Kopf von auſsen zusammengedrückt würde, mit pulsähnlichen Schlägen und Stichen an den Schläfen, welche Schmerzen durch äuſseres Drücken und Hinterwärtsbiegen vergehen, durch Vorwärtsbiegen aber wieder kommen (n. 4 St.) (*Chr. Teuthorn*, in einem Aufsatze).

Kopfweh hinten am Schädel, als würde er von beiden Seiten verengt (*Franz*, a. a. O.).

Anschwellung der Adern an den Schläfen, in der Ruhe, ohne Hitze (n. 18 St.) (*Langhammer*, a. a. O.).

Starke Stiche, äuſserlich an der linken Schläfegegend (n. 8, 12 St.) (Ders. a. a. O.).

Er liegt Nachts ungern auf der linken Seite, weil ihm da beim Draufliegen, so wie bei Berührung, eine Stelle am Kopfe, neben dem Hinterhauptshöcker, schmerzt; selbst die Haare schmerzen da bei Berührung (*W. Groſs*, in einem Aufsatze).

(40) Stumpf drückender Schmerz hinter dem linken Ohre (n. $\frac{1}{2}$ St.) (*Wagner*, a. a. O.).

Heftig drückend brennender Schmerz hinter dem rechten Ohre (n. 9 St.) (Ders. a. a. O.).

Ein ätzendes Fressen in der Haut des Hinterhauptes, mit der Empfindung, als wenn etwas auf

10

Beobachtungen Andrer.

derselben in den Haaren herumliefe, eine halbe Stunde lang (n. 13 St.) (*Haynel*, a. a. O.).

An der rechten Seite des Haarkopfs, ein Beifsen und ätzendes Fressen, Abends (Ders. a. a. O.).

Im Nacken, Empfindung, als wäre er entzwei geschlagen (n. 8 St.) (*Franz*, a. a. O.).

(45) Spannen der Nackenhaut bei Bewegung des Kopfs (n. 16 St.) (*Wislicenus*, a. a. O.).

Steifheits-Gefühl im Nacken und auf der linken Seite des Halses, bis zum Ohre hinauf, selbst in der Ruhe, welches aber der Bewegung des Halses keinesweges hinderlich ist (der Steifheits-Schmerz mehrte sich durch die Bewegung des Halses nicht) (n. 2¼ St.) (*Hartmann*, a. a. O.).

Von unten herauf drückender und ziehender Schmerz an der rechten Seite des Halses, selbst in der Ruhe (n. 2 St.) (*Wagner*, a. a O.).

Reifsender Schmerz am linken Augenbraubogen, nach der Berührung vergehend (n. 11 St.) (*Langhammer*, a. a. O.).

Ein drückendes Stechen über dem linken Auge, was sich gegen das rechte hin zieht und dort verschwindet (*Teuthorn*, a. a. O.).

(50) Bohrender Schmerz über dem innern Winkel des rechten Auges (n. 3 Tagen) (*Wislicenus*, a. a. O.).

Im äufsern Winkel des linken Auges, Gefühl von Hitze und Trockenheit, als wenn sich die Theile entzünden wollten (n. 29 St.) (*Haynel*, a. a. O.).

Starke Erweiterung der Pupillen (n. 6 St.) (*Langhammer*, a. a. O.).

Starke Verengerung der Pupillen, welche fünf Tage lang verengter, als in gesunden Tagen, blieben (n. 1 St.) (*Teuthorn*, a. a. O.).

Gesichtstäuschung: beim Schreiben schienen ihm alle Gegenstände umher zu zittern (gleich nach dem Essen) (Ders. a. a. O.).

Beobachtungen Andrer.

(55) Schwarze Punkte vor den Augen, selbst beim Zumachen derselben, welche nicht fest stehen, sondern unter einander zu gehen scheinen, mit einer Eingenommenheit im Hinterhaupte (*Franz*, a. a. O.).

Früh, im Weifsen des linken Auges, nahe bei der Hornhaut, eine Röthe, ohne Empfindung (n. 74 St.) (*Langhammer*, a. a. O.).

Heftiger Stich im innern Winkel des linken Auges, welcher Feuchtigkeit ausprefste und dadurch das Sehen verdunkelte (n. 1¼ St.) (*Hartmann*, a. a. O.).

Trockenheits-Gefühl in den Augen (*Haynel*, a. a. O.).

Ueber dem rechten Auge ein bedeutendes Drücken, äufserlich (n. 3¾ St.) (*Hartmann*, a. a. O.).

(60) Anschwellung der obern Augenlider (n. 76, 120 St.) (*Langhammer*, a. a. O.).

Ausschlagsblüthen zwischen den Augenbrauen, mit Eiter in der Spitze, welche etwas jücken (n. 6 St.) (Ders. a. a. O.).

Ein wühlendes, schmerzhaftes Jücken im linken Jochbeine (n. ½ St.) (Ders. a. a. O.).

B o h r e n d e r S c h m e r z am l i n k e n J o c h b e i n e, d u r c h B e r ü h r u n g s i c h m i n d e r n d (n. 7, 29 St.) (Ders. a. a. O.).

Blüthenausschlag im ganzen Gesichte (n. 17 St.) (Ders. a. a. O.).

(65) Ein Jücken im Gesichte, so dafs er kratzen mufs (*Franz*, a. a. O.).

Feiner, klammartiger Schmerz im rechten äufsern Gehörgange, am stärksten, wenn er die Kopfhaut vom obersten Punkte des Scheitels herabzieht (n. 4 Tagen) (*Wislicenus*, a. a. O.).

Heftige, stofsartige Stiche in der rechten Seite des Rachens, welche schnell in das Ohr übergehen und beim Auf- und Zumachen des Mundes im Ohre die Empfindung verursachen, als ob ein Loch in demselben wäre, wodurch die

Beobachtungen Andrer.

Luft eindringen könnte (n. 6½ St.) (*Hartmann*, a. a. O.).

Drückend stechender Schmerz im rechten Gehörgange (n. 5 St.) (*Wagner*, a. a. O.).

Ein kneipender Schmerz im rechten Ohre (*Hartmann*, a. a. O.).

(70) Klingen der Ohren (n. 1 St.) (*Wagner*, a. a. O.).

Brausen der Ohren, wie ein ziehender Ofen (n. 1 St.) (Ders. a. a. O.).

Am untern Theile des äufsern Ohres, ein Spannen, als ob da ein Band nach unten zöge (n. 6 St.) (*Wislicenus*, a. a. O.).

Klamm-Empfindung im rechten äufsern Ohre (n. 4½ St.) (*Franz*, a. a. O.).

Klammartiger Schmerz in der rechten Wange, wenn diese Theile in Ruhe sind (n. ½ St.) (*Hartmann*, a. a. O.).

(75) Eine rothe Blüthe in der Vertiefung hinter dem linken Nasenflügel, voll wässeriger Feuchtigkeit, etwas jückend (n. 6 St.) (*Langhammer*, a. a. O.).

Empfindung von Spannen über dem rechten Nasenflügel, welche nach Reiben verging (n. 24 St.) (*Haynel*, a. a. O.).

Geschwulst und Härte am linken Nasenflügel, mit spannendem Schmerze (Ders. a. a. O.).

Unter dem rechten Nasenloche, Empfindung, als wollte sich da eine Stelle verhärten (n. 8½ St.) (*Franz*, a. a. O.).

Ziehender Schmerz zwischen dem Munde und der Nase, als wenn die Knochenhaut straffer angespannt wäre; weiterhin verbreitet sich dieser Schmerz über die Nasenbeine, als wenn ein Sattel darüber wäre (*G. Hempel*, in einem Aufsatze).

(80) Empfindung von Zucken in der Oberlippe, nahe am Mundwinkel (*Haynel*, a. a. O.).

Feines Jücken an der innern Seite der Oberlippe (*Franz*, a. a. O.).

Beobachtungen Andrer.

Jückende Blüthe am Rande der Oberlippe, gegen die Mitte zu (n. 6 St.) (*Langhammer*, a. a. O.).

Rothe Pusteln über der Lippe, welche beim Kratzen Blut von sich geben (n. 36 St.) (*Wislicenus*, a. a. O.).

Trockenheit der Lippen, ohne Durst (n. 11 St.) (*Langhammer*, a. a. O.).

(85) Jückende Blüthen am Kinne (n. 5 Tagen) (Ders. a. a. O.).

Steifigkeit der linken Kaumuskeln, beim Eröffnen der Kinnbacken schmerzhaft (n. 4 Tagen) (*Wislicenus*, a. a. O.).

Nach jeder Tasse gewohnten Thees, welche er trank, entstand sogleich im ersten, untern linken Backzahne ein heftig pressender Schmerz, als wenn der Zahn aus einander gesprengt würde, ein Schmerz, welcher sich dann dem ganzen Unter- und Oberkiefer mittheilte und nach und nach verschwand (n. 1 St.) (*Hartmann*, a. a. O.).

Heftiges Reifsen im linken Oberkiefer nach dem Auge zu (n. 2 St.) (Ders. a. a. O.).

Ziehendes Reifsen im rechten Unterkiefer, Abends (*Haynel*, a. a. O.).

(90) Wiederholend nagend bohrender Schmerz im linken Oberkiefer (n. 1½ St.) (*Langhammer*, a. a. O.).

In einem hohlen Zahne, anhaltend fressender Schmerz, welcher die ganze Kopfseite einnimmt und durch alles Kalte (Getränk und Luft), so wie durch Kauen vermehrt wird (n. 4 Tagen) (*Wislicenus*, a. a. O.).

Plötzliches, heftiges Reifsen in dem ersten, untern linken Backzahne, welches sich schnell in den ganzen Unterkiefer verbreitet (n. ¾ St.) (*Hartmann*, a. a. O.).

Stechendes Zucken durch das Zahnfleisch der hintern untern Backzähne (n. 34 St.) (*Wislicenus*, a. a. O.).

Ein heftig ziehender Stich im Winkel des linken

Beobachtungen Andrer.

Unterkiefers, der nach Berührung verschwindet (n. 8 Min.) (*Langhammer*, a. a. O.).

(95) Nadelstiche im linken Unterkiefer (n. 1½ St.) (Ders. a. a. O.).

Wundheits-Schmerz unter den hintern Zähnen, rechter Seite (*Hempel*, a. a. O.).

Wundheits-Gefühl am untern linken Zahnfleische, beim Berühren (n. 48 St.) (*Wislicenus*, a. a. O.).

Zahnschmerz, wie Hacken oder scharfes Klopfen im Zahnfleische (*Fr. Hahnemann*).

An beiden Seiten des Halses, von hinten nach vorne zu, ein Streif kleiner, dicht an einander gereiheter, rother Blüthchen, mit Wundheits-Gefühl bei Berührung (n. 26 St.) (*Wislicenus*, a. a. O.).

(100) Jücken an der vordern Fläche des Halses, was zum Kratzen reizt (Ders. a. a. O.).

Stechende Schmerzen vorne am Halse, unter dem Kehlkopfe (n. 9 St.) (*Wagner*, a. a. O.).

Kneipender Stich auf der rechten Seite des Halses, welcher durch Bewegen und Drehen desselben verschwindet (n. 3½ St.) (*Hartmann*, a. a. O.).

Rechts, unter der Zunge, ein allmälig sich verstärkender, drückender Stich, gleich als ob sich eine Nadel hinein gestochen hätte; zuweilen verschlimmerte es sich beim Schlingen (n. 4 St.) (Ders. a. a. O.).

Weiſs belegte Zunge, ohne Durst (*Teuthorn*, a. a. O.).

(105) Trockenheits-Gefühl am Gaumen, ohne Durst (n. 11 St.) (*Langhammer*, a. a. O.).

Heftiger Durst nach kaltem Getränke, den ganzen Tag, ohne Hitze (n. 8 St.) (Ders. a. a. O.).

Er rackset blutrothen Schleim aus dem Rachen aus (*Groſs*, a. a. O.).

Appetitlosigkeit; das Essen schmeckt ihm nicht (Ders. a. a. O.).

Beobachtungen Andrer.

Bitterlicher Geschmack des Speichels im Munde (n. 2 St.) (*Langhammer*, a. a. O.).

(110) Brod schmeckt ihm bitter (*Teuthorn*, a. a. O.).

Aufstoſsen des Geschmacks der Speise beim (gewohnten) Tabakrauchen (n. 8 St.) (*Langhammer*, a. a. O.).

Beim (gewohnten) Tabakrauchen, mehrmaliges Aufstoſsen (n. 17 St.) (Ders. a. a. O.).

Es steigt ihm im Halse ein übler, ranziger Duft auf, durch den Geruch bemerkbar (*Franz*, a. a. O.).

Uebelkeit und Weichlichkeit in der Magengegend (n. ½ St.) (*Langhammer*, a. a. O.).

(115) Uebelkeit und mehrmaliges Erbrechen säuerlich schmeckender Flüssigkeiten und Speisen (n. 3 St.) (*Fr. Hahnemann*).

Brecherlichkeit nach dem (gewohnten) Tabakrauchen, mit Schweiſs-Ausbruche am ganzen Körper, ohne Durst; nach erfolgtem Stuhlgange verschwand Uebelkeit und Schweiſs (n. 20 St.) (*Langhammer*, a. a. O.).

Gleich nach Tische, ungeheuere Blähungsbeschwerden; der Bauch ist hoch aufgetrieben, mit Nadelstichen, Pressen und Drängen, wobei wenig Blähungen abgehen (*Groſs*, a. a. O.).

Vor der Tischzeit und einige Zeit lang nach dem Essen, Durst auf kaltes Getränke (n. 10, 11 St.) (*Langhammer*, a. a. O.).

Während des Mittagsessens, ein öfteres Kneipen in der Magengegend (*Hartmann*, a. a. O.).

(120) Nach Tische, groſse Mattigkeit und Trägheit; eine kleine Bewegung fällt ihm sehr schwer; er befindet sich dabei übel und muſs sich niederlegen (*Groſs*, a. a. O.).

In der Mitte der Herzgrube, ein feines, schmerzloses Klopfen, fast wie Arterienschlag (n. ¾ St.) (*Hartmann*).

Kneipen in der linken Seite des Bauchs (n. 2½ St.) (*Langhammer*, a. a. O.).

Beobachtungen Andrer.

Beim seitwärts gelehnten Stehen fühlt er über der Hüfte, in der Lendengegend, dicht am Rückgrate, einen stumpf stechenden Schmerz, wie mit einer stumpfen Nadel (n. ½ St.) (*Hartmann*, a. a. O.).

Stechen in der linken Seite des Bauchs, wodurch das Gehen erschwert ward (n. 14 St.) (*Langhammer*, a. a. O.).

(125) Drücken unten an der Leber, wie von einem Steine, im Gehen (n. ½ St.) (*Franz*, a. a. O.).

In der Seite, über der Leber, beim Einathmen, während des Gehens, ein Schneiden, welches beim Aufdrücken und im Stillstehen vergeht (*Franz*, a. a. O.).

Pressend herausdrückende Schmerzen in der linken Nierengegend, im Sitzen (n. 2 St.) (*Wagner*, a. a. O.).

Ziehend drückende Schmerzen in der linken Lendengegend (n. ½ St.) (Ders. a. a. O.).

Brennende Hitzempfindung in der Lendengegend (n. 1 St.) (Ders. a. a. O.).

(130) Schmerz in den linken Bauchmuskeln, als ob ein Haken in ihnen heraufgezogen würde, ein Einkrallen von unten nach oben (*Wislicenus*, a. a. O.).

Ein brennendes Zusammenpressen quer über den Bauch, gleichsam äufserlich (n. ¾ St.) (*Langhammer*, a. a. O.).

Ausspannung des Unterleibes, als würden die Eingeweide in der Nabelgegend zusammengeschnürt (*Hempel*, a. a. O.).

Einzelne schmerzhafte Nadelstiche im Mittelfleische, von innen nach aufsen, welche beim Einziehen des Afters vergehen (n. 8 St.) (*Wislicenus*, a. a. O.).

Klopfend stechende Schmerzen im rechten Schoofse (n. 1 St.) (*Wagner*, a. a. O.).

(135) Im rechten Schoofse, ein Drücken nach innen zu (n. 4 St.) (*Franz*, a. a. O.).

Beobachtungen Andrer.

Hörbares Knurren im Unterleibe (n. 1 St.) (*Haynel*, a. a. O.).

Knurren in der rechten Unterbauchseite, nach dem Stuhlgange (n. 10 St.) (*Langhammer*, a. a. O.).

Schneidende Schmerzen im Unterbauche (n. ½, 9 St.) (*Wagner*, a. a. O.).

Blähungsabgang, ohne Geräusch (n. ½ St.) (*Langhammer*, a. a. O.).

(140) Pressen, vor dem Stuhlgange, im Unterbauche, vorzüglich gegen die Seiten, wie von Blähungen (n. 9 Tagen) (*Wislicenus*, a. a. O.).

Mehrmaliger, gewöhnlicher Stuhlgang (n. 13, 16 St.) (*Langhammer*, a. a. O.).

Weicher Stuhlgang (sogleich) (*Wislicenus*, a. a. O.).

Mehre Morgen nach einander, weicher Stuhlgang (Ders. a. a. O.).

Mehrmaliger, weicher Stuhlgang (n. 2, 10, 12, 14 St.) (*Langhammer*, a. a. O.).

(145) Oefterer Stuhlgang reichlichen, breiartigen Kothes, was ihn sehr erleichtert (*Groſs*, a. a. O.).

Es geht harter, dicker, brauner Darmkoth in Kugeln ab, die mit Blutstriemen überzogen sind (n. 14 Tagen) (Ders. a. a. O.).

Harter, schwierig abgehender Stuhl, vorzüglich Nachmittags*) (n. 8 St.) (*Wislicenus*, a. a. O.).

Oefteres Noththun, ohne daſs Stuhlgang erfolgt (n. 16 St.) (Ders. a. a. O.).

Auf eine starke, nächtliche Samenergieſsung, mehrtägige Leibverstopfung (*Hempel*, a. a. O.).

(150) Oefterer Harndrang und Harnabgang, ohne Schmerz (n. 1¾ St.) (*Langhammer*, a. a. O.).

Starker Urinabgang (n. 20 St.) (*Fr. Hahnemann*).

Er muſs öfters Urin und in reichlicher Menge lassen (n. 4¼ St.) (*Hartmann*, a. a. O.).

*) Dieſs ist bloſs Erstwirkung; in der Nachwirkung, nach 12, 14 Tagen, erfolgt das Gegentheil.

Beobachtungen Andrer.

Oefterer Harndrang, mit nachfolgendem Abgange reichlichen, wasserhellen Urins, auch Nachts (n. 36 St) (*Grofs*, a. a. O.).

Der Urin ist beim Lassen ganz wasserfarbig; nach langem Stehen aber zeigt sich etwas Wolkiges darin (*Hartmann*, a. a. O.).

(155) Rother Urin, in welchem sich, wenn er steht, dickes Ziegel-Sediment absetzt (*Grofs*, a. a. O.).

Ausflufs von Vorsteherdrüsen-Saft, in Faden dehnbar, früh, nach dem Erwachen (*Hempel*, a. a. O.).

Nächtliche Samenergiefsung, mit anstrengendem Schmerze in der Mündung der Harnröhre, gleich als ob sie zu enge wäre (Ders. a. a. O.).

Nächtliche Samenergiefsung, worüber er aufwacht (n. 23, 48 St.) (*Langhammer*, a. a. O.).

Gleich vor dem Harnen und bei demselben, aber auch aufserdem, hinter dem Schambeine, in der Blasengegend, ein schneidender Schmerz, beim Gehen am heftigsten (n. 12 Tagen) (*Haynel*, a. a. O.).

(160) In der Nähe der Harnröhr-Oeffnung, brennende, durchdringende Stiche, aufser dem Harnen (n. 9 St.) (Ders. a. a. O.).

Ziehend schneidender Schmerz in der Harnröhre, beim Gehen (n. 10 St.) (Ders. a. a. O.).

Heftige Stiche in der Eichel, neben der Harnröhre, die stets mit einem Drange zum Uriniren begleitet sind; der Urin geht dann nur tropfenweise ab; bei diesem Urinabgange sind die Stiche zuweilen heftiger, zuweilen aber verschwinden sie ganz; der Drang zum Harnen aber dauert so lange fort, bis das Stechen ganz aufhört (n. 7¼ St.) (*Hartmann*, a. a. O.).

Oeftere, brennende Stiche in der Ruthe, fortlaufend bis zu den Hoden und der Nabelgegend, am stärksten im Sitzen, im Gehen verschwindend und im Sitzen wiederkehrend (n. 24 St.) (*Wagner*, a. a. O.).

Zuckender Schmerz in der Ruthe, als würde ein Nerve schnell und schmerzlich angezogen (*Hempel*, a. a. O.).

(165) Im Gehen und Sitzen, ein drückender Schmerz in den Hoden, als wenn sie gequetscht worden wären, beim Gehen vermehrt (n. 2 St.) (*Langhammer*, a. a. O.).

Kitzelnd jückende Empfindung zwischen Vorhaut und Eichel (n. ½ St.) (*Wagner*, a. a. O.).

Mehre, brennende Stiche in der Eichel (n. 8 St.) (Ders. a. a. O.).

Drückend brennende Stiche längs durch den Hodensack und Samenstrang von unten herauf (Ders. a. a. O.).

Wiederholte, scharfe Stiche im linken Hoden (n 7 St.) (Ders. a. a. O.).

* * *

(170) Nieſsen (n. 28 St.) (*Haynel*, a. a. O.).

Er schnaubt oft Blut aus (*Groſs*, a. a. O.).

Früh, nach Aufstehen aus dem Bette, bei geringem Schnauben, Nasenbluten, 2 Tage lang (*Haynel*, a. a. O.).

Nasenbluten, besonders wenn er sich erhitzt (n. 70 St.) (*Groſs*, a. a. O.).

Ein drückendes Stechen auf der linken Seite der Luftröhre, dicht unter dem Kehlkopfe, welches beim Schlucken sich verschlimmert (n. 3½ St.) (*Hartmann*, a. a. O.).

(175) Heiserkeit und Flieſsschnupfen (gegen Abend) (n. 11 St.) (*Langhammer*, a. a. O.).

Stockschnupfen, mit anhaltenden Kopfschmerzen, wie Stockschnupfen gewöhnlich ist (n. 48 St.) (Ders. a. a. O.).

Stockschnupfen, ohne Nieſsen, mit Schleime im Rachen, der zum Räuspern nöthigte, aber nicht ausgeräuspert werden konnte (n. 26 St.) (Ders. a. a. O.).

Beobachtungen Andrer.

Stockschnupfen, welcher in freier Luft durch Niesen zu Fliesschnupfen wird (n. 10 St.) (Ders. a. a. O.).

Früh, fliesender Schnupfen (n. 70 St.) (Ders. a. a. O.).

(180) Oefterer Schnupfenfluss (n. 2 St.) (Ders. a. a. O.).

Früh, beim Aufstehen, Husten, wie durch scharfe Genüsse erregt (n. 25 St.) (Ders. a. a. O.).

Auf der Mitte der Brust, ein starkes Drücken, wie von einem schweren Körper, was dem Athmen nicht hinderlich ist (im Sitzen) (n. ½ St.) (*Hartmann*, a. a. O.).

Spannen von der ersten falschen Ribbe an bis zur Achselhöhle linker Seite, vorzüglich beim Aufheben des Arms (n. 1 St.) (*Wislicenus*, a. a. O.).

In der rechten Brust, ein kriebelndes Stechen (n. 3 St.) (*Franz*, a. a. O.).

(185) Drückende, stumpfe Stiche in der linken Brustseite, sich gleich bleibend beim Ein- und Ausathmen (n. 1 St.) (*Wagner*, a. a. O.).

Mehre, klopfende Stiche auf der linken Brustseite (n. 2 St.) (Ders. a. a. O.).

Starke, stumpfe, absetzende Stiche in der Brust, von der linken Achselhöhle nach innen (n. 12 St.) (*Gross*, a. a. O.).

Kneipender Schmerz in der Gegend der fünften und sechsten Ribbe (*Wislicenus*, a. a. O.).

Bohrender Druck über der Herzgrube (n. 40 St.) (Ders. a. a. O.).

(190) In der linken Brustseite, dicht neben der Herzgrubengegend, eine Empfindung, als ob er sich verrenkt, oder durch Heben einer grossen Last sich Schaden gethan (verhoben) hätte (n. 6½ St.) (*Hartmann*, a. a. O.).

In der rechten Brust, unter dem Arme, ein Zerschlagenheits-Schmerz (n. 3½ St.) (*Franz*, a. a. O.).

Drückender Schmerz im Kreuze, beim Bücken (Ders. a. a. O.).

Beobachtungen Andrer.

Drückende Stiche vom Kreuzknochen an bis in die Seite des Beckens (n. 7 St.) (*Wagner*, a. a. O.).

Auf der rechten Seite, dicht neben dem Kreuzknochen, ein ruckweises, brennendes Stechen, welches, nach starkem Reiben auf dieser Stelle, ganz verschwand (n. 3¾ St.) (*Hartmann*, a. a. O.).

(195) Beim Gehen, heftige, stichartige Rückenschmerzen links an den Lendenwirbeln hin, durch Sitzen nicht zu ändern (n. 10 St.) (*Langhammer*, a. a. O.).

Drückende Stiche im Rücken (n. 3 St.) (*Wagner*, a. a. O.).

Brennend stechende Schmerzen im Rücken, zwischen den Schulterblättern, im Sitzen (n. 13 St.) (Ders. a. a. O.).

Abends, gleich nach dem Niederlegen, Rückenschmerzen, wie von anhaltendem Bücken (n. 66 St.) (*Langhammer*, a. a. O.).

Beim Sitzen, schmerzhaftes Ziehen im Kreuz- und Steifsbeine und in den Oberschenkeln, welches ihn, nach anhaltendem Sitzen, am geraden Stehen hindert (n. 4 St.) (*Wislicenus*, a. a. O.).

(200) Plötzlicher, klammartiger Schmerz im Kreuze, wenn er, nach langem Stehen auf einer Stelle, die Füfse versetzt; der Körper will umsinken (n. 6 Tagen) (Ders. a. a. O.).

Empfindung im Rückgrate, als ob eine grofse Schlagader daselbst pulsire, im Sitzen (n. 6¾ St.) (*Hartmann*, a. a. O.).

Steifheits-Empfindung im Rückgrate, wie nach langem Gebücktstehen (n. 13 St.) (Ders. a. a. O.).

Spitzige Stiche zwischen den Schulterblättern (n. ½ St.) (*Haynel*, a. a. O.).

Schmerzhaftes Stechen vorne auf der rechten Schulter, nahe am Schlüsselbeine, mit dumpfem Reifsen verbunden (n. 5 St.) (*Franz*, a. a. O.).

Beobachtungen Andrer.

(205) Ziehende Stiche im rechten Schultergelenke und der rechten Ellbogenbeuge (*Haynel*, a. a. O.).

Lähmiges Gefühl in den Armen, als hätte er eine zu schwere Last gehoben (n. 8 St.) (*Wislicenus*, a. a. O.).

Oefterer, lähmiger Schmerz in der Mitte der Muskeln des linken Oberarms, in Ruhe und Bewegung (n. 1¼ St.) (*Langhammer*, a. a. O.).

Stiche auf dem rechten Oberarme, in allen Lagen bemerkbar, welche bei Berührung vergehen (n. 1¼ St.) (Ders. a. a. O.).

Zerschlagenheits-Schmerz in den Oberarmen, als wenn sie blau geschlagen wären (*Hempel*, a. a. O.).

(210) Stechender Schmerz, wie mit einer stumpfen Spitze, im rechten Deltamuskel, beim Gehen im Freien (*Haynel*, a. a. O.).

Stechen, wie Nadelstiche, vorzüglich an der Aufsenseite des linken Ellbogens, in allen Lagen gleich, beim Anfühlen schnell verschwindend (n. ½ St.) (*Langhammer*, a. a. O.).

Bohrender Schmerz an den Ellbogengelenken (n. 5 Tagen) (*Wislicenus*, a. a. O.).

Schwere in den Vorderarmen (n. 5 St.) (Ders. a. a. O.).

Schründender Schmerz am rechten Vorderarme (*Franz*, a. a. O.).

(215) An der Aufsenseite des rechten Vorderarms, ein reifsender Stich, von Zeit zu Zeit (n. 3½ St.) (*Hartmann*, a. a. O.).

Im linken Vorderarme, ein stechendes Reifsen auf der innern Seite, von der Hand bis zum Ellbogengelenke (n. 3½ St.) (Ders. a. a. O.).

Zerschlagenheits-Schmerz in den Ellbogen- und Handwurzel-Gelenken, als wären sie zertrümmert und mürbe (n. 42 St.) (*Wislicenus*, a. a. O.).

Ein brennend stechender Schmerz gleich über der rechten Handwurzel (n. 6 St.) (*Wagner*, a. a. O.).

Beobachtungen Andrer.

Trockenheits-Gefühl an den Händen (n. 26 St.) (*Wislicenus*, a. a. O.).

(220) Beim Schreiben, Zittern der Hände, wie von Altersschwäche (n. 20 St.) (*Langhammer*, a. a. O.).

Stechen hinter dem Mittelgelenke des Mittelfingers, als wäre ein Dorn da hinein gestochen, am schmerzhaftesten beim Einbiegen der Finger (n. 16 St.) (*Wislicenus*, a. a. O.).

Heftiges, klammartiges Drücken an der linken Hand, zwischen dem kleinen und dem Gold-Finger an ihren innern Seiten, mit Hitzempfindung aller Finger dieser Hand, während die linke Mittelhand und die ganze rechte Hand eiskalt waren (n. 2½ St.) (*Hartmann*, a. a. O.).

Kriebeln in den Fingerspitzen der drei mittelsten Finger der linken Hand, wie von Eingeschlafenheit (n. 14 St.) (Ders. a. a. O.).

Stechendes Reifsen am kleinen Finger (*Fr. Hahnemann*).

(225) Flüchtige, brennende Stiche an den Untergliedmafsen, die sich allenthalben hin in denselben ausbreiteten (n. 28 St.) (*Langhammer*, a. a. O.).

Schmerzhafte Schlaffheit in den beiden Hüftgelenken, als wären die Gelenkkapseln zu schlaff und zu schwach, als dafs sie den Körper tragen könnten, blofs beim Stehen (nicht im Gehen), bei Schwachheit des ganzen Körpers (n. 12 Tagen) (*Haynel*, a. a. O.).

(Abends) Schmerz im linken Oberschenkel, beim Gehen, als wollte er zusammenbrechen (n. 10 Tagen) (*Wislicenus*, a. a. O.).

Scharrige, schründende Empfindung an der innern Seite des rechten Oberschenkels (*Franz*, a. a. O.).

Der rechte Ober- und Unterschenkel schmerzt, wie ausgerenkt, wenn das Bein hinterwärts

Beobachtungen Andrer.

beim Gehen starrd und eben nachgezogen werden sollte (*Fr. Hahnemann*).

(230) Kurz abgebrochene, brennend beifsende Stiche neben der innern Kniekehlsenne (*Haynel*, a. a. O.).

An der vordern Seite des linken Kniees, ein anhaltend brennend beifsender Stich (n. 25 St.) (Ders. a. a. O.).

In der linken Kniekehle, ein lang anhaltendes Brennen, als ob ein Ausschlag da entstehen sollte (n. 25 St.) (Ders. a. a. O.).

Anhaltende, ätzende Stiche in der Haut der rechten Kniescheibe, mit fipperndem Zucken der Haut während des Stichs (n. ½ St.) (Ders. a. a. O.).

Klemmend drückender Schmerz unter und neben der Kniescheibe, bei Biegung und Ausstreckung des rechten Unterschenkels (n. 7½ St.) (*Hartmann*, a. a. O.).

(235) Ein dumpf klopfender Schmerz an der äufsern Seite des Kniees, im Sitzen, beim Gehen aber vermehrt (n. 6 St.) (*Wagner*, a. a. O.).

An der innern Seite des Kniees, ein schmerzhaftes Drücken nach innen, im Sitzen (n. 2¼ St.) (Ders. a. a. O.).

Klammartiger Schmerz über dem linken Knie, beim Sitzen (n. 46 St.) (*Wislicenus*, a. a. O.).

Unter dem Knie, Empfindung, als würde mit einem feinen Messer hinein geschnitten; ein grobes Stechen (*Franz*, a. a. O.).

Zerschlagenheits-Schmerz in den Unterschenkeln (*Hempel*, a. a. O.).

(240) Absetzendes Kneipen in den Waden (n. 4 Tagen) (*Wislicenus*, a. a. O.).

Mattigkeit des linken Unterschenkels, im Sitzen, welche beim Gehen in eine schneidende Empfindung in den Wadenmuskeln überging, die sich nachher im Sitzen ruckweise erneuerte (n. 3 St.) (*Hartmann*, a. a. O.).

Beobachtungen Andrer.

Scharf ziehender Schmerz am innern linken Fufsknöchel, der sich von da allmälig bis in die Wade verbreitet (n. 21 St.) (*Langhammer*, a. a. O.).

Oefterer, betäubender Schmerz am innern rechten Fufsknöchel (n. 1½ St.) (Ders. a. a. O.).

Feine Stiche auf dem äufsern Knöchel des rechten Fufses (n. 4 Tagen) (*Wislicenus*, a. a. O.).

(245) Neben dem äufsern Knöchel des rechten Fufses, ein brennender, anhaltender Stich, in der Ruhe (n. 28 St.) (*Haynel*, a. a. O.).

Schnell auf einander folgende, feine, höchst empfindliche Stiche, wie Mückenstiche, in der Gelenkbeuge des rechten Unterfufses (Ders. a. a. O.).

Auf dem linken Fufsrücken, am Gelenke, während des Gehens, eine Art Schneiden, mit nachgängiger Wärmeempfindung (*Franz*, a. a. O.).

Auf der innern Seite des rechten Fufsrückens, ein wohllüstiges Jücken (n. 1 St.) (*Langhammer*, a. a. O.).

Klammartiges Ziehen im flechsichten Theile des vordern Gliedes der grofsen rechten Zehe, mit Wärmeempfindung, weniger fühlbar im Gehen, als im Sitzen (n. 3 St.) (*Franz*, a. a. O.).

(250) Absetzendes Kneipen neben dem Mittelfufsknochen der kleinen Zehe (n. 3 Tagen) (*Wislicenus*, a. a. O.).

Sitzend und gehend, Gefühl von Müdigkeit in der rechten Fufssohle, wie nach einer weiten Fufsreise und wie zerschlagen (n. 6 St.) (*Langhammer*, a. a. O.).

Kriebelndes Zucken in den Fufssohlen, wie nach starkem Gehen (n. 4 Tagen) (*Wislicenus*, a. a. O.).

Wohllüstiges Jücken unter den Zehen des rechten Fufses, in allen Lagen bemerkbar (n. 10½ St.) (*Langhammer*, a. a. O.).

Beobachtungen Andrer.

Schnell vorübergehendes, heftiges Stechen in der linken Fuſssohle, nahe an die groſse Zehe hin (n. 2½ St.) (Ders. a. a. O.).

(255) Die Hühneraugen brennen (n. 5 Tagen) (*Wislicenus*, a. a. O.).

Steifheit und Schwere in allen Gliedern (Ders. a. a. O.).

Groſse Müdigkeit und Zerschlagenheit des Körpers, mit Widerwillen gegen Bewegung, Nachmittags (n. 11 St.) (*Wagner*, a. a. O.).

Groſse Mattigkeit in allen Gliedern, Nachmittags, im Sitzen (n. 13 St.) (*Langhammer*, a. a. O.).

Mehrmalige Schläfrigkeit im Sitzen, ohne Mattigkeit (n. 4½ St.) (Ders. a. a. O.).

(260) Gefühls-Täuschung, als wenn der ganze Körper sehr dünn und zart sey und jedem Angriffe weichen müsse, gleichsam als wenn der Zusammenhang des Körpers der Gefahr der Trennung sehr ausgesetzt und eine solche Auflösung zu befürchten wäre (*Hempel*, a. a. O.).

Nachmittags, ungeheuere Schläfrigkeit; die Augen fielen ihm zu, im Sitzen (n. 14 St.) (*Langhammer*, a. a. O.).

Gegen Abend, Schläfrigkeit, ohne schlafen zu können (n. 9½ St.) (Ders. a. a. O.).

Früh hat er nicht ausgeschlafen, ist unaufgelegt zum Aufstehen und verdrieſslich, müde und marode (n. 38 St.) (*Franz*, a. a. O.).

Erquickender Schlaf*) (n. 24 St.) (*Langhammer*, a. a. O.).

(265) Lange Träume, durch das Abendgespräch veranlaſst, mit tiefem Nachsinnen; er stützt sich bei angeschuldigten Verbrechen auf sein gutes Gewissen (*Wislicenus*, a. a. O.).

Unruhiger Schlaf, mit Träumen (n. 68 St.) (*Langhammer*, a. a. O.).

*) Gegenwirkung des Organism's, Heilwirkung.

Beobachtungen Andrer.

Schreckende Träume, worüber er aufwacht, mit Hitzempfindung im Körper (*Wagner*, a. a. O.).

Unruhige Nacht; er wachte oft auf und fiel aus einem Traume in den andern, mit Samenergufs (Ders. a. a. O.).

Beim Einschlafen, ein ängstliches Traumbild; da fühlt er einige stumpfe Stöfse in der linken Seite, erwacht und schnappt nach Luft (n. 18 St.) (*Wislicenus*, a. a. O.).

(270) Unruhiger Schlaf, mit geruchlosem Schweifse (n. 48 St.) (*Langhammer*, a. a. O.).

Sobald er die Nacht einschläft, tritt an allen bedeckten Theilen ein angenehmer, warmer Schweifs hervor, welcher beim Erwachen verschwindet, und diefs erfolgt die Nacht öfters (*Grofs*, a. a. O.).

Durst, früh beim Aufstehen, ohne Hitze (*Wislicenus*, a. a. O.).

Der Puls ist schwach und fällt bis unter 60 Schläge (n. 4 Tagen) (Ders. a. a. O.).

Schnelle Gesichtshitze und Röthe (n. 1 St.) (*Langhammer*, a. a. O.).

(275) Uebersteigende Hitze des Gesichts, ohne Durst, während die Hände und der übrige Körper nur warm waren (n. ½ St.) (Ders. a. a. O.).

Gesichtshitze und Röthe, ohne Durst, im Sitzen (n. 3 St.) (Ders. a. a. O.).

Anhaltende Hitzempfindung des ganzen Gesichts, ohne Veränderung der Farbe und ohne Durst, während die Fingerspitzen kalt, die übrige Hand lauwarm und der ganze übrige Körper heifs anzufühlen war (n. ¾ St.) (Ders. a. a. O.).

Im Gesichte, brennende Hitzempfindung, welche aber weder wirkliche Hitze, noch Röthe, noch Schweifs hervorbringt, bei eiskalten Händen, übrigens aber mäfsig warmem Körper (n. 2 St.) (*Hartmann*, a. a. O.).

Beobachtungen Andrer.

Anschwellung der Adern an den Schläfen und Händen (in der Ruhe), ohne Hitze (n. 18 St.) (*Langhammer*, a. a. O.).

(280) Die Fingerspitzen sind eiskalt, wie abgestorben, während die übrige Hand, das Gesicht und der übrige Körper heiſs anzufühlen sind, ohne Durst (n. ½ St.) (Ders. a. a. O.).

Den ganzen Abend, eine angenehme Wärme über den ganzen Körper, mit kalten Fingern, besonders der linken Hand, ohne Durst; dabei zugleich Empfindung, als wenn Gänsehaut und ein leiser Schauder den Körper überliefe (n. 3½ St.) (*Franz*, a. a. O.).

Warme Hände, mit aufgetretenen Adern, während das Gesicht kalt, die Stirne aber heiſs ist (n. 12 St.) (*Langhammer*, a. a. O.).

Schüttelfrost über den ganzen Körper, ohne äuſserlich fühlbare Kälte desselben (n. 2 St.) (*Hartmann*, a. a. O.).

Schauder läuft ihm von Zeit zu Zeit über den Rücken (n. 32 St.) (*Wislicenus*, a. a. O.).

(285) Kälte im Rücken, durch Ofenwärme nicht zu mindern (*Haynel*, a. a. O.).

Bei (geringer) Entblöſsung des Körpers in warmer Luft, Schauder durch und durch, mit oder ohne Gänsehaut, während Hände und Gesicht warm waren (n. 1½ St.) (*Langhammer*, a. a. O.).

Angekleidet, bekommt er einen öftern Schauder durch den ganzen Körper, ohne Gänsehaut (n. 2½ St.) (Ders. a. a. O.).

Schüttelfrost mit vielem Gähnen; die warme Luft kommt ihm kalt vor, und die Sonne scheint keine Kraft zu haben, ihn zu erwärmen (n. 3 St.) (*Wislicenus*, a. a. O.).

Uebelkeit und Erbrechen, und nach dem Erbrechen mehrmaliger Schüttelfrost, mit Schwere in den Ober- und Untergliedmaſsen und Reiſsen im Hinterhaupte (*Fr. Hahnemann*).

Beobachtungen Andrer.

(290) Auch entkleidet, Blutandrang nach dem Kopfe, mit im Gesichte ausbrechendem Schweifse und Durste nach kaltem Getränke (n. 11½ St.) (*Langhammer*, a. a. O.).

Nach gelinder Hitze, überlaufender Frost, mit eiskalten Händen, Abends (n. 5 bis 6 St.) (*Franz*, a. a. O.).

Hitze mit Durst, ohne Frost, weder vor-, noch nachher, und dabei Aufgelegtheit des Geistes (n. 1, 4 St.) (Ders. a. a. O.).

Während der Fieberwärme hatte er hellere Gedanken und war zu Allem wohl aufgelegt (n. 3½ St.) (Ders. a. a. O.).

Mürrisch, erzürnt über unschuldigen Spafs (*Wislicenus*, a. a. O.).

(295) Verdriefslichkeit, wenn nicht alles nach seinem Willen geht (Ders. a. a. O.).

Das Gehen ist ihr überleicht; es ist ihr, als wenn ihr Körper von Flügeln getragen würde; sie lief mehre Meilen in ungemein kurzer Zeit und mit ungewöhnlicher Aufgeräumtheit (sogleich) (*Fr. Hahnemann*).

Gute Laune*) (n. 15 St.) (*Langhammer*, a. a. O.).

Heitere Gemüthsstimmung, ohne Ausgelassenheit*) (n. 7 St.) (Ders. a. a. O.).

Lust, zu sprechen*) (n. 16 St.) (Ders. a. a. O.).

(300) Zerstreutheit, Unstetigkeit und Neigung, bald diefs, bald jenes zu verrichten (n. 6 St.) (Ders. a. a. O.).

* *, *) Alle drei Symptome waren heilende Gegenwirkung des Organism's.

Löwenzahn (Leontodon Taraxacum).

(Der frisch ausgepreſste Saft der ganzen, noch nicht völlig blühenden Pflanze, mit gleichen Theilen Weingeist gemischt.)

Auch diese Pflanze ist, wie viele andere, bloſs aus theoretischen Voraussetzungen, in ungeheurer Menge bei Krankheiten gemiſsbraucht worden, als ein allgemeiner, alltäglicher Scherwenzel.

Nämlich in allen Krankheiten, von denen der Alles, selbst das Innere der kranken Natur durchschauen zu können, sich vermessende, sogenannte praktische Blick nicht sah, was er aus ihnen machen sollte, so wie in allen denen, welche zu irgend einem Namen in der Pathologie nicht passen wollten, wurden zähe, verdickte Säfte und Verstopfungen der feinen, namenlosen Gefäſse im Innern des Körpers, die Niemand sehen konnte, theoretisch postulirt, um nach dieser phantastischen Annahme den allbeliebten Löwenzahn verordnen zu können, von welchem man schon wegen seines Milchsaftes theoretisch vorausgesetzt hatte, er müsse wie eine Seife wirken, und wie diese allerlei Substanzen im Geschirre chemisch auflöst, so müsse auch der Löwenzahn im Innern des l e b e n d e n Körpers auflösen, was man nur für Zähigkeiten, Verdickungen und Verstocktheiten im kranken Menschen zu erträumen für gut finden würde.

Wären aber je die reinen Kräfte des Löwenzahns in Veränderung des menschlichen Befindens geprüft und so in Erfahrung gebracht worden, welche besondern, krankhaften Zustände er eigenthümlich zu erzeugen fähig sey, und hätte man dann einen reinen, auch nur therapeutischen Versuch mit dieser Pflanze gemacht und sie in irgend einem Krankheitsfalle, allein gebraucht, schnell und dauerhaft heilend gefunden, so würde man bei Vergleichung des vollständig mit allen seinen Symptomen aufgezeichneten Bildes der durch dieses Mittel geheilten Krankheit mit den Krankheits-Symptomen, welche Löwenzahn im gesunden Körper zu erregen pflegt, eingesehen und sich überzeugt haben, dafs diefs Kraut einzig wegen seiner, dem Krankheitsfalle ähnlichen Symptomen helfen und ihn daher nach dem ewigen, homöopathischen Naturgesetze nicht ungeheilt lassen konnte, eben deshalb aber auch in solchen Krankheitszuständen nicht helfen könne, deren ähnliche der Löwenzahn von selbst hervorzubringen nicht fähig ist.

Diese einleuchtende Erscheinung würde sie von ihrer erträumten Indication eines angeblichen Auflösens innerer, nicht vorhandener, pathologischer Verstopfungs-Ungeheuer bekehrt haben, wenn sie zu bekehren wären.

Etwas werden beigehende, reine Krankheits-Symptome des, hiemit immer noch nicht ausgeprüften, Löwenzahns zu einer solchen Bekehrung von diesem pathologisch-therapeutischen Selbstbetruge beitragen können. Sie werden noch mehr vermögen, nämlich im voraus uns lehren, in welchen Krankheitsfällen dieser Pflanzensaft ein gewifs helfendes

Heilmittel seyn werde und seyn müsse, um die Kranken, für welche er unpassend (unhomöopathisch) ist, nicht, wie bisher, vergeblicher und schädlicher Weise mit seinem Gebrauche in grofsen Gaben quälen zu dürfen.

Wo dieses Kraut mit homöopathischer Aehnlichkeit pafst, bedarf man kaum eines einzigen Tropfens des angegebenen Saftes zur Gabe, um Heilung zu bewirken, des Saftes, sage ich, welcher nicht, wie oft das fabrikmäfsig bereitete Extract, durch vieles Rühren im kupfernen Kessel mit diesem Metalle verunreinigt ist.

Löwenzahn.

Beobachtungen Andrer.

Schwindel beim Gehen im Freien, wie trunken; bald fiel der Kopf auf die linke, bald auf die rechte Seite zu (n. 2¼ St.) (*Chr. Fr. Langhammer*, in zwei Aufsätzen).

Beim Gehen im Freien, unfester Tritt und Schwindel, als wolle er vor sich hinfallen (n. 10 St.) (Ders. a. a. O.).

Beim Gehen im Freien, grofse Benommenheit und Duseligkeit des Kopfs; wie schwindlicht deuchtet er sich zu taumeln (*Carl Franz*, in einem Aufsatze).

Bald Zusammenziehen und Wirbeln über der Nase in der Stirne, wie Schwindel, bald Empfindung, als würde das Gehirn hier und da ausgedehnt, schmerzlos (Ders. a. a. O.).

(5) Empfindung im Kopfe, als würde das Gehirn von allen Seiten durch einen weichen Druck zusammengeschnürt (Ders. a. a. O.).

Beim Gehen im Freien, drückend krabbelnder Schmerz in der Stirne, der sich von der Mitte derselben weiter ausbreitet, als wenn etwas Lebendiges darin wäre (n. 4 St.) (*Langhammer*, a. a. O.).

Eine aus Drücken und Jücken zusammengesetzte Empfindung im Kopfe (*Salom. Gutmann*, in einem Aufsatze).

Drücken tief unten im Hinterkopfe und Schwere desselben (n. 9½ St.) (Ders. a. a. O.).

Kopfschwere mit Hitze und Röthe des Gesichts (Ders. a. a. O.).

Beobachtungen Andrer.

(10) Im Vorderkopfe, drückender Schmerz nach der Stirne heraus (Ders. a. a. O.).

Drückend betäubender Schmerz an der Stirne, wie nach einem Rausche (n. 1 St.) (*Langhammer*, a. a. O.).

Drückender Schmerz in der rechten Schläfe (n. 35 St.) (*Gutmann*, a. a. O.).

Aufwärts gehender, brennend drückender Kopfschmerz (Ders. a. a. O.).

Drückender Kopfschmerz von innen nach aufsen (n. 2½ St.) (Ders. a. a. O.).

(15) Schwere im Hinterkopfe, welche jedesmal beim Bücken vergeht und sich beim Aufrichten und Geradehalten des Kopfs erneuert und dann am schlimmsten ist (Ders. a. a. O.).

Im Sitzen, drückend betäubender Schmerz in der ganzen Stirne, so dafs er beim Lesen unbesinnlich ward und nicht wufste, wo er war, verbunden mit Uebelkeit; nur an der freien Luft ward's ihm besser (n. 1¾ St.) (*Langhammer*, a. a. O.).

Anhaltend drückender Schmerz auf der Stirne (n. 4 St.) (*Gutmann*, a. a. O.).

Ziehend drückender Kopfschmerz in der Schläfe (*Franz*, a. a. O.).

Im Stehen, ziehend drückender Schmerz auf dem Stirnbeine (Ders. a. a. O.).

(20) Beim Sitzen, ziehender Schmerz an der linken Schläfe, der im Gehen und Stehen aufhört (n. 5 St.) (*Langhammer*, a. a. O.).

Im Gehen, reifsender Schmerz im Hinterhaupte, welcher beim Stillstehen vergeht (*Franz*, a. a. O.).

Beim Gehen, Reifsen am Hinterkopfe, äufserlich (Ders. a. a. O.).

Stechendes Reifsen im Hinterhaupte, hinter dem rechten Ohre (Ders. a. a. O.).

Schnell auf einander folgende, reifsende Stiche an der linken Stirnseite (*Langhammer*, a. a. O.).

Beobachtungen Andrer.

(25) Ein anhaltender Stichschmerz in der linken Seite des Kopfs (6 Stunden lang) (*Rosazewsky*, in einem Aufsatze).

Beim Sitzen, Nadelstiche in der linken Schläfe, welche im Stehen aufhören (n. 1½ St.) (*Langhammer*, a. a. O.).

Beim Gehen im Freien, ein heftiger, anhaltender Stich in der linken Schläfegegend, welcher beim Stehen nachliefs (n. 38 St.) (Ders. a. a. O.).

Scharfe Stiche, links, äufserlich auf der Stirne, welche beim Befühlen nicht nachlassen (n. 13 St.) (Ders. a. a. O.).

Stumpf stechender Druck auf der Stirne (n. ½ St.) (*Gutmann*, a. a. O.).

(30) Ein Blüthchen auf dem Haarkopfe rechter Seite, über der Schläfe, welches bei Berührung schmerzt, als ob die Stelle unterköthig wäre (n. 15 St.) (*Langhammer*, a. a. O.).

Die vordere Haut des Haarkopfs spannt, als wenn sie straff auf den Scheitel befestigt wäre (*Ernst Kummer*, in einem Aufsatze).

Ein Blüthchen in der Mitte der Haare der linken Augenbraue, bei Berührung drückend schmerzend (n. 27 St.) (*Langhammer*, a. a. O.).

Verengerte Pupillen (n. 4 St.) (Ders. a. a. O.).

Erweiterte Pupillen (n. 26 St.) (Ders. a. a. O.).

(35) Früh beim Erwachen, von Eiter zugeklebte Augenlider, mehre Tage lang (*Kummer*, a. a. O.).

Eine Art Augenentzündung; die Augen vertragen das Augenlicht nicht und sind beständig wässerig, mit einem Drucke am rechten obern Augenlide, als ob da etwas sey, was er wegzuwischen sich vergebens bemüht (Ders. a. a. O.).

Augenbutter mehr früh, als am Tage (Ders. a. a. O.).

Brennen im linken Augapfel (n. 11½ St.) (*Gutmann*, a. a. O.).

Heftiges Brennen im rechten Augapfel nach dem innern Winkel zu (Ders. a. a. O.).

Beobachtungen Andrer.

(40) Brennendes, feines Sticheln in beiden linken Augenlidern (n. ½ St.) (Ders. a. a. O.).

Stechend brennender Schmerz im linken Augapfel (n. 20 St.) (Ders. a. a. O.).

Ein brennendes Stechen im linken Augapfel, nach dem äufsern Winkel zu (n. ½ St.) (Ders. a. a. O.).

Scharf stechender Schmerz im rechten Auge (Ders. a. a. O.).

Scharfes Drücken, wie von einem Sandkorne, im rechten innern Augenwinkel, mit Empfindung, als wären da die Augenlider geschwollen (*Franz*, a. a. O.).

(45) (Abends, Schwerhörigkeit; es liegt ihm vor den Ohren; er hört nur dumpf) (Ders. a. a. O.).

Einwärts-Drücken im Innern des linken Ohres (*Gutmann*, a. a. O.).

Zirpen im linken Ohre, wie von Grashüpfern (n. 33 St.) (*Langhammer*, a. a. O.).

Im äufsern Gehörgange, Reifsen, und hinter dem Aste des Unterkiefers, scharfes Drücken (*Franz*, a. a. O.).

Stiche hinter dem Ohre, mit Reifsen an der Seite des Halses herab (Ders. a. a. O.).

(50) Im rechten Ohre, ein Stechen von innen heraus, was jedesmal wieder einwärts wich (*Gutmann*, a. a. O.).

Jückend brennendes Stechen im rechten Ohre (Ders. a. a. O.).

Ziehender Schmerz am äufsern Ohre (n. 5 St.) (*Langhammer*, a. a. O.).

Ein scharfer Druck in der rechten Wange (n. ½ St.) (*Gutmann*, a. a. O.).

Ein drückender Stich im Backen (Ders. a. a. O.).

(55) Ein eiterndes Blüthchen oben am linken Backen, mit rothem Umfange, was beim Berühren nagend schmerzt (n. 24 St.) (*Langhammer*, a. a. O.).

Ein eiterndes Blüthchen am rechten Nasenflügelwinkel (n. 8 St.) (Ders. a. a. O.).

Beobachtungen Andrer.

Zweimaliges Nasenbluten aus dem linken Nasenloche, Mittags vor dem Essen (n. 30 St.) (Ders. a. a. O.).

Die Oberlippe springt in der Mitte auf (n. 6 St.) (*Kummer*, a. a. O.).

Ein eiterndes Blüthchen am rechten Mundwinkel (n. 49 St.) (*Langhammer*, a. a. O.).

(60) Plötzliches Jücken unter dem Kinne (n. 1 St.) (Ders. a. a. O.).

In der Gegend der untern Ohrdrüse und an den Halsmuskeln und vom Brustbeine bis zum Zitzfortsatze, ein empfindlicher Schmerz bei Bewegung des Kiefers und des Halses (*Kummer*, a. a. O.).

Zucken unten, auf der Seite des Halses (n. 15 St.) (*Gutmann*, a. a. O.).

Scharfe, bohrende Stiche in der linken Seite des Halses von innen heraus, einige Minuten lang (sogleich) (Ders. a. a. O.).

Drückendes Zucken in den Nackenmuskeln, hinter dem linken Ohre (n. 3½ St.) (Ders. a. a. O.).

(65) Stechen links im Nacken, wie von einer etwas stumpfen Nadel, beim Stehen, was beim Niedersetzen verging (n. 1½ St.) (*Langhammer*, a. a. O.).

Drückendes Stechen im Nacken (*Gutmann*, a. a. O.).

Drückender Schmerz, wie Stöfse, in zwei Schneidezähnen, mehr in der Krone (Ders. a. a. O.).

Aus den hohlen Zähnen der rechten Seite fliefst Blut (was sauer schmeckt) (*Kummer*, a. a. O.).

Beim Kauen der Speisen, Gefühl in den Zähnen, als wären sie von sauerm Obste abgestumpft (n. 37 St.) (*Langhammer*, a. a. O.).

(70) Ziehender Schmerz in den hohlen Zähnen der rechten Seite, welcher sich an dem Backen heraufzieht bis an den Augenbraubogen (*Kummer*, a. a. O.).

Brennendes Stechen in der linken Seite der Zunge (n. 9 St.) (*Gutmann*, a. a. O.).

Beobachtungen Andrer.

Weiſs belegte Zunge (n. 2½ St.) (*Langhammer*, a. a. O.).

Weiſs belegte Zunge, welche sich stellenweise nach und nach abschält (n. 11½ St.) (Ders. a. a. O.).

Die Zunge wird überzogen mit einer weiſsen Haut, unter Rohheits-Empfindung daran, worauf sie sich stückweise abschält und dunkelrothe, zarte, sehr empfindliche Stellen zurückläſst (n. 34 St.) (Ders. a. a. O.).

(75) Früh, beim Erwachen, eine ganz trockne, braun belegte Zunge (*Kummer*, a. a. O.).

Zusammenfluſs des Speichels im Munde, und Gefühl, als würde der Kehlkopf zugedrückt (n. 31 St.) (*Langhammer*, a. a. O.).

Schweres Schlingen; eine Art Drücken, wie von innerer Geschwulst im Halse (*Gutmann*, a. a. O.).

Scharfes Drücken an die vordere Wand des Schlundes und Kehlkopfs, auſser dem Schlingen, welches zum Husten reizt, aber beim Schlingen vergeht (*Franz*, a. a. O.).

Im Munde läuft Wasser zusammen von säuerlichem Geschmacke (*Kummer*, a. a. O.).

(80) Der ausgeracksete Schleim schmeckt ganz sauer und stumpft die Zähne (n. 3, 4 St.) (Ders. a. a. O.).

Trockenheit und Stechen im Halse (*Franz*, a. a. O.).

Trockenheits-Empfindung im Rachen und ein bitterer Schleim daselbst, welcher die Sprache heiser macht (Ders. a. a. O.).

Die Butter schmeckt an der Zungenspitze widerlich, salzigsauer; am Gaumen aber schmeckt sie wie gewöhnlich (*Kummer*, a. a. O.).

Das Fleisch, besonders aber die Bratenbrühe, schmeckt ihm ganz sauer, wenn sie mit der Zungenspitze in Berührung kommt (Ders. a. a. O.).

Beobachtungen Andrer.

(85) Vor dem Essen, bitterlicher Geschmack im Munde; die Speisen aber schmecken natürlich (*Langhammer*, a. a. O.).

Ein bittrer Geschmack steigt im Schlunde zu dem Munde heran (*Franz*, a. a. O.).

Der Rauchtabak schmeckt nicht, macht Brennen im Halse, fast wie Soodbrennen, und versetzt den Athem; durch Trinken vergeht es wieder (*Kummer*, a. a. O.).

Bittres Aufstoſsen und Schlucksen (*Franz*, a. a. O.).

Leeres Aufstoſsen, welches mehre Tage anhielt und vorzüglich nach Trinken kam (n. ½ St.) (*Kummer*, a. a. O.).

(90) Uebelkeit, mit Aengstlichkeit verbunden, im Sitzen, welche im Stehen vergeht (n. 2½ St.) (*Langhammer*, a. a. O.).

Uebelkeit, wie von Ueberladung mit fetten Speisen; er glaubte, sich erbrechen zu müssen, bei drückend betäubendem Schmerze in der Stirne — nur an der freien Luft ward es ihm besser (n. 1¾ St.) (Ders. a. a. O.).

Weichlichkeit und Uebelkeit im Schlunde (n. 2¾ St.) (Ders. a. a. O.).

Nach dem Essen, groſse Frostigkeit, und vorzüglich nach dem Trinken (*Franz*, a. a. O.).

Unschmerzhafte Bewegung und Knurren im Unterleibe (*Kummer*, a. a. O.).

(95) Kollern in der Nabelgegend, nach der linken Seite zu (*Gutmann*, a. a. O.).

E i n e s c h n e l l e n t s t e h e n d e, a n h a l t e n d e B e w e g u n g i m U n t e r b a u c h e, a l s w e n n B l a s e n d a r i n e n t s t ä n d e n u n d z e r p l a t z t e n (n. 5½ St.) (*Langhammer*, a. a. O.).

Spannen in der Herzgrube und Druck auf den Schwerdknorpel, beim Bücken (*Franz*, a. a. O.).

Drücken unter den Ribben der linken Seite (*Gutmann*, a. a. O.).

Drückender Schmerz in der linken Seite des Unterleibes (Ders. a. a. O.).

Beobachtungen Andrer.

(100) Kneipen im Bauche (n. 1¼ St.) (Ders. a. a. O.).

Bauchweh: Kneipen im Unterleibe, darauf Blähungsabgang (n. 3, 16 St.) (*Langhammer*, a. a. O.).

Anhaltend drückende Stiche in der linken Bauchseite (n. 24, 30 St.) (*Gutmann*, a. a. O.).

Von innen heraus bohrender Schmerz in der Gegend des Nabels, nach der rechten Seite zu (Ders. a. a. O.).

Spannend drückende Stiche in der rechten Bauchseite (Ders. a. a. O.).

(105) Einzelne, heftige und scharfe Stiche theils im linken Oberbauche, theils in der linken oder rechten Bauchseite, theils auch im Unterbauche (n. 14, 31 St.) (Ders. a. a. O.).

Ein starker Stich in der Bauchseite, eine Minute lang anhaltend (*Rosazewsky*, a. a. O.).

Brennende Stiche im linken Unterbauche, nach den Geschlechtstheilen zu (n. 25 St.) (*Gutmann*, a. a. O.).

Druck in der linken Lendengegend von innen nach aufsen (Ders. a. a. O.).

Jückend stechender Schmerz in den rechten Bauchmuskeln (Ders. a. a. O.).

(110) Schmerzloses Gluckern in den Muskeln des linken Unterbauchs (Ders. a. a. O.).

Schmerzgefühl im linken Schoofse beim Gehen, wie verrenkt, was beim Stehen und Berühren sich etwas vermindert (n. 6 St.) (*Langhammer*, a. a. O.).

Kitzelndes Jücken am Mittelfleische, zwischen dem After und den Schamtheilen, was zum Kratzen nöthigt (n. 14 St.) (Ders. a. a. O.).

Wohllüstiges Jücken am Mittelfleische, was zum Kratzen nöthigte, worauf ein fressender Schmerz an dieser Stelle entstand, viele Stunden lang dauernd (n. 32 St.) (Ders. a. a. O.).

Beobachtungen Andrer.

Zum zweiten Male, den ersten Tag, ein schwierig und mit vielem Pressen erfolgender, nicht harter Stuhl (n. 8½ St.) (Ders. a. a. O.).

(115) Zum dritten Male, den ersten Tag, mit vielem Pressen abgehender, weniger harter Stuhl (n. 16 St.) (Ders. a. a. O.).

Stuhl früher, als gewöhnlich und breiicht; das Drängen zum Stuhlgange dauerte aber fort, ohne daſs weiter etwas abging (*Franz*, a. a. O.).

Harndrang ohne Schmerzen (n. 1 St.) (*Langhammer*, a. a. O.).

Häufiges Drängen zum Harnen, mit vielem Urinabgange *) (n. 3 St.) (Ders. a. a. O.).

Häufiger Drang zum Harnen, mit wenigem Urinabgange *) (n. 25 St.) (Ders. a. a. O.).

(120) Kitzel an der Vorhaut, welcher zum Reiben nöthigt (n. 7½ St.) (Ders. a. a. O.).

In der Eichel ein anhaltend bohrender Schmerz (*Gutmann*, a. a. O.).

Ein feiner Stich im linken Hoden (Ders. a. a. O.).

Brennendes Stechen im rechten Hoden (Ders. a. a. O.).

Samenergieſsung eine Nacht um die andre (*Kummer*, a. a. O.).

(125) Langdauernde, unwillkürliche Erectionen (n. 9 Tagen).

*, *) Man sieht aus diesen beiden Symptomen, wovon ersteres die Erstwirkung, das zweite aber die Nachwirkung, oder bleibende Gegenwirkung des Organismus ist, wie verkehrt die gewöhnliche Praxis verfährt, wenn sie durch Löwenzahn langwierige Geschwulsten mit verminderter Harnabsonderung heilen will. Bringet er auch seiner Natur nach anfänglich mehr Harnabgang hervor, so verringert er ihn doch nur um desto mehr in der bleibenden Nachwirkung. Eher würde er dagegen in übrigens zu Löwenzahn paſsenden Arten von krankhaftem Harnfluſse (diabetes) homöopathische Dienste leisten, wo kein miasmatisches Siechthum dem Uebel zum Grunde liegt — wie freilich oft.

Beobachtungen Andrer.

*
* *

Beim Gehen im Freien, öfteres Niefsen (n. 4, 28 St.) *Langhammer*, a. a. O.).

Kitzelnder Reiz zum Hüsteln, in der Gegend des Halsgrübchens, dessen Anfall er jedesmal einige Secunden vorher gewahr ward, was er aber nicht unterdrücken konnte (n. 40 St.) (Ders. a. a. O.).

Ein bohrender und wühlender Schmerz in der rechten Brust, stärker und anhaltender beim Gehen (n. 3 St.) (*Gutmann*, a. a. O.).

Druck in der linken Brustseite unter der Achselgrube (Ders. a. a. O.).

(130) In der rechten Seite der Brust, von der Lebergegend bis in die Brust herauf, auf einer mehr als handgrofsen Fläche, ein Drücken von innen an den Ribben, beim Ausathmen, im Stehen (*Franz*, a. a. O.).

Brennendes Drücken im Brustbeine, beim Ausathmen heftiger, als beim Einathmen (n. $\frac{1}{2}$ St.) (*Gutmann*, a. a. O.).

Ein drückender Stich in der rechten Brust, welcher beim stärkern Ein- und Ausathmen verging; da er aber auf die Stelle drückte, kam er heftiger wieder und verbreitete sich weiter, als ein fortgesetzter Stichschmerz (n. 2 St.) (Ders. a. a. O.).

Ein Stich in die rechte Brustseite (n. 4 St.) (Ders. a. a. O.).

Stumpfes Stechen in der linken Brust (n. 1 St.) (Ders. a. a. O.).

(135) Stechen in der linken Brustseite, nach dem Rücken zu (Ders. a. a. O.).

Im Stehen, einwärts gehende Stiche in der Brust, beim Einathmen (*Franz*, a. a. O.).

Beobachtungen Andrer.

Beim Gehen, anhaltendes Stechen in der rechten Brustseite (*Gutmann*, a. a. O.).

Heftiges Stechen im Brustbeine (n. 6 St.) (Ders. a. a. O).

Stich in der rechten Brust, gleich unter der Achselgrube (n. 1½ St.) (Ders. a. a. O.).

(140) Unter der letzten Ribbe der linken Seite, nach hinten zu, drei heftige Stiche, bei jedem Athemzuge einer (*Kummer*, a. a. O.).

Ein starker Stich in der Gegend der sechsten Ribbe (Ders. a. a. O.).

Heftiges Stechen in der linken Brustseite, an der untersten Ribbe (*Gutmann*, a. a. O.).

Stechen in der rechten Seite des Zwergfells, beim Liegen auf dieser Seite (Ders. a. a. O.).

Am Schulter - Ende des rechten Schlüsselbeins, ein bohrend stechendes Ziehen (*Franz*, a. a. O.).

(145) Zucken in den linken Ribbenmuskeln (*Gutmann*, a. a. O.).

Zucken in den rechten Ribbenmuskeln (n. 14 St.) (Ders. a. a. O.).

Beim stärkern Einathmen, spannender Schmerz in der Gegend des Zwergfells (n. 11 St.) (Ders. a. a. O.).

Drücken im Kreuze (Ders. a. a. O.).

Weicher Druck im Kreuze, beim Stehen (*Franz*, a. a. O.).

(150) Unschmerzhaftes Laufen im Kreuze (*Gutmann*, a. a. O.).

Spannendes Stechen im Rücken, nach der rechten Seite zu (Ders. a. a. O.).

Drückend stechender Schmerz im ganzen Rückgrate, nach der rechten Seite zu, beim Liegen, mit erschwertem Athmen — besonders heftig im Kreuze (Ders. a. a. O.).

Ein anhaltender stumpfer Stich im rechten Schulterblatte, von innen nach aufsen (n. 21 St.) (Ders. a. a. O.)

Beobachtungen Andrer.

Kollern und Gluckern im rechten Schulterblatte (Ders. a. a. O.).

(155) Pulsirendes Klopfen auf der linken Achsel, eine Minute lang (*Kummer*, a. a. O.).

Zucken in der linken Schulterhöhe (*Gutmann*, a. a. O.).

Unschmerzhaftes Kollern auf der linken Schulter, mit Frost über und über (Ders. a. a. O.).

Zucken in den linken Oberarm-Muskeln, äufserer Seite (n. 4 St.) (Ders. a. a. O.).

Fippern im Oberarme (Ders. a. a. O.).

(160) Innerhalb am Oberarme pulsirendes Klopfen, absatzweise (*Kummer*, a. a. O.).

Drückender Schmerz in den linken Oberarm-Muskeln (n. 30 St.) (*Gutmann*, a. a. O.).

Drückender Schmerz auf der innern Seite des linken Arms (Ders. a. a. O.).

Schmerz, wie electrische Schläge auf der äufsern Seite des linken Oberarms (Ders. a. a. O.).

Stechender Schmerz auf der innern Seite des linken Oberarms (Ders. a. a. O.).

(165) Scharfes Stechen an der äufsern Seite des linken Arms (Ders. a. a. O.).

Hinten am Oberarme, eine Reihe empfindlicher, zum Theil heftiger Nadelstiche, die durch Reiben vergehen (*Kummer*, a. a. O.).

Absetzende Stiche an der äufsern Seite zwischen den Ellbogen und der Mitte des rechten Oberarms, in der Ruhe (*Franz*, a. a. O.).

Stechen im rechten Ellbogengelenke (*Gutmann*, a. a. O.).

Feinstechen im linken Vorderarme, in Ruhe und Bewegung (n. 13 St.) (*Langhammer*, a. a. O.).

(170) Scharfe Stiche im rechten Vorderarme, welche bei Berührung vergehen (n. 13 St.) (Ders. a. a. O.).

Zucken in den linken Vorderarm-Muskeln (n. 10 St.) (*Gutmann*, a. a. O.).

Beobachtungen Andrer.

Brennen im rechten Vorderarme (Ders. a. a. O.).

Drückender Schmerz auf der innern Seite des rechten Vorderarms (Ders. a. a. O.).

Im Vorderarme, oft wiederkehrende, ziehende Schmerzen (*Kummer*, a. a. O.).

(175) Im linken Handgelenke ein reifsendes Ziehen, was sich bis in die drei letzten Finger erstreckt (Ders. a. a. O.).

An den Händen, ein Blüthen-Ausschlag, besonders an den Seiten der Finger, auch auf dem Handrücken, mit einigem Jücken (Ders. a. a. O.).

Brennender Schmerz im dritten und vierten Finger der linken Hand (*Gutmann*, a. a. O.).

Stechender Schmerz im vierten Finger der linken Hand (Ders. a. a. O.).

Drückender Schmerz in den drei letzten Fingern der rechten Hand (Ders. a. a. O.).

(180) Die Fingerspitzen sind eiskalt (n. 6 St.) (*Langhammer*, a. a. O.).

Zucken in den linken Gesäfsmuskeln nach unten zu (*Gutmann*, a. a. O.).

Jücken in den linken Gesäfsmuskeln (Ders. a. a. O.).

Fippern in den obern Muskeln des Oberschenkels (n. 2 St.) (Ders. a. a. O.).

Stechender Schmerz im ganzen linken Oberschenkel (n. 9½, 10½ St.) (Ders. a. a. O.).

(185) Im Sitzen, bohrendes Stechen an der innern Seite des Oberschenkels (*Franz*, a. a. O.).

Ganz oben, vorne, am Oberschenkel schmerzt eine Stelle wie zerschlagen, mehr beim Befühlen, als beim Gehen (*Kummer*, a. a. O.).

Drücken an der innern Seite des rechten Oberschenkels, beim Sitzen und Stehen, aber nicht beim Gehen (n. 2 St.) (*Gutmann*, a. a. O.).

Beobachtungen Andrer.

Fressendes Jücken am linken Oberschenkel, zum Kratzen nöthigend (n. 7½ St.) (*Langhammer*, a. a. O.).

Reifsen in der Kniekehle, an der äufsern Senne derselben, im Sitzen (*Franz*, a. a. O.).

(190) Ziehend stechender Schmerz an der Aufsenseite des rechten Kniees, in Ruhe und Bewegung (n. 3 St.) (*Langhammer*, a. a. O.).

Ein im ganzen Kniegelenke verbreiteter, stechender Schmerz (*Gutmann*, a. a. O.).

An der äufsern Seite des Kniees, scharfes Drücken, wenn er den Unterschenkel biegt (*Franz*, a. a. O.).

Brennender Schmerz in der linken Kniescheibe (*Gutmann*, a. a. O.).

Ein anhaltend brennender Schmerz vorne im rechten Knie (Ders. a. a. O.).

(195) Brennender Schmerz an der äufsern Seite des rechten Unterschenkels (Ders. a. a. O.).

Brennender Schmerz unten am rechten Unterschenkel (Ders. a. a. O.).

Brennen vorne am Schienbeine (Ders. a. a. O.).

Im rechten Unterschenkel, ein von unten herauf ziehendes, heftiges Feinstechen beim Stehen, welches im Sitzen verging (n. 30 St.) (*Langhammer*, a. a. O.).

An der äufsern Seite des linken Unterschenkels, heraufziehende Nadelstiche, im Stehen, welche beim Sitzen vergehen (n. 31 St.) (Ders. a. a. O.).

(200) Ziehende Schmerzen in den Unterschenkeln, im Sitzen und beim Gehen (*Kummer*, a. a. O.).

Mattigkeit der Unterschenkel, besonders beim Treppensteigen (Ders. a. a. O.).

Der rechte Unterschenkel ist beim Gehen schwächer, als der linke, und dennoch ist's, als ob seine Muskeln mehr angespannt wären (Ders. a. a. O.).

Fressend nagender Schmerz am rechten Unter-

Beobachtungen Andrer.

schenkel (beim Stehen) (n. 1½ St.) (*Langhammer*, a. a. O.).

Reissender Schmerz am äussern Rande des linken Unterschenkels (im Stehen (n. 2 St.) (Ders. a. a. O.).

(205) Pochende, stumpfe Stiche auf der rechten Wade, gleich unter der Kniekehle (*Franz*, a. a. O.).

Stechen in der rechten Wade (*Gutmann*, a. a. O.).

Anhaltend brennende Stiche in der Wade (beim Sitzen) (Ders. a. a. O.).

Drückender Schmerz in der linken Wade (n. ¾ St.) (Ders. a. a. O.).

Zuckender Schmerz in der rechten Wade, welcher beim Anfühlen schnell vergeht (n. 1 St.) (*Langhammer*, a. a. O.).

(210) Heftiges Jücken an der linken Wade, Abends beim Niederlegen, welches zum Kratzen nöthigt, nach dem Kratzen aber fortjückt; dann ward die Stelle roth und nässete (n. 17 St.) (Ders. a. a. O.).

Ein Stich im linken Fussrücken, nach der grossen Zehe zu (n. 37 St.) (*Gutmann*, a. a. O.).

Ein Stich im innern Knöchel des rechten Fusses, im Sitzen (n. 32 St.) (Ders. a. a. O.).

Jückendes Stechen am innern Fussknöchel (Ders. a. a. O.).

Im Stehen, ein ziehender Schmerz auf dem rechten Fussrücken, welcher im Sitzen verging (n. 1 St.) (*Langhammer*, a. a. O.).

(215) Im Stehen ein drückend ziehender Schmerz im linken Fussrücken (n. ¾ St.) (Ders. a. a. O.).

Im linken Fussgelenke, ein reissendes Ziehen (*Kummer*, a. a. O.).

Brennender Schmerz im rechten Unterfusse, auswärts (*Gutmann*, a. a. O.)

Beobachtungen Andrer.

Brennendes Ziehen auf dem Rücken des linken Fuſses (n. 37 St.) (Ders. a. a. O.).

Drücken auf dem rechten Fuſsrücken, im Sitzen (n. 22 St.) (Ders. a. a. O.).

(220) Jücken auf dem Rücken des rechten Unterfuſses, was durch Kratzen verging (n. 1¾ St.) (Ders. a. a. O.).

Auf dem Fuſsrücken, einige Bläschen, welche jücken (*Kummer*, a. a. O.).

Stiche vom Fuſsrücken in die Fuſssohle hinein (n. 1½ St.) (*Gutmann*, a. a. O.).

Bohrender Schmerz in der rechten Fuſssohle (Ders. a. a. O.).

Brennendes Bohren in der linken Fuſssohle nach der kleinen Zehe zu (Ders. a. a. O.).

(225) Theils heftig, theils fein stechender Schmerz in der rechten Fuſssohle, von innen nach auſsen, im Sitzen (n. 10, 21 St.) (Ders. a. a. O.).

Jückendes Stechen in der rechten Fuſssohle (n. 32 St.) (Ders. a. a. O.).

Brennend drückender Schmerz in der rechten Fuſssohle, nach den Zehen zu, im Sitzen (Ders. a. a. O.).

Ein fortgehender Zug aus der kleinen Zehe, am Schienbeine heran, im Sitzen (*Franz*, a. a. O.).

Anfälle von Brennen in den Zehen, besonders oben auf der rechten groſsen Zehe, (*Gutmann*, a. a. O.).

(230) Stechen in der rechten groſsen Zehe, nach der zweiten Zehe zu (Ders. a. a. O.).

Brennendes Stechen in der rechten groſsen Zehe, beim Gehen (n. 9 St.) (Ders. a. a. O.).

Reiſsende Stiche in den Zehen (*Franz*, a. a. O.).

Heftiges Jücken auf der vierten Zehe beider Füſse (n. 25 St.) (*Langhammer*, a. a. O.).

Zwischen den Zehen viel Schweiſs, besonders am rechten Fuſse (*Kummer*, a. a. O.).

Beobachtungen Andrer.

(235) Alle Glieder bewegen sich zwar leicht, es ist ihm aber dabei, als ob die bewegenden Kräfte in einem gebundenen Zustande wären (*Franz*, a. a. O.).

Schwächegefühl im ganzen Körper; ein Hinschmachten aller Kräfte, daſs er sich immer legen oder setzen möchte, wo er sich dann in einem Zwischenzustande von Bewuſstseyn und Unbewuſstseyn, wie beim Einschlafen, befindet (Ders. a. a. O.).

Inneres Gefühl, als sey er sehr krank; alle Glieder schmerzen bei Berührung und in unrechter Lage (Ders. a. a. O.).

Fast alle Beschwerden kommen bloſs im Sitzen; beim Gehen verschwinden sie fast alle (*Gutmann*, a. a. O.).

Beim Sitzen häufiges Gähnen, als ob er nicht ausgeschlafen hätte (n. 5½ St.) (*Langhammer*, a, a. O.).

(240) Tagesschläfrigkeit (beim Lesen); es schlossen sich sogar die Augen zu, daſs er sich wirklich legen muſste; bei Bewegung verging die Schläfrigkeit (n. 5 St.) (Ders. a. a. O.).

Unüberwindliche Schläfrigkeit nach Tische; beim Erwachen drängte es ihn zum Harnen mit etwas Brennen, doch bloſs vor und nach dem Abgange des Harns (*Kummer*, a. a. O.).

Beim Anhören wissenschaftlicher Dinge schläft er, aller Gegenanstrengungen ungeachtet, ein, und es entstanden sogleich lebhafte Traumbilder (Ders. a. a. O.).

Aengstliche, lebhafte, unerinnerliche Träume (Ders. a. a. O.).

L e b h a f t e, u n e r i n n e r l i c h e T r ä u m e (*Langhammer*, a. a. O.).

(245) Die Nacht, Träume voll Zänkerei (Ders. a. a. O.).

Wohllüstige Träume (Ders. a. a. O.).

Oefteres Aufwachen aus dem Schlafe, mit häufigem Herumwerfen im Bette; er konnte nirgend Ruhe finden (Ders. a. a. O.).

Beobachtungen Andrer.

Oefteres Erwachen aus dem Schlafe, wie ausgeschlafen (Ders. a. a. O.).

Beim Erwachen aus dem Schlafe, gelinder Schweiſs über den ganzen Körper, der Beiſsen in der Haut über und über erregt, welches zum Kratzen reizt (n. 23 St.) (Ders. a. a. O.).

(250) Beim Einschlafen, Abends im Bette, schwitzte er sogleich über den ganzen Körper und so die ganze Nacht hindurch; früh befand er sich munter (Ders. a. a. O.).

Gleich beim Einschlafen fing er an, über und über zu schwitzen, so daſs er öfters darüber aufwachte, wo er dann jedesmal eine Hitze am ganzen Körper, eine weit bedeutendere, glühende Hitze aber in den Wangen fühlte; vom Schweiſse ward er ganz naſs, war aber früh munter (Ders. a. a. O.).

Gelinder Schweiſs über den ganzen Körper (n. 22 St.) (Ders. a. a. O.).

Beim Gehen im Freien, plötzliche Wärme des Gesichts, wie auch am übrigen Körper, ohne Durst (n. 37 St.) (Ders. a. a. O.).

Hitzempfindung und Hitze im Gesichte, mit Röthe (n. 1½ St.) (Ders. a. a. O.).

(255) Gesicht, Hände und der übrige Körper sind heiſs, ohne Durst (n. 6½ St.) (Ders. a. a. O.).

Ein Frösteln durch den ganzen Körper (n. 26 St.) (Ders. a. a. O.).

Frost, etliche Stunden, mit anhaltendem, drückendem Kopfschmerze (*Gutmann*, a. a. O.).

Beim Gehen im Freien, heftiger Frostschauder über den ganzen Körper, wie ein Fieberanfall, ohne Durst und ohne Hitze darauf (n. 2½ St.) (*Langhammer*, a. a. O.).

Unentschlossenheit und Scheu vor Arbeit, ob sie gleich gut von Statten geht, sobald er nur angefangen hat (*Franz*, a. a. O.).

(260) Ohne Beschäftigung ist er ganz düster; er weiſs

Beobachtungen Andrer.

sich nirgend zu lassen, und kann sich dennoch zu nichts entschliefsen (Ders. a. a. O.).

Früh, mifsvergnügt und zu Geschäften, wie zum Sprechen unaufgelegt (n. 25 St.) (*Langhammer*, a. a. O.).

Sehr zum Lachen geneigt (Ders. a. a. O.).

Redeseeligkeit und unaufhaltbare Schwatzhaftigkeit (Ders. a. a. O.).

Religiöser, getroster Muth, Fröhlichkeit, Zufriedenheit mit sich selbst und seiner Lage (Ders. a. a. O.).

Phosphorsäure (Acidum phosphoricum).

(Man bereitet sie, indem man ein Pfund weiſsgebrannte, zerstückelte Knochen in einem porcellanenen Napfe mit einem Pfunde der stärksten Schwefel- (Vitriol-) Säure übergieſst, das Gemisch in 24 Stunden mehrmals mit einer gläsernen Röhre umrührt, diesen Brei dann mit zwei Pfunden gutem Branntwein wohl zusammenmischt und verdünnt und das Ganze nun, in einen Sack von Leinwand gebunden, zwischen zwei glatten Bretern, mit Gewichte beschwert, auspresset. Der Rest im Sacke kann nochmals mit zwei Pfunden Branntwein verdünnt und das Ausgepreſste mit ersterer Flüssigkeit zusammen gegossen, ein Paar Tage stehen bleiben, damit das Trübe sich daraus absetze. Das hell Abgegossene dickt man über dem Feuer in einer porcellanenen Schale ein und schmelzt es darin bei Glüh-Hitze. Die geschmolzene Phosphorsäure muſs krystallhell seyn, und wird, noch warm zerstückelt, in verschlossenem Glase aufbewahrt, da sie an der Luft sich schnell und gänzlich in eine (wasserhelle) dickliche Flüssigkeit auflöset).

Ein Gran dieses sauern Salzes wird in 100 Tropfen eines Gemisches aus 9 Theilen Wasser und einem Theile Weingeist (der leichtern Tropfbarkeit wegen, hinzugesetzt) aufgelöset, die Auflösung zweimal (mit zwei Armschlägen) umgeschüttelt, ein Tropfen davon wieder mit 100 Tropfen Weingeist mit zwei Armschlägen zusammengeschüttelt $\frac{1}{10000}$, und hievon wiederum ein Tropfen mit 100 Tropfen Weingeist wohl gemischt, mittels Zusammenschütteln mit zwei

Armschlägen ($\frac{1}{\text{I}}$). Und so wird mit dem Verdünnen fortgefahren bis zum Trillionfachen ($\frac{1}{\text{III}}$). Mit dieser trillionfachen Verdünnung wird ein Mohnsamen grofses Streukügelchen befeuchtet und so zur homöopathischen Gabe gereicht.

Beifolgende, merkwürdige, reine, künstliche Krankheitssymptome, von der Phosphorsäure in gesunden Körpern hervorgebracht, sprechen schon für sich die natürlichen Krankheitszustände aus, in denen sie mit homöopathischer Aehnlichkeit specifisch heilsam ist.

Jede Gabe wirkt in chronischen Krankheitsfällen über zwei Wochen lang.

Die allzuheftige Wirkung der Phosphorsäure wird durch Kampfer gemindert.

Phosphorsäure.

Schwindel den ganzen Tag.

Schwindel, gegen Abend, beim Stehen und Gehen, wie trunken; er taumelt; im Sitzen kein Schwindel (mehre Abende).

Schwindel, früh, zum Umfallen, beim Stehen.

Mehre Morgen, beim Aufstehen aus dem Bette, Schwindel,

5 Früh, nach dem Aufstehen aus dem Bette, Kopfschwäche, als sollte er taumeln.

Er kann von einem Gedanken nicht wegkommen und die damit zu verbindenden kommen nicht herbei.

Abends, im Sitzen, kamen ihm lauter Ziffern vor die Augen, eine Stunde lang; dabei ward es ihm so dumm im Kopfe und schlimm — zuletzt sehr heifs.

Er kann die Gedanken nicht in gehörige Verbindung bringen.

Vormittags ist ihm der Kopf wie benebelt, wie übernächtig, oder wie auf Nachtschwärmerei.

10 Düsternheit des Kopfs (n. 4 Tagen).

Kopfweh, gleich früh, beim Erwachen, welches beim Aufstehen vergeht.

Sausen im Kopfe.

Wenn er Abends in die warme Stube kömmt, ist es ihm so dämisch im Kopfe.

Kopfweh, wie Dummheit, mit Sumsen im Kopfe; beim Husten thut ihm dann der ganze Kopf weh, als wollte er zerspringen.

15 Arge Kopfschmerzen, die ihn zum Liegen nöthigten und das Genick war ihm steif.

Schmerzhafte Erschütterung im Kopfe beim Gehen.

Früh, beim Erwachen, arger Kopfschmerz, ein Drücken in der Stirne, dafs sie ganz betäubt war und die Augen nicht öffnen konnte; sie konnte vor Schmerz kaum reden, die leiseste Bewegung erhöhte ihn.

Kopfweh im Hinterhaupte, welches zum Liegen zwingt.

Kopfweh, wie wenn man sich verhoben hat, wie eine Schwere darin.

20 Ein Druck, wie von einer Last, von oben herab im Kopfe, oder als wenn er oben zerschlagen wäre.

Aeufserst starker Druck im Kopfe, Nachmittags.

Brennender Kopfschmerz, oben im Gehirne.

Heftiger Kopfschmerz: ein Drängen und Pressen auswärts im Scheitel, drei Tage lang.

Kopffchmerz, als wenn das Gehirn aufwärts gedrückt würde, zugleich mit einem schmerzhaften Pochen darin, wie Pulsschlag.

25 Einzelne Schläge im Kopfe, wie mit einem Hammer.

Früh, beim Aufstehen, und den ganzen Vormittag, ein prickelnder Kopfschmerz.

Drückender und stechender Schmerz in allen Theilen des Kopfes, absatzweise.

Stechen über dem linken Auge, aufwärts im Kopfe (beim Stehen) (n. 14 St.).

Zucken im Kopfe.

30 Ein spitziger, lang anhaltender Stich äufserlich auf dem Wirbel, durch Berühren verstärkt.

Es bildet sich auf der Kopfhaut eine schmerzhafte Erhöhung; es ist ihm, als ob ihn jemand an der Stelle bei den Haaren raufte — sie schmerzt beim Befühlen wie zerschlagen.

Die Haut des Haarkopfs thut weh, beim Befühlen, als wenn er an den Haaren gerauft würde; eine Art Wundheitsschmerz.

Ziehschmerz in den Hinterhauptknochen, alle Tage; doch war die Berührung unschmerzhaft.

(Während einer, beim Angreifen, fühlbaren Hitze im Gesichte, ein Spannen der Gesichtshaut, als wenn Eiweiſs darauf angetrocknet wäre).

35 Starker Druck von der Stirne nach der Nase herab.

Eine groſse Blüthe an der Stirne, die beim Befühlen und für sich wie wund schmerzt.

Etliche groſse Ausschlags-Blüthen im Gesichte.

Augenschwäche, mehr Vor- als Nachmittags; die entfernten Gegenstände waren wie in einen Nebel gehüllt, und nur bei angestrengtem Sehen wurden sie deutlicher; jeder nahe Gegenstand aber, welcher einiges Licht hatte, blendete ihn und es drückte ihn in den Augen — so auch, wenn er plötzlich in's Dunkle kam.

Während des Lesens bei Lichte, Flimmern vor den Augen.

40 Die Pupillen wurden sehr zusammengezogen, ohne Veränderung der Sehkraft (n. ¾ St.).

Drücken und Brennen in den Augen; sie kann Abends nicht in's Licht sehen; doch schwären sie früh nicht zu.

Brennen in den Augendecken, den ganzen Tag und brennendes Jücken im innern Winkel.

Augen - Entzündung, ein Gerstenkorn am obern Lide (n. 24 St.).

Brennen unter dem obern Augenlide.

45 Ein Brennen im innern Augenwinkel, gewöhnlich Nachmittags, gleich als dränge an dieser Stelle allzuviel Luft und Licht ein; beim Zudrücken der Augen ist es geringer.

Früh, beim Oeffnen der Augen, schmerzen sie; sie kann sie nicht lange aufbehalten.

Es läuft ihm beiſsendes Wasser aus den Augen (n. einigen St.).

Früh hat er trockne Augenbutter an den Lidern, und wenn er sie davon reinigt, so schründet es.

(Die Augen schwären zu.)

50 Mehr beiſsender, als brennender Schmerz in den Augen, vorzüglich Abends bei Lichte.

Trübheit der Augen; sieht sie lange auf eine Stelle, so wird's ihr fipperig vor den Augen; es fängt im innern Winkel an, zu drücken — reibt sie dann das Auge, so kommen Thränen und die Trübheit ist weg.

Groſse Ausschlags-Blüthen im Gesichte.

Ein groſser rother Knoten hinter dem Ohrläppchen, welcher für sich wund schmerzt, noch weit heftiger aber beim Befühlen.

(Beide Ohren sind dick, heiſs, mit Brennen und Jücken.)

55 Krampfhaft ziehender Schmerz im linken Ohre.

Ein lang dauernder, feiner Stich tief im rechten Ohre (n. 80 St.).

In den Ohren, brennende Stiche.

Zieh-Schmerz im linken Backen und Stiche in den Ohren.

Brausen vor den Ohren, vorzüglich dem rechten (n. 15 St.).

60 Brausen vor den Ohren, mit Schwerhörigkeit.

Schreien im Ohre, beim Schnauben.

(Ein Kriebeln und Brennen auf der Nase.)

Ein Blüthchen auf der Nasenspitze, mit klopfender Empfindung darin; auch beim Befühlen thut es weh.

Unten an der Nasen-Scheidewand, ein jückender Schorf.

65 Nasenbluten und öfteres Blutausschnauben.

(Es flieſst Eiter aus der Nase.)

(Schleimstockung in der Nase.)

(Blüthen auf dem Rothen der Ober- und Unterlippe, welche brennend schmerzen.)

(Auf dem Rothen der Ober- und Unterlippe, schwärende, vertiefte Stellen, welche einen spannenden und beifsenden Schmerz verursachen, selbst ohne Bewegung der Lippen; sie setzen eine dunkelfarbige Haut an, welche sich leicht durch Waschen abreibt, da sie dann bluten und bei Berührung wie wund und beifsend schmerzen.)

70 Ausschlag am Rande der Unterlippe, unweit des Mundwinkels.

Die Unterlippe ist in der Mitte aufgesprungen.

Schmerz bei Berührung der Drüse unter dem linken Unterkieferwinkel, wie ein breit drückender Stich, in Verbindung mit innerm Halsweh.

In den rechten Halsmuskeln entsteht, beim Drehen des Kopfs, ein krampfhaft ziehender Schmerz bis zum rechten Auge hin.

Die rechten Halsmuskeln thun sehr weh.

75 Schmerzhafte Steifheit in den linken Halsmuskeln; es strammt bis in den Kopf.

Die Zähne sind stumpf, wie von einer ätzenden Säure.

Das ganze Zahnfleisch thut bei Berührung weh, wie wund, und blutet, wenn man es reibt.

B l u t e n d e s Z a h n f l e i s c h e s, bei der geringsten Berührung.

Das innere Zahnfleisch ist geschwollen und schmerzend beim Essen und Berühren.

80 Starkes Bluten aus einem hohlen Zahne.

Schmerz des Weisheitszahns.

Im hohlen Zahne, ein Lummern, wie lummerndes Brennen.

Brennender Schmerz in den Vorderzähnen, die Nacht.

Ruckweises Reifsen in den obern rechten Backzähnen, durch Kauen weder vermehrt, noch vermindert.

85 Bohrend stechende Zahnschmerzen, die sich durch Backengeschwulst endigen.

Ein Reifsen in den Zähnen, bis in den Kopf, als wenn der Zahn auseinander geprefst und herausgetrieben würde, durch Bettwärme verschlimmert, so wie durch alles Heifse oder Kalte.

Schmerz im Munde, wie wund und roh, aufser dem Schlingen (n. 2 St.).
Die Zunge ist ganz trocken (n. 24 St.).
Schründen im Halse, aufser dem Schlingen.

90 Beim Schlingen, Wundheits-Empfindung im Halse.
Hals wie roh; sie mufs kotzen; es thut darin weh beim Reden und Schlingen.
Halsweh: Schmerz auf der linken Seite, wie ein Geschwür, klopfend, spannend und wie trocken an dieser Stelle, aufser dem Schlingen; das Sprechen ist ihm beschwerlich; beim Schlingen selbst entsteht ein kratzig wunder Schmerz bis in die Ohren, wo es zu gleicher Zeit kratzig stechend schmerzt.
Innere Halsentzündung (mit einem Bläschen, beifsenden Schmerzes).
Beim Schlingen des Speichels, ein drückender Stich, welcher so lange anhält, als das Schlingen dauert.

95 Beim Hinterschlingen des Essens, Stechen im Halse.
Beim Schlingen des Brodes ist es ihm kratzig im Halse.
Früh ist es ihm so durstig und so schleimig und ölicht im Munde.
Früh hat er den Geschmack der Speisen, vorzüglich des Brodes, noch im Munde.
Langer Nachgeschmack von dem genossenen Brode, mit etwas Kratzigem im Halse.

100 Faulig dunstiger Mund-Geschmack.
Vormittags, kräuterartiger Geschmack im Munde, und so schmeckt auch das Frühbrod.
Nach und bei dem Essen bekommt sie Kopf-Eingenommenheit.
Jedesmal nach dem Essen, ein Drücken im Magen, wie eine niederdrückende Last darin; dabei Schläfrigkeit, so dafs er nichts arbeiten kann.
Nach dem Essen (Frühstück) überfiel sie eine solche Abspannung, dafs sie zusammensank und

in's Bett getragen werden mufste (doch ohne Unbesinnlichkeit oder kalten Schweifs) (n. 10 Tagen).

105 Nach dem Essen, Drücken im Magen und grofse Schläfrigkeit, so auch auf das Trinken; nach dem Essen ward es ihm so schwer, wie Blei, im Magen.

Drücken im Magen, schon vor dem Essen, und auch nach dem Essen, welches durch Bewegung sich verschlimmert.

Nach dem Essen ist ihm der Kopf eingenommen, zwei Stunden lang.

Er ist so voll, unbehaglich und ängstlich.

Nach Tische ist der Unterleib gleich so voll, und doch leidlicher Appetit.

110 (Gefühl von Schwere der Leber.)

Schneidende Bauchschmerzen, mit ziehendem Schmerze im Becken, Nachts.

Eingeklemmte Blähungen.

Wenn er sich vor oder hinter biegt, so gluckert es im Leibe, als wenn Wasser darin wäre; auch beim Befühlen des Unterleibes quatscht und gluckert es darin.

(Beim Gehen im Freien) ein Brennen und Schründen in der Nabelgegend.

115 Brennschmerz in einer Stelle der Lebergegend.

Früh, beim Stuhlgange, ein Zusammenziehen der Gedärme und darauf ein Beifsen im Mastdarme.

Klemmendes Bauchweh, Abends, beim Spazieren (n. 36 St.).

Ganz unten im Unterbauche, gleich über dem Schoofse, ein Stechen, blofs bei Veränderung der Lage, wenn er zu gehen anfängt oder sich eben setzt.

Einzelne glucksende Zucke im rechten Schoofse.

120 Reifsender Schmerz im After und an der männlichen Ruthe, Abends und früh.

Ein jückendes Fressen über dem Mastdarme, am Steifsbeine.

Beim Gefühl, als wolle eine Blähung abgehen, kommt schnell und unwillkührlich etwas breiiger, hellgelber Stuhl.

Ein nicht schwächender Durchfall.

Weifsgraue, durchfällige Stühle.

125 Die ersten sechs Tage täglich Stuhlgang, dann mehre Tage alle 48 Stunden Stuhl, später nur alle 72 Stunden.

Drang zum Harnen, Tags wohl acht Mal, Nachts zwei, drei Mal.

Häufiges Harnen (n. 24 St.).

Harnflufs, mit schneidendem Brennen in der Harnröhre und krampfhaftem Schmerze im Kreuze.

Beim Harnen, ein Brennen (und darauf vermehrter Tripperausflufs).

130 Drängen zum Harnen und Brennen dabei.

Ein Drängen in der Harnröhre und im Mastdarme, wie beim schneidenden Wasser (n. 14 Tagen).

Starkes Brennen in der Harnröhre, wovon das Uriniren aufgehalten wird; es reizte hinterdrein immer wieder zum Harnen.

Ein Brennen beim Wasserlassen, und ehe es kam, ein Schneiden; der Urin kam nicht gleich, sondern es nöthigte ihn eine halbe Minute lang vergeblich dazu.

(Ein Ziehen in der Harnröhre bis an den After hin.)

135 Ein Stechen vorne in der Harnröhre, aufser dem Harnen (sogleich).

Ein Kriebeln in der Harnröhre, aufser dem Harnen.

Jückendes Kriebeln unter der Eichel, am Fleischbändchen.

Ein Kriebeln neben dem Fleischbändchen unter der Eichel; es entstanden da kleine Bläschen, welche feuchteten und jückten.

Bläschen neben dem Fleischbändchen, welche nur beim Draufdrücken jücken.

140 Ein brennendes Schneiden in der Eichel, mit einem herausdrückenden Schmerze in beiden Schöfsen.
Ein ziehender, schründender Schmerz in den Hoden, wie von etwas Wundem.
(An den Feuchtwarzen, Hitze und Brennen.)
An den Feuchtwarzen, Wundheits-Schmerz, beim Gehen und Sitzen.
Mangel an Geschlechtstrieb.

145 Heftige Steifigkeit der Ruthe, ohne Geschlechtstrieb.
(Das viele Monate ausgebliebene Monatliche wird wieder hergestellt, zum Vollmonde.)
Weifsflufs nach dem Monatlichen, einige Tage über.

* * *

Starke Heiserkeit.
(Schnupfenfieber; es thun ihm alle Glieder weh, und es schmeckt ihm nichts.)

150 Ein kriebelnder Schmerz in der Brust, in der Ruhe; beim Bücken thut's auf dem Brustbeine weh, so wie bei jeder Bewegung und beim Betasten.
Brustschmerz, wie von Mattigkeit, gleich als von langem Sitzen herrührend, durch die ganze Brust, — durch Gehen vermindert.
Brustbeklemmung; es zog die Brust zusammen, zugleich mit Stichen (Nachmittags).
Brustschmerz, wie eingeschnürt.
Ein Stechen in der untern rechten Brust, im Sitzen, beim Odem-Einziehen, welches beim Gehen verschwindet.

155 (Ein die Nacht aus dem Schlafe weckendes arges Drücken über die ganze Brust, was sich nach dem Unterleibe zog und durch Abgang einer Blähung verschwand.)
Brennen auf der Brust, äufserlich.
Ein Brennen in der Brust reizt sie zum Husten.
Zuweilen ein Reiz wie zum Husten, welcher aber blofs ein Paar Stiche im Gaumen ver-

ursacht, doch keinen wirklichen Husten hervorbringt.

Reiz zum Husten von einem Kitzel im Halsgrübchen.

160 Früh, Husten, mit weifsgelbem Auswurfe.

(Ehe der Husten kommt, schreit er im voraus über Unterleibs-Schmerzen.)

Vom Husten, Kopfweh, als wollte der Schädel zerspringen.

Bei Fliefsschnupfen und Husten, Brennen in der Brust und im Halse heran, bis in den Mund vor, auch wenn sie nicht hustete.

Nach jedem Aufschrecken im Schlafe, Herzklopfen.

165 Unten, gleich über dem Kreuze, eine Stelle brennenden Schmerzes.

Beim Aufrichten nach Niederkauern, ein arger Stich im Kreuze.

Beim Heben entstand ein Stich über der Hüfte in den Lenden, welcher im Sitzen fortwährend anhielt; bei Bewegung verschwand er sogleich.

Nachts, reifsender Schmerz im Rücken.

Ausschlag auf dem Schulterblatte, welcher nicht jückt, aber beim Betasten weh thut.

170 In dem Schultergelenke, Ziehen und Pochen.

Reifsen in der linken Achsel und in der linken Hand.

Hie und da am Arme und auf der Schulter, ein brennender Schmerz, wie von einer glühenden Kohle.

Vormittags, eine Schwäche im Arme, dafs er zitterte.

Der (beschädigte) Arm wird steif und schmerzt bei jeder Bewegung; die Hand wird bleischwer; im Geschwür pickt und sticht es, und im Daumenballen und in den Fingern reifst's und sticht's; die Hand fühlt einen innern, brennenden Schmerz; beim Hängenlassen des Arms schiefst das Blut in die Hand vor.

175 Ziehen in beiden Armen herab, von der Achsel an.
Ein Ziehen vom Ellbogen nach der Schulter.
In beiden Ellbogenspitzen, eine brennende Empfindung.
Ziehend schneidender Schmerz im Ellbogengelenke, in den Handgelenken und den hintern Fingergelenken.
Das Ellbogengelenk thut beim Anfühlen weh.

180 Unter dem Ellbogen, aufsen am Vorderarme, ein lähmiger Schmerz, welcher jedoch die Bewegung des Arms nicht hindert.
Jücken auf beiden Handrücken, was sich durch Kratzen vermehrt.
(Zwischen den Mittelhandknochen, ein Ueberbein, höchst schmerzhaft für sich, besonders die Nacht, am schmerzhaftesten bei Berührung.)
Rauhe, runzlichte, dürre Haut der Hände.
Stiche in den Fingergelenken.

185 Ein Schwär am Hinterbacken.
Im Trochanter, ein Schmerz beim Gehen und beim Betasten, wie zerbrochen.
Zerschlagenheits-Schmerz in den Oberschenkelmuskeln.
Starke Stiche in den Oberschenkeln, bei Bewegung, am meisten beim Niedersetzen und beim Aufstehen vom Sitze.
Krampfhaftes Ziehen im Unterschenkel, auch die Nacht im Bette; sie mufste das Bein bald dahin, bald dorthin legen; kommt's am Tage im Sitzen, so mufs sie aufstehen und gehen.

190 Auf dem Fufsknöchel, ein arges Jücken; durch Kratzen wird die Stelle roth.
Schmerz, wie verstaucht, im Unterfufsgelenke, selbst früh im Bette.
(Am rechten, innern Fufsknöchel, ein spannend stechender Schmerz bis nach dem Schienbeine herauf.)
Früh, schründender Schmerz an der äufsern Seite des rechten Unterfufses.

In den Fuſssohlen, ein brennend stechender Schmerz, vorzüglich Abends, früh aber bloſs Brennen darin.

195 Brennen in den Füſsen und Fuſssohlen.

In den Hühneraugen, Stechen und Brennen, acht Tage lang.

Der linke Fuſs ist ganz taub und wie leblos und ohne Gefühl, bloſs beim Gehen, nicht im Sitzen.

Rothe Flecke an den Ober- und Untergliedmaſsen, welche wie Feuer brennen.

An mehren Stellen des Körpers, ein heftiges, brennend stechendes Jücken; je mehr er kratzte, desto röther ward die Stelle, und desto mehr brannte und stach es hinterdrein.

200 Ausschlag rother, glatter Knöpfchen am Vorderarme und am Halse, mit Röthe darum herum, welche für sich ohne Empfindung sind, beim Befühlen aber wie wund schmerzen.

Friesel am ganzen Körper, welches mehr brennt, als jückt.

(Die Geschwüre schmerzen brennend.)

Jede böse oder beschädigte Stelle am Körper schmerzt wie wund.

In den Wunden, schründender Schmerz, selbst in den Wunden der Knochen.

205 Krampfhaftes Ziehen in den Händen und Füſsen, wie Eingeschlafenheit, früh und Abends.

Einschlafen der Arme und Beine die Nacht; er kann sie dann nicht selbst bewegen, die Glieder müssen durch Andere von der Stelle gehoben werden.

Gefühl in den Ober- und Untergliedmaſsen, wie von Eingeschlafenheit, Kriebeln und Kraftlosigkeit darin.

Des Morgens sind ihm die Gelenke wie zerschlagen, an den Armen, den Beinen und dem Genicke.

Hand und Fuſs sind wie zerschlagen (wie gelähmt).

210 Wie ein Toben im Blute.

Grofse Unruhe, ein Drängen und Treiben im Blute; er ist wie aufser sich (n. 4 Tagen).

Er schwitzt unbändig beim Gehen.

Vom Spazierengehen sehr angegriffen, matt und niedergeschlagen; zu Hause Frösteln (n. 50 St.).

Beim Gehen im Freien schwitzt er sehr stark über und über, vorzüglich an den Zeugungstheilen.

215 Er wird magerer, sieht elend im Gesichte aus und hat tief liegende Augen.

Der Körper schwerfällig, der Geist unthätig.

Der Körper matt, der Geist gedrückt (den vierten Tag).

Er ist schwächer und matter.

Früh, nach dem Aufstehen, ist sie so matt (und sieht blafs aus), dafs sie sich wieder einige Zeit legen mufs; dann ist sie wohl.

220 Viel Gähnen, wobei das Wasser aus den Augen läuft.

Am Tage, grofse Müdigkeit und Schläfrigkeit, welche beim Gehen weicht; die Nacht aber kann sie nicht zum Einschlafen kommen und hat vom Abend an bis Mitternacht Hitze und Schweifs.

Abends, vor dem Einschlafen, Hitze in den Backen und den Ohren.

Abends, zeitig schläfrig, und früh grofse Schläfrigkeit, lange Zeit.

Er kann Abends nur spät einschlafen (n. 8 Tagen).

225 Nachts weckt ihn ein Heifshunger.

Er schläft, wie aus Mattigkeit, zeitiger ein und schläft fester, als sonst.

(Im Schlummer wimmert er sehr.)

(Mit halb eröffneten Augen jammert und redet er im Schlummer und zuckt mit den Händen.)

Er lag Abends ein Paar Stunden im Bette, ohne einschlafen zu können; es kamen ihm lauter Ziffern vor die Augen, als wäre er nicht richtig im Kopfe; wenn er sich aufrichtete, verging's.

230 (Im Schlummer zieht er bald lachende, bald weinende Mienen, unter Verdrehung der halb geöffneten Augen.)

(Wunderliche Träume, die Nacht.)

Alle Nächte beschäftigt er sich im Traume mit den ihm Abends zuletzt vorgekommenen Dingen.

Sehr lebhafte Träume, wie am Tage, von Schmausereien.

Nachtschlaf von Träumen und Ruthesteifheit beunruhigt.

235 Nächtlicher Samenergufs, ohne Ruthesteifheit (die erste Nacht).

Beunruhigende Träume.

Aengstliches Erwachen (die erste Nacht).

Unruhiger Schlaf mit trockner Hitze (die sechste Nacht).

Unruhe, früh im Bette.

240 E r i s t f r ü h n i c h t a u s d e m S c h l a f e z u e r m u n t e r n und noch sehr schläfrig.

Früh, Druck im Kopfe und Bittergeschmack im Munde (den fünften Morgen).

Er steht früh sehr misslaunig, matt und schläfrig auf.

Frühschweifs, mit schweren Träumen von Todten, und als wenn er gejagt würde.

Starker Frühschweifs.

245 Abends, Anfälle von Fieberschaudern, darauf Nachts abmattender Schweifs (die zweite Nacht).

Zwei Nächte, um Mitternacht und im Wachen, starker Schweifs, welcher am Kopfe anfing und auf der Brust am stärksten war.

(Heftiger Wasserdurst, mit viel Hitze und Schweifs über und über, bei Tag und Nacht.)

Oefters kaltes Ueberlaufen und Frösteln und Herzklopfen.

Abends, beim Niederlegen, Frost, und nach dem ersten Aufwachen Hitze über und über, ohne Durst (n. 12 St.).

250 Abends, Frost zum Zittern, früh dann Gesichtshitze, Trockenheit im Munde und stechendes Halsweh beim Schlingen.

Arger Schüttelfrost, von Nachmittag bis Abends 10 Uhr — dann trockne Hitze so grofs, dafs er fast bewufstlos ward.

Alle Nächte Fieber; Abends, nach einer Stunde Schlaf, wacht sie auf über Frost am ganzen Körper und Ziehen in den Gliedern, ohne Hitze darauf.

Gegen Abend, stundenlanger Frost und Kälte, ohne Durst und ohne nachfolgende Hitze.

Abwechselung von Schauder und Hitze, Abends.

255 Oeftere Abwechselungen von Frost und Hitze, Abends; die trockne Hitze im Gesichte ist ohne Röthe, und während dieser Hitze Frost; nach dem Aufhören der Hitze noch stärkerer Frost, am ganzen Leibe überläuft es ihn kalt; gegen Morgen, starker Schweifs im Nachschlafe, das ist, wenn er, nach dem Aufwachen, wieder eingeschlafen war.

Bei Schlafengehen, trockne Hitze (den vierten Abend).

Abends, Hitze des ganzen Körpers und unruhige Nacht darauf.

Grofse Beängstigungen; er mufs sich Nachmittags niederlegen (den dritten Tag).

Durch den ganzen Körper, Unruhe und Aengstlichkeit.

260 Niedergeschlagenheit (n. 4 Tagen).

Beim Sprechen, eine Art Hastigkeit; er kann alles nicht geschwind genug bekommen, da er doch sonst viel Geduld hat.

Innere Unruhe verhindert ihn an der Arbeit.

Stets verdriefslich, Redeunlust.

Sehr gereizt, der Geist gedrückt, der Körper matt.

265 Er ist über alles eigensinnig.

Er wird über eine kleine Aergerniſs wie auſser sich und heiſs.

Bloſs beim Gehen im Freien, ernsthaft, muthlos und traurig, und je mehr er ging, desto trauriger, ernsthafter und muthloser ward er; zu Hause verging es allmälig und er ward heiter.

(Gemüth ist oft ganz ausgelassen lustig.) *)

*) Diese fehlerhafte Lustigkeit scheint eine (seltnere) Wechselwirkung zu seyn.

Beobachtungen Andrer.

Hitze im Kopfe, die oft Schwindel verursachte, selbst im Sitzen; er mufste beim Schreiben oft unwillkührlich nicken; die Gegenstände schienen sich zu drehen; der Tisch deuchtete ihm umzufallen; wenn er sich im Gehen daran hielt, und wenn er im Stehen auf die Erde sah, wollte er vorstürzen und mufste einen Schritt vorwärts thun, um sich zu erhalten (*Fr. Meyer*, in einem Aufsatze).

Schwindel: der Kopf will vor- und rückwärts sinken (n. einigen Min.) (*C. Th. Herrmann*, in einem Aufsatze).

Schwindel: der Kopf will rückwärts sinken (n. ½ St.) (Ders. a. a. O.).

Schwindel: früh im Bette, wenn er die Augen schlofs, war's, als wenn sich die Füfse in die Höhe höben und er auf den Kopf zu stehen käme (*H. Becher*, in einem Aufsatze).

(5) Er darf nicht allein seyn, ohne in Gedankenlosigkeit und Unbewufstseyn zu verfallen (früh) (*C. Franz*, in einem Aufsatze).

Er kann über nichts gehörig nachdenken, wegen Mangel an Ideen und Geistesschwäche; es ward ihm schwindlicht, wenn er worüber nachdenken sollte (*Herrmann*, a. a. O.).

Träger, stumpfer, schwungloser Geist, ohne Phantasie, unaufgelegt zu selbst angenehmen, geistigen Arbeiten (*Ernst Stapf*, in einem Briefe).

Wenn er las, kamen ihm tausenderlei andre Gedanken in den Kopf, und er konnte nichts recht begreifen; das Gelesene war ihm wie dunkel im Kopfe, und er vergafs gleich alles (48 Stunden lang); auch was er längst wufste, darauf mufste er sich mühsam besinnen (*Meyer*, a. a. O.).

Sinnentäuschung: er glaubt den Glockenschlag zu hören und neben ihm (aufser seinem Gesichtskreise) liegende Dinge sich bewegen zu sehen (*Franz*, a. a. O.).

Beobachtungen Andrer.

(10) Es greift ihm den Verstand an (*Fr. Hahnemann*).
Wüstheit im Kopfe, drei Stunden lang (*Franz*, a. a. O.).
Eingenommenheit des ganzen Kopfs (*Herrmann*, a. a. O.).
Eingenommenheit des Vorderkopfs, besonders der Augenhöhlen (*W. Groſs*, in einem Aufsatze).
Eingenommenheit des Kopfs, wie von übermäſsigem Beischlafe, drei Tage lang (sogleich) (*Fr. Hahnemann*).

(15) Es ist ihm ganz wüste im Kopfe und in den Gliedern, als wenn er nach einem Rausche noch nicht ausgeschlafen hätte (n. 1 St.) (*Franz*, a. a. O.).
Dumpfer Schmerz in der Stirne und den Schläfen, wobei er aber ziemlich munter ist (Ders. a. a. O.).
Dumpf kriebelnde Empfindung im Vorderhaupte, mit Stirnschweiſs (sogleich) (*Fr. Hahnemann*).
Immerwährender Kopfschmerz (*Herrmann*, a. a. O.).
Bei der geringsten Erschütterung, oder bei Lärm wurden die Kopfschmerzen äuſserst heftig (Ders. a. a. O.).

(20) Eine groſse Schwere im ganzen Kopfe, welche mit einem heftigen Drucke sich nach dem linken Stirnhügel zog (*Fr. Hartmann*, in einem Aufsatze).
Der Kopf ist ihm schwer (*Sal. Gutmann*, in einem Aufsatze).
Beim Vorbiegen des Kopfs, ein mit Schwere verbundenes Vordrücken im Hinterhaupte, was nur dann erst verschwindet, wenn er den Kopf rückwärts biegt (n. 2¾ St.) (*Hartmann*, a. a. O.).
Drückender Schmerz im rechten Hinterhaupte, der sich auch zum Theil nach vorne zu verbreitet; beim Aufdrücken mit der flachen Hand und beim Drehen des Kopfs ward er heftiger, den ganzen Tag lang (n. 7½ St.) (*Gutmann*, a. a. O.).

Beobachtungen Andrer.

Drückender Schmerz im Gehirne, hinter dem linken Ohre (n. 8 St.) (Ders. a. a. O.).

(25) In der rechten Seite des Hinterhauptes, ein schmerzhaftes Drücken nach aufsen (n. 2¼ St.) (*Hartmann*, a. a. O.).

Absetzender Druck, wie mit einer stumpfen Spitze, tief im linken Scheitel, so dafs er die Stelle nicht genau angeben kann (n. 7 Tagen) (*Grofs*, a. a. O.).

Dumpfes Kopfweh, mit Drücken über den Augenhöhlen, mit Stichen hinter den Ohren, Nachmittags, 4 Stunden lang (*Ch. Teuthorn*, in einem Aufsatze).

Harter Druck an der linken Seite der Stirne (*Herrmann*, a. a. O.).

Ein heftig drückender Schmerz im rechten Stirnhügel, nach aufsen (n. 2 St.) (*Hartmann*, a. a. O.).

(30) Ein Drücken in der Stirne, wie nach einem Rausche (*Meyer*, a. a. O.).

Ein harter Druck über der linken Schläfe bis in den Hinterkopf, mit Scheu vor Bewegung (Ders. a. a. O.).

Klemmender Druck in und an der rechten Schläfe, bei Bewegung heftiger (n. ¼ St.) (*Herrmann*, a. a. O.).

Ein heftiges Drücken in der rechten Schläfe nach aufsen (n. 2½ St.) (*Hartmann*, a. a. O.)

Ein klemmendes Drücken in der rechten Schläfe (*Grofs*, a. a. O.).

(35) Schmerz im ganzen Gehirne, als wenn es zusammengeprefst würde (n. 34 St.) (*Gutmann*, a. a. O.).

Klemmender Druck in beiden Scheitelbeinen, bei Bewegung heftiger (*Herrmann*, a. a. O.).

Schmerz, als würden die beiden Schläfen gegen einander wie mit einer Zange heftig zusammengeknippen (*Grofs*, a. a. O.).

Beobachtungen Andrer.

Bohrend drückender Schmerz in der linken Schläfe (*Franz*, a. a. O.).

Kopfschmerz, als wenn Löcher durch die Hirnschale gebohrt würden, vorzüglich oben am Wirbel (*Fr. Hahnemann*).

(40) Wühlend bohrender Schmerz im rechten Hinterhaupte (n. 2 St.) (*Gutmann*, a. a. O.).

In der linken Schläfe, ein taktmäſsig absetzender, klemmend drückender Schmerz, wie mit einem stumpfen, harten Körper (*Groſs*, a. a. O.).

Ziehender Druck im rechten Scheitel- und Hinterhauptbeine, bei Bewegung heftiger (*Herrmann*, a. a. O.).

Reiſsen und klemmender Druck im Gehirne bald hie, bald da (n. 7 St.) (Ders. a. a. O.).

Reiſsender Druck im Hinterhaupte, bei Lärm und bei der geringsten Bewegung heftiger (Ders. a. a. O.).

(45) Druck im Hinterhaupte, als ob er auf etwas Hartem läge (*Meyer*, a. a. O.).

Ziehen in der linken Schläfe und dem vordern Ohrknorpel, welches bei Bewegung zu einem drückenden Schmerze wird (n. ½ St.) (*Herrmann*, a. a. O.).

Zucken durch den Kopf, von hinten nach vorne, im Takte des Pulses (n. ½ St.) (*W. E. Wislicenus*, in einem Aufsatze).

Reiſsen im Scheitel und Hinterhaupte (*Herrmann*, a. a. O.).

Reiſsen in der linken Schläfe bis vor in die Stirne, bei Bewegung heftiger (n. ½ St.) (Ders. a. a. O.).

(50) Abends im Bette, Kopfschmerz in beiden Schläfen, als würden sie in einzelnen Rucken (Rissen) zusammengeschnürt (*Franz*, a. a. O.).

Stumpf stechender Schmerz zur Mitte der Stirne heraus (*Gutmann*, a. a. O.).

In die rechte Schläfe fährt ein stumpfer Stich,

Beobachtungen Andrer.

wie von einem stumpfen Pfeile, bis tief in's Gehirn, in öftern Absätzen (*Groſs*, a. a. O.).

Einzelne scharfe Stöſse in der rechten Schläfe (*Hartmann*, a. a. O.).

Heftig stechender Kopfschmerz in der rechten Schläfegegend, der sich bis in's rechte Auge erstreckte (*Meyer*, a. a. O.).

(55) Ein starkes Stechen in der rechten Schläfe (*Hartmann*, a. a. O.).

Stechendes Ziehen auf dem Scheitel, was durch Drücken mit der Hand gemindert wird (n. 20 Min.) (*Wislicenus*, a. a. O.).

Auf dem Kopfe, ein brennender Stich (*Franz*, a. a. O.).

Brennende Empfindung auf der rechten Seite des Haarkopfs (n. 3½ St.) (*Gutmann*, a. a. O.).

Dumpfer Schmerz auf dem Haarkopfe (n. 3 St.) (Ders. a. a. O.).

(60) Gefühl von Kälte auf dem Haarkopfe (*Herrmann*, a. a. O.).

Drückender Schmerz am Hinterhaupte, als hätte er auf einem harten Steine gelegen, durch äuſseres Reiben gemindert (*Meyer*, a. a. O.).

Drückender Schmerz an der rechten Schläfe (n. 30 St.) (*Gutmann*, a. a. O.).

Am Hinterhaupte, da wo sich die Nackenmuskeln befestigen, Schmerz, als wären sie zerschlagen (*Franz*, a. a. O.).

Ein ziehend stechendes Drücken im Nacken, welches sich unvermerkt nach dem Hinterhaupte zieht und daselbst verschwindet (n. 1¼ St.) (*Hartmann*, a. a. O.).

(65) Eine zuckende Empfindung im Nacken, in der Ruhe, doch öfterer beim Aufrichten des Kopfs (von 6 bis 8 Tagen) (*Becher*, a. a. O.).

Gefühl von Steifigkeit des Nackens, in der Ruhe, durch Bewegung verschwindend (n. 8 St.) (*Hartmann*, a. a. O.).

Beobachtungen Andrer.

Ein schmerzhaftes Drücken auf der linken Halsseite, als wollte er inwendig böse werden, was aber weder durch Schlingen, noch durch Sprechen sich verschlimmert (n. 3½ St.) (Ders. a. a. O.).

Ein kneipender Schmerz auf einem kleinen Punkte am Halse (Ders. a. a. O.).

Druck vorne und an beiden Seiten des Halses (n. 4 St.) (*Herrmann*, a. a. O.).

(70) Brennender Wundheits-Schmerz seitwärts am Nacken (n. 9 St.) (*Franz*, a. a. O.).

Auf der Stirne, an der Nasenwurzel, Drücken und Nagen (n. 5 St.) (Ders. a. a. O.).

Jückendes Fressen an der Stirne (*Wislicenus*, a. a. O.).

Brennender Schmerz in der linken Stirnhaut (n. 57 St.) (*Gutmann*, a. a. O.).

Wärmegefühl an der Seite des Stirnbeins (*Franz*, a. a. O.).

(75) Feines, schnell vorübergehendes Ziehen durch den linken Backen bis in's innere Ohr (n. ¾ St.) (*Wislicenus*, a. a. O.).

Hitze der Gesichtshälfte, auf welcher er nicht lag (*Franz*, a. a. O.).

Früh, gleich nach dem Aufstehen, Blässe des Gesichts und Neigung zu stierem Blicke (n. 17 St.) (*Becher*, a. a. O.).

Gesichtsblässe (*Fr. Hahnemann*).

Krabbeln und Kriechen: es ist, als ob ein kleines Insekt auf dem Gesichte und an einigen Theilen des Körpers umherliefe (*Herrmann*, a. a. O.).

(80) Rothe Blüthen im Gesichte, auf den Backen und der Nase, kleiner als eine Linse, mit wenig Eiter angefüllt; sie jücken vorzüglich beim Berühren (n. 3 Tagen) (Ders. a. a. O.).

Erweiterung der Pupillen (n. ½ St.) und dann Verengerung (n. 1 St.), welche 16 Stunden dauerte (*Teuthorn*, a. a. O.).

Beobachtungen Andrer.

Verengerte Pupillen (n. ½ St.) mehre Tage lang (*Stapf*, a. a. O.).

Erweiterte Pupillen, 6 Stunden lang (n. 3 St.) (*Meyer*, a. a. O.).

Erweiterung der Pupillen (n. 1 St.) (*C. T. Langhammer*, in einem Aufsatze, und *Hartmann*, a. a. O.).

(85) Die Pupille des rechten Auges ward ungewöhnlich erweitert, so daſs die ganze Regenbogenhaut zu verschwinden schien (n. 2 Min.); je mehr er die Augen zum Sehen anstrengte, desto gröſser ward die Pupille, und sie war noch nach sieben Tagen viermal gröſser, als die des linken Auges, welches stets in gesundem Zustande blieb (*Becher*, a. a. O.).

Sehr stark erweiterte Pupillen (n. 8½ St.) (*Hartmann*, a. a. O.).

Die Augen sind glasicht und matt (n. 4 St.) (*Teuthorn*, a. a. O.).

Die Augen sind ganz glanzlos (n. 6 St.) (*Herrmann*, a. a. O.).

Matte, eingefallene Augen (n. 5 St.) (Ders. a. a. O.).

(90) Blaue Ränder um die Augen (Ders. a. a. O.).

Die Augen sind blau gerändert (*Meyer*, a. a. O.).

Stierer Blick (*Herrmann*, a. a. O.).

Schwere der Augenlider, als wollten sie zufallen (sogleich) (*Groſs*, a. a. O.).

Drückendes Klemmen im linken obern Augenhöhl-Rande (Ders. a. a. O.).

(95) Schnell vorübergehendes Brennen im linken Auge, als wenn man etwas Flüchtiges röche (n. 1 St.) (*Meyer*, a. a. O.).

Schmerz, als würden die Augäpfel gewaltsam zusammen und in den Kopf gedrückt (*Groſs*, a. a. O.).

Druck in beiden Augen nach hinten zu (n. 9 St.) (*Herrmann*, a. a. O.).

Beobachtungen Andrer.

Jählinger Schmerz im linken Auge, als drückte da ein Sandkörnchen, oder als sey ein Blüthchen dran (*Franz*, a. a. O.).

Druck am linken untern Augenlide (n. ¼ St.) (*Herrmann*, a. a. O.).

(100) Druck am rechten Augenlide und Gefühl von Schwere darin (Ders. a. a. O.).

Ein immerwährendes Drücken auf den Augen, wie wenn man zu lange auf einen und denselben Gegenstand sieht, und welches zum Zudrücken der Augen zwingt (n. ¾ St.) (*Hartmann*, a. a. O.).

Die Augen schienen herausgepreſst zu werden, weshalb er die Augen öfters zublinzen muſste (n. ½ St.) (*Herrmann*, a. a. O.).

Ein Drücken der Augen, als wenn sie zu groſs wären und in ihren Höhlen nicht Raum hätten; die Augen sind so unbeweglich, als wenn er nicht ausgeschlafen hätte, und dabei ist's ihm so dumm im Kopfe (*Meyer*, a. a. O.).

Geschwulst und Röthe der untern Augenlider (*Langhammer*, a. a. O.).

(105) Geschwulst der untern Augenbedeckungen (*Meyer*, a. a. O.).

Geschwulst unter den untern Augenlidern (Ders. a. a. O.).

Das untere Augenlid zuckt nach dem innern Winkel zu (n. 9 St.) (*Wislicenus*, a. a. O.).

Stechendes Ziehen durch alle Augenlider, von einem Winkel nach dem andern hin, nebst scharfen Stichen in den Winkeln selbst und am Umfange der Augenhöhlen (n. 14 St.) (Ders. a. a. O.).

Beide Augen hatten ein gläsernes Ansehen, und die Augäpfel waren sehr und fast unwillkürlich beweglich, am meisten beim starr vor sich Hinsehn (*Becher*., a. a. O.).

(110) Ein dumpfer, bald stechender, bald brennender, bald brennend stechender Schmerz drängte den

Beobachtungen Andrer.

rechten Augapfel in den äufsern Augenwinkel; da konnte er auf diesem Auge nichts sehen, sondern es war ihm, als sähe er eine unübersehbare, bergan laufende Schneefläche, auf welche von Zeit zu Zeit feurig glänzende Punkte herabfielen; als diefs mehrmals geschehen war, ward die Fläche feurig und die herabfallenden Punkte glänzend weifs (n. 1½ St.) (*Becher*, a. a. O.).

Schnelle, den elektrischen gleiche Stiche unter dem rechten Augenlide; er mufste drauf die Augen zudrücken (*Meyer*, a. a. O.).

Drückender Schmerz unter dem untern linken Augenlide; durch Drücken mit dem Finger ward es heftig und verging dann gleich (*Gutmann*, a. a. O.).

Scharfes Stechen in der dünnen Knochenwand der Augenhöhle gegen die Nasenwurzel (*Meyer*, a. a. O.).

Ein Brennen in den Augen, und die zuweilen hervorkommenden Thränen brannten noch stärker (n. 6 Tagen) (*Becher*, a. a. O.).

(115) Die innern Ränder der Augenlider sind sehr kalt, beim Zuschliefsen der Augen bemerkbar (n. ⅜ St.) (*Hartmann*, a. a. O.).

Beide Augen wässern (Ders. a. a. O.).

Ein gelber Fleck im Weifsen, gegen den innern Augenwinkel, doch mehr nach der Hornhaut zu; zugleich eine Trübsichtigkeit, welche aber bei Vorhaltung der Hand (bei Erweiterung der Pupille) nicht mehr war (*Meyer*, a. a. O.).

Er sieht besser in der Entfernung *) (*Langhammer*, a. a. O.).

Brennender Schmerz auf einem kleinen Flecke der linken Backe (*Fr. Hahnemann*, a. a. O.).

(120) Klingen, wie Glocken, im rechten Ohre (*Meyer*, a. a. O.).

*) Heilwirkende Gegenwirkung des Organism's bei einem Kurzsichtigen.

Beobachtungen Andrer.

Er hörte eine, in mäfsiger Entfernung aufgehangene Taschenuhr auf beiden Ohren gar nicht; drei Spannen weit vom Ohre gehalten, hörte er die Schläge deutlich; aber dicht an dieselben gehalten, hörte er blofs ein Zischen im Ohre selbst, aber keinen Schlag (n. 1½ St.) (*Becher*, a. a. O.).

Er konnte die Taschenuhr, welche er in gesunden Zeiten über 20 Schritt weit hörte, nur 10 Schritt weit hören (n. 6 Tagen) (Ders. a. a. O.).

Er empfand bei jedem Glockenschlage und jedem musikalischen Tone, Stiche in den Ohren, wie Ohrenzwang, sogar beim eignen Singen; unmelodisches Geräusch aber und Lärm, wie Gerassel von Wagen, Thüren-Zuwerfen u. dergl. machte ihm keine Stiche und war ihm ganz gleichgültig (n. 53 St.) (Ders. a. a. O.).

Musikalische Töne waren und blieben ihm unleidlich, ob sie gleich keinen Schmerz im Ohre verursachten (Ders. a. a. O.).

(125) Ziehen im rechten innern und äufsern Gehörgange (*Herrmann*, a. a. O).

Reifsen im äufsern und innern Gehörgange (n. 80 St.) (*Meyer*, a. a. O.).

Zuckendes Reifsen, bisweilen nur einfaches Reifsen im linken Ohrknorpel (*Herrmann*, a. a. O.).

Schmerz, als würde der rechte Unterkiefer aus seinem Gelenke, vorne am Ohre, herausgerissen, auch wenn er den Theil nicht bewegt — doch beim Kauen heftiger (Ders. a. a. O.).

Schmerzlich ziehender, gleichsam krampfhafter Schmerz im rechten äufsern Ohre (n. 4½ St.) (*Hartmann*, a. a. O.).

(130) Ein fast schmerzloser Stich im linken Ohre, welcher beim Hineinfühlen verging (n. 6½ St.) (*Gutmann*, a. a. O.).

Beobachtungen Andrer.

Jückende Stiche im Innern des rechten Ohres, anhaltend bei Bewegung des Unterkiefers (n. 27 St.) (Ders. a. a. O.).

Stechendes Jücken am rechten Ohrläppchen (n. 2 St.) (*Franz*, a. a. O.).

Feines Zucken im rechten Ohrläppchen (n. 3 St.) (*Wislicenus*, a. a. O.).

Jücken in der Nasenspitze; er mufste daran kratzen (*Meyer*, a. a. O.).

(135) Der Rücken der Nase ist geschwollen und mit rothen Flecken besetzt, so wie auch mit rothen Flecken an der Seite derselben, die bald vergehen, bald kommen, von spannender Empfindung (Ders. a. a. O.).

Auf der rechten Seite der Oberlippe, ein schräger Rifs, als hätte er sich geschnitten, mit Wundheits-Schmerz, vorzüglich bei Bewegung der Lippe, mehre Tage über (*Stapf*, a. a. O.).

Im Rothen der Oberlippe, ein Punkt mit stumpfem Stechen und Eingeschlafenheits-Kriebeln (n. 32 St.) (*Franz*, a. a. O.).

Gelbbrauner, krustiger, Eiter enthaltender Ausschlag auf der Unterlippe, nach dem Mundwinkel zu, ohne Schmerz, sechs Tage lang (*Fr. Hahnemann*).

Heftig brennender Schmerz in der rechten Unterlippe, auch in der Bewegung derselben anhaltend (n. 5, 8½ St.) (*Gutmann*, a. a. O.).

(140) Brennender Schmerz an der linken Seite der Unterlippe (n. 12 St.) (Ders. a. a. O.).

Brennender Schmerz in der Backenhaut, neben dem rechten Mundwinkel (n. 27 St.) (Ders. a. a. O.).

Stumpf drückender, ziehender Schmerz am rechten Winkel des Unterkiefers (n. 7 St.) (Ders. a. a. O.).

Wenn er irgend etwas kauet, bekommt er eine kältende (früh, schmerzhaft kalte) Empfindung

Beobachtungen Andrer.

in den Wurzeln, vorzüglich der Backzähne, welche sich nach dem Essen verliert (*Hartmann*, a. a. O.).

Stechen an der Zungenspitze (*Franz*, a. a. O.).

(145) Jückendes Stechen auf der Zungenspitze (n. 1½ St.) (*Wislicenus*, a. a. O.).

Stechender Schmerz an der rechten Zungenseite (n. 26 St.) (*Gutmann*, a. a. O.).

Trockenheits-Gefühl auf der Zunge und am Gaumen, ohne Durst (n. 6 St.) (*Franz*, a. a. O.).

Nachmittags, grofse Trockenheit im Munde, bei einer Menge geschmacklosen, klebrigen, seifigen Schleims, den er öfters ausspuckt (*Stapf*, a. a. O.).

Brennen auf mehren Punkten der Zunge, als ob etwas Aetzendes auf dieselbe gekommen wäre, ohne äufsere Veränderung derselben (n. 6 St.) (*Wislicenus*, a. a. O.).

(150) Trockenheit des Gaumens, ohne Durst (n. 6 St.) (*Franz*, a. a. O.).

Er konnte nicht gut schlingen; es war, als wenn sich etwas hinter dem Gaumen vorgelegt hätte (n. 10 St.) (*Meyer*, a. a. O.).

Brennen hinten am Gaumenvorhange, als wäre er entzündet und wund (n. 4½ St.) (*Franz*, a. a. O.).

Schmerzhafte Wundheit am Gaumenvorhange und Rohheit im Halse, vorzüglich beim Ausathmen fühlbar (n. 6½ St.) (Ders. a. a. O.).

Empfindung von Geschwulst und Wundheit an den hintern Nasenöffnungen (n. 3½ St.) (Ders. a. a. O.).

(155) Uebelkeit im Gaumen (*Herrmann*, a. a. O.).

Es läuft ihm immer der Mund voll Wasser, mit Uebelkeitsregung auf der Brust (*Franz*, a. a. O.).

Viel Absonderung säuerlichen Speichels im Munde (*Teuthorn*, a. a. O.).

Beobachtungen Andrer.

Fortwährender säuerlicher Geschmack im Munde (n. 4 St.) (*Wislicenus*, a. a. O.).

Viel gäschiger Speichel im Munde, von barschem Geschmacke (n. 2 St.) (*Fr. Hahnemann*).

(160) Fauliger, lätschiger Geschmack im Munde (*Gutmann*, a. a. O.).

Schwarzes Brod ekelt ihn schon von Ansehn und Geruch an; das Säuerliche seines Geruchs war ihm am widerlichsten; auch beim Essen war ihm das Säuerliche des Brodes widerlich, fast zum Erbrechen (n. 24 St.) (*Becher*, a. a. O.).

Brod schmeckt gallbitter, bei übrigens richtigem Geschmacke im Munde (*Fr. Hahnemann*).

Heftiger Durst (Ders.).

Ein kaum zu stillender Durst auf kalte Milch (*Becher*, a. a. O.).

(165) Viel Bierdurst nach den Leibschmerzen, den ganzen Tag (*Meyer*, a. a. O.).

Appetitlosigkeit (*Herrmann*, a. a. O.).

Essen hat nur einen ganz geringen, obwohl keinen fremden Geschmack (*Fr. Hahnemann*).

Nach dem Essen, häufiges und anhaltendes Aufstoſsen von Luft und jedesmal vorher Kollern in der Magengegend (*Teuthorn*, a. a. O.).

Oefteres Aufstoſsen von Luft (*Wislicenus*, a. a. O.).

(170) Unvollkommnes, widriges Aufstoſsen (n. 3 St.) (*Franz*, a. a. O.).

Säuerliches Aufstoſsen, eine Stunde nach Tische (Ders. a. a. O.).

Brennendes, säuerliches Aufstoſsen, ohne Geschmack, was nicht hörbar ist und nicht bis vor in den Mund gelangt (n. 3 St.) (*Becher*, a. a. O.).

Brecherlichkeit in der Magengegend (sogleich) (*Teuthorn*, a. a. O.).

Ein Winden am Magen (nach dem Essen), dann sehr arge Uebelkeit, daſs sie sich in's Bette legen muſste (*Fr. Hahnemann*).

Beobachtungen Andrer.

(175) Ausbrechen der Speisen, und dann fast alle Stunden Erbrechen, Tag und Nacht, bis früh. (Ders.).

Knurren und Kollern in der Magengegend (n. 1¼ St.) (*Hartmann*, a. a. O.).

Hörbares Kollern in der Bauchhöhle (*Becher*, a. a. O.).

Drücken und Pressen in den Hypochondern, welches ihm große Angst verursacht, als dürfe er nicht leben bleiben (meist im Stehen) (n. 38 St.) (*Franz*, a. a. O.).

Unterhalb der kurzen Ribben, ein periodisches, drückendes Klemmen (*Groſs*, a. a. O.).

(180) Nach einigem Gehen, ein drückendes Klemmen gleich über der Leber, unter den Ribben und von da bis in die Nabelgegend (n. 10 Tagen) (Ders. a. a. O.).

Nach der linken Seite zu, unter den falschen Ribben, ein Klemmen (n. 5 Minuten) (Ders. a. a. O.).

Im Nabel, ein periodisches, drückendes Klemmen (Ders. a. a. O.).

In der Nabelgegend, ein anhaltendes, starkes, drückendes Klemmen (n. 10 Min.) (Ders. a. a. O.).

Ein brennender Schmerz im Magen, welcher unter der Herzgrube entstand und sich dann links zog (*Meyer*, a. a. O.).

(185) Spannender Schmerz in dem Oberbauche, daſs es ihm fast den Odem benahm (n. 6½ St.) (*Gutmann*, a. a. O.).

Um die Nabelgegend herum, und so noch an vielen andern Stellen des Körpers und der Gliedmaſsen, absetzende, drückende, stumpfe Stiche, wie mit einer stumpfen Spitze (*Groſs*, a. a. O.).

Feine, absetzende Stiche im Unterleibe, nach der Herzgrube herauf, vorzüglich beim Aufrichten des Körpers im Sitzen (n. 9 St.) (*Wislicenus*, a. a. O.).

Beobachtungen Andrer.

Stechender Schmerz im Bauche, unter der letzten, linken, wahren Ribbe, heftiger beim Einathmen (n. 1 St.) (*Gutmann*, a. a. O.).

Bohrender Stich in der Haut des Oberbauchs, anhaltend beim Ein- und Ausathmen (n. 4 St) (Ders. a. a. O.).

(190) Anspannung des Unterleibes und Vollheits-Empfindung, ohne dafs er Blähungen spürt (n. ½ St.) (*Teuthorn*, a. a. O.).

Der Bauch ist sehr von Winden aufgeblasen; aber schon durch Abgang einer einzigen, mäfsigen Blähung erhielt der Unterleib gleich seine gehörige Beschaffenheit wieder (n. 1 St.) (*Hartmann*, a. a. O.).

Blähungen und Blähungsabgang weit mehr, als in gesunden Tagen (Ders. a. a. O.).

Lautes Knurren im ganzen Unterleibe, vorzüglich im Oberbauche, blofs im Liegen (*Gutmann*, a. a. O.).

Druck an mehren Orten im Unterbauche (*Herrmann*, a. a. O.).

(195) Herausdrückender Schmerz im rechten Schoofse, als wenn ein Bruch entstehen wollte, im Gehen — beim Draufdrücken mit der Hand, heftiger, eine Viertelstunde anhaltend (*Gutmann*, a. a. O.).

Ein ungeheures, kneipendes Zusammenziehn der Gedärme von beiden Seiten der Nabelgegend (n. 4 St.) (*Hartmann*, a. a. O.).

Leibschmerz, wie Eingreifen und Kneipen in der Nabelgegend (im Sitzen), doch ohne nachfolgenden Stuhlgang (*Meyer*, a. a. O.).

Vor dem Schlafengehen, schneidendes Bauchkneipen, als wenn ein Durchfall entstehen sollte, Abends (*Franz*, a. a. O.).

Anfälle von schneidendem Schmerze quer durch den Unterleib (Ders. a. a. O.).

(200) Schneidendes Bauchweh im Gehen (Ders. a. a. O.).

Beobachtungen Andrer.

Schneidender Schmerz im linken Schoofse (n. 11 St.) (*Gutmann*, a. a. O.).

Schneidender Schmerz im Bauche, und zugleich ein stumpf spitzig drückender Schmerz im Steifsbeine (n. 10 St.) (Ders. a. a. O.).

Spannend stechender Schmerz in der ganzen rechten Bauch- und Brustseite, so dafs es ihm fast den Odem benahm (n. 10½ St.) (Ders. a. a. O.).

Nadelstiche in den Bauchmuskeln linker Seite (n. ¼ St.) (*Wislicenus*, a. a. O.).

(205) Jückender Stich in dem äufsern Umfange des Afters (n. ¾ St.) (*Gutmann*, a. a. O.).

Im Mastdarme, reifsender Schmerz und Durchfalls-Regung, ohne darauf folgenden Stuhlgang (*Franz*, a. a. O.).

Nach dem Stuhlabgange, ein langes Drängen und Stuhlzwang, ohne Leibweh; der erste Koth war jedesmal hart, der folgende breiig (*Teuthorn*, a. a. O.).

Vergebliches Nöthigen zum Stuhle, 24 Stunden lang, dann schwieriger Stuhlgang — den folgenden Tag gar keiner (*Franz*, a. a. O.).

Stuhlgang nur erst nach 32 Stunden; der erste Koth war hart, der folgende breiig (*Meyer*, a. a. O.).

(210) Hàrter Stuhlgang (n. 5 St.) (*Gutmann*, a. a. O.).

Sehr harter, schwierig abgehender Stuhlgang (n. 30 St.) (*Franz*, a. a. O.).

Stuhl hart und brockig (*Meyer*, a. a. O.).

Stublgang weich und häufig (n. 72 St.) (*Becher*, a. a. O.).

Aller zwei, drei Stunden, ein weicher Stuhl (n. 24 St.) (*Fr. Hahnemann*).

(215) Viermaliger Durchfall, alle Viertelstunden einmal, mit Bauchweh (n. 1½ St.) (Ders. a. a. O.).

Schmerzlich krampfhaftes Zusammenschnüren der Harnblase, ohne auf den Urin zu drängen (*Hartmann*, a. a. O.).

Beobachtungen Andrer.

Harndrang, mit wenig Harnabgang (n. ½, ¾, 3 St.) (*Langhammer*, a. a. O.).

Kein Urinabgang die ersten sieben Stunden; dann öfteres Harnen, doch weniger an Menge, als gewöhnlich, mit einem unangenehmen, fast brennenden Gefühle am Blasenhalse (*Meyer*, a. a. O.).

Der Urin sieht hell wasserfarbig (*Wislicenus*, a. a. O.).

(220) Vormittags kein Harnabgang, aber Nachmittags (n. 10, 14 St.) häufiger Abgang eines wässerigen Harns, den er oft kaum halten konnte (*Franz*, a. a. O.).

Zuletzt beim Abgange des Urins ist es, als läge eine drückende Last im Unterbauche und drückte nach den Geschlechtstheilen (n. ½ St.) (*Groſs*, a. a. O.).

Der Urin geht den zweiten Tag noch sehr häufig, aber dunkelfarbig, ab und bildet eine Wolke (*Franz*, a. a. O.).

Er muſs oft und jedesmal viel Harn lassen (n. 24 St.), viele Tage lang (*Herrmann*, a. a. O.).

Während der zwei letzten Tage, häufigerer und stärkerer Harnabgang (*Hartmann*, a. a. O.).

(225) Ganz blasser Harn, welcher gleich eine dicke, weiſslichte Wolke bildet (n. einigen Tagen) (*Groſs*, a. a. O.).

Kriebelndes Jücken unterwärts, hinten an der äuſsern Haut der Ruthe (n. 4½ St.) (*Franz*, a. a. O.).

Gefühl von Schwere in der Eichel, besonders beim Harnen (*Herrmann*, a. a. O.).

Jückendes, feines Stechen an der Eichel (n. 28 St.) (Ders. a. a. O.).

Feines Stechen an der Spitze des männlichen Gliedes (n. ¼ St.) (*Langhammer*, a. a. O.).

(230) Schmerzhafte Stiche am Ende der Harnröhre (*Wislicenus*, a. a. O.).

Wundheits-Schmerz am Hodensacke (*Franz*, a. a. O.).

Beobachtungen Andrer.

Jückender, langer Stich am Hodensacke (Ders. a. a. O.).

Drückender Schmerz an beiden Hoden, beim Befühlen und beim Gehen heftiger (*Herrmann*, a. a. O.).

Ein Ausschlag von kleinen, rothen Blüthchen auf der vordern Seite des Hodensacks und dem hintern, untern Theile der Ruthe, mit Gefühl von Hitze darin (n. 32 St.); auch die Haare an den Schamtheilen gingen zum Theil aus (n. 52 St.) (*Becher*, a. a. O.).

(235) Ein Kriebeln am Hodensacke, wie von Ameisen, welches nach dem Kratzen in Brennen und Wundheits-Schmerz übergeht (n. 2¾ St.) (*Hartmann*, a. a. O.).

Brennendes Reifsen im linken Hoden und Brennen in der Vorsteherdrüse, unter häufigen Erektionen (n. 8 St.) (*Franz*, a. a. O.).

Ohne verliebte Anreizung weder durch Gedanken, noch Worte, noch Handlungen, Anschwellung der Ruthe, mehre Minuten lang (n. 1¼ St.) (*Hartmann*, a. a. O.).

* * *

Ein das Halsgrübchen gleichsam verengernder, zusammenziehender Schmerz, beim Biegen des Halses schlimmer, zehn Minuten lang (n. 3¼ St.) (*Gutmann*, a. a. O.).

Rauhigkeit im Halse, die am Reden hindert (*Fr. Hahnemann*).

(240) Trockner Husten; die Aufreizung und der Kitzel dazu wird gleich über der Herzgrube, tief drin, empfunden; Abends, nach dem Niederlegen, ist der Husten am schlimmsten (Ders.).

Starker Husten, welcher zum Erbrechen hebt, doch ohne Schmerz (Ders.).

Stumpfe Stiche in der Mitte des Brustbeins (n. 4 St.) (*Gutmann*, a. a. O.).

Beobachtungen Andrer.

Stumpfes Stechen auf der linken Seite, zwischen der untern falschen Ribbe und dem Becken, welches sich in der Bauchhöhle zu verbreiten scheint, beim Einathmen heftiger (*Herrmann*, a. a. O.).

Scharfe Stiche in der Gegend der rechten ersten falschen Ribbe (n. 34 St.) (Ders. a. a. O.).

(245) Schweres, beengtes Athmen, mit kleinen Stichen zwischen den kurzen Ribben beider Seiten, am meisten der linken (n. 3½ St.) (*Hartmann*, a. a. O.).

In der obern Gegend der Brust, unter dem rechten Arme, ein scharfes Stechen, welches auf Augenblicke den Athem versetzt, wie wenn man jähling in's Wasser fällt (n. 3, 4 St.) (*Meyer*, a. a. O.).

Bohrender, stumpfer Stich in der linken Brust, anhaltend; beim Einathmen heftiger (n. ¼ St.) (*Gutmann*, a. a. O.).

Kneipendes Stechen in der ganzen Brust (n. 3 St.) (Ders. a. a. O.).

Bohrendes Kneipen in der linken Brust, anhaltend beim Ein- und Ausathmen (n. 3¼ St.) (Ders. a. a. O.).

(250) Drücken und Beklemmung hinter dem Brustbeine, wovon das Einathmen erschwert wird (n. 3 St.) (*Franz*, a. a. O.).

In der rechten Seite, in der Gegend der siebenten Ribbe, ein drückendes Klemmen (*Groſs*, a. a. O.).

In der Gegend der siebenten Ribbe, unweit des Brustbeins, ein absetzendes, drückendes Klemmen (Ders. a. a. O.).

In der Gegend der linken Brustwarze, ein drückendes Klemmen (Ders. a. a. O.).

Schmerzhafte Beklemmung der Brust, beim Anfange des Gehens (*Stapf*, a. a. O.).

Beobachtungen Andrer.

(255) Klemmender Druck unter der rechten, letzten, falschen Ribbe, vorne in der Gegend des Brustbeins (n. 3 St.) (*Herrmann*, a. a. O.).

Klemmender Druck, der rechten Brustwarze gegenüber, unter der rechten Achselhöhle (n. 23 St.) (Ders. a. a. O.).

Drückender Schmerz in der linken Brust, am heftigsten beim Ein- und Ausathmen (n. 10 St.) (*Gutmann*, a. a. O.).

Drückender Schmerz in der Mitte der Brust, beim Ausathmen am heftigsten; es ist, als wenn es ihm den Brustknochen herausdrücken wollte; beim Aufdrücken mit der Hand auf das Brustbein ward der Schmerz heftiger, so wie auch beim Bücken, Husten u. s. w., eine Stunde lang (n. 25 St.) (Ders. a. a. O.).

Scharfer Druck in der linken Brustdrüse (n. 1½ St.) (*Fr. Hahnemann*).

(260) Empfindung an der Seite der Brust, als wären die Ribben eingeschlagen (n. 3 St.) (*Franz*, a. a. O.).

Schneidendes Drücken auf der linken Seite der Brust, beim Tiefathmen (*Wislicenus*, a. a. O.).

Brennend schneidender Schmerz in der linken Brust (im Sitzen), beim Anfühlen stärker (n. 9 St.) (*Meyer*, a. a. O.).

Brennender Wundheits-Schmerz innerlich an der letzten Ribbe (n. 7 St.) (*Franz*, a. a. O.).

Brennen auf der Brust (*Fr. Hahnemann*).

(265) Ein jückendes Stechen, wie von vielen Flöhen, zwischen beiden Brüsten, worüber sie um Mitternacht aufwacht und davor weder ruhig liegen, noch sitzen kann, sondern das Bette verlassen und eine Stunde in der Stube herumgehen mufs (Ders.).

Jückendes Fressen auf der rechten Seite an den falschen Ribben, welches zum Kotzen reizt (*Herrmann*, a. a. O.).

Beobachtungen Andrer.

Rothe Blüthchen an dem Halse, der Brust und dem Rücken, vorzüglich über den Schulterblättern, welche blofs beim Berühren und Reiben der Kleider empfindlich sind (am meisten die auf dem Brustbeine) und sich vorzüglich Abends zeigen, des Morgens aber zum Theil verschwunden sind, zum Theil aber an 14 Tage dauern (*Wislicenus*, a. a. O.).

Jückendes Fressen an mehren Theilen des Rumpfs und Oberschenkels, bald hie, bald da (*Herrmann*, a. a. O.).

Jückendes Fressen in der Gegend der Lendenwirbel, welches zum Kratzen reizt (Ders. a. a. O.).

(270) Jückender Stich über dem After am Steifsbeine, einige Minuten lang (n. 8 St.) (*Gutmann*, a. a. O.).

Feine Stiche über dem After, am Steifsbeine und auf dem Brustbeine (n. ¼ St.) (*Wislicenus*, a. a. O.).

Im Kreuze, ein lebendiger Schmerz, wie Ziehen und Drücken, zuweilen reifsend, — nur im Stehen deutlich fühlbar (n. 5½ St.) (*Franz*, a. a. O.).

Absetzender, schnell ziehender und drückender Kreuzschmerz, am meisten im Stehen, weniger im Gehen, welcher durch Aufdrücken, beim Niedersetzen und auch beim Bücken vergeht (Ders. a. a. O.).

Absetzend reifsender Kreuzschmerz nach dem Aufrichten vom Bücken, aber ruckweise ruhig ziehend, wenn er still steht (Ders. a. a. O.).

(275) Kneipender Schmerz in der Mitte des Rückgrats (n. 6 St.) (*Wislicenus*, a. a. O.).

Kleine, heftige, ruckende Stiche auf der Mitte des Rückgrats (n. ¼ St.) (*Hartmann*, a. a. O.).

In den Rückenwirbeln, schmerzhaftes Ziehen, als wären sie zerschlagen, meist im Sitzen (n. 4 St.) (*Franz*, a. a. O.).

Beobachtungen Andrer.

Schmerzhaftes Reifsen auf dem linken Schulterblatte, im Sitzen, beim vorgebeugten Körper (n. 26 St.) (Ders. a. a. O.).

Unter der Schulterblattspitze, ein heimliches Ziehen und Drücken auf dem Knochen, wie Nagen (Ders. a. a. O.).

(280) Klemmender Druck auf der rechten Schulterhöhe (*Herrmann*, a. a. O.).

Ein jückender Stich am rechten Oberarme, welcher von Kratzen nicht ganz verging (n. 1 St.) (*Gutmann*, a. a. O.).

Muskelzucken am linken Oberarme, über der Ellbogenbeuge, was durch Bewegung verging (n. 1¼ St.) (Ders. a. a. O.).

Sehr schmerzliches, zuckendes Reifsen in den Gliedern, im Arme, den Fingern, u. s. w. (*Grofs*, a. a. O.).

Lähmiger, klemmender Druck am rechten Oberarme, nach vorne, bei Berührung heftiger (n. 13 St.) (*Herrmann*, a. a. O.).

(285) Lähmiger Druck am linken Oberarme, nach hinten, bei Berührung heftiger (Ders. a. a. O.).

Ein Gefühl, wie Eiskälte, auf dem rechten Oberarme (*Meyer*, a. a. O.).

Die Vorderarme schmerzen, wie zerschlagen, wenn er sich mit ihnen auf den Tisch auflegt (n. 26 St.) (*Franz*, a. a. O.).

Scharf stechend bohrende Schmerzen an der innern Seite des linken Vorderarms, nah an der Ellbogenbeuge, in der Ruhe am schlimmsten (n. 37 St.) (*Gutmann*, a. a. O.).

Schmerzhafte, klemmende Schwere im rechten Vorderarme (*Hartmann*, a. a. O.).

(290) Klemmender Druck am Vorderarme, nach innen und unten (n. 4 St.) (*Herrmann*, a. a. O.).

Empfindung von Steifigkeit und klemmendem Schmerze im rechten Handgelenke, bei Bewegung noch schmerzhafter (n. 8 St.) (*Hartmann*, a. a. O.).

Beobachtungen Andrer.

An den Unterarmröhren und den Knochen der Hand und der Finger, ein reissendes Rollen auf- und abwärts, zuweilen ein stumpfes Stechen darin (vom 6. bis 8. Tage) (*Becher*, a. a. O.).

Die Hände zittern beim Schreiben, er kann sie nicht still halten und er fühlt ein Kriebeln und Jücken derselben (n. 3 St.) (*Wislicenus*, a. a. O.).

Kneipender Schmerz über dem rechten Handgelenke (n. 4 St.) (Ders. a. a. O.).

(295) Reissen im rechten Handgelenke querüber (n. 10 St.) (*Meyer*, a. a. O.).

Vermehrte Wärme in beiden hohlen Händen (n. ½ St.) (*Fr. Hahnemann*).

Ziehend stechende Schmerzen in den Muskeln der rechten hohlen Hand (n. 4½ St.) (*Hartmann*, a. a. O.).

Ziehend stechende Schmerzen in den Muskeln der linken hohlen Hand (Ders. a. a. O.).

Reissen im Daumen und Zeigefinger der rechten Hand, vorzüglich in den Gelenken; bei Bewegung entsteht eine Art von Spannung, es ist, als wenn die Flechsen zu kurz wären (*Herrmann*, a. a. O.).

(300) Reissen in dem Mittel- und Zeigefinger der rechten Hand (n. 2 St.) (Ders. a. a. O.).

Reissen im linken Ringfinger (Ders. a. a. O.).

Heftiges, scharf stechendes Reissen im hintersten Gliede des rechten Mittelfingers (n. 8½ St.) (*Hartmann*, a. a. O.).

Kneipender, klemmender Schmerz zwischen den rechten Mittelhandknochen, als würden sie zusammengeklemmt (n. 1½ St.) (Ders. a. a. O.).

Eine Art Klammschmerz in den Fingern der linken Hand, wobei jedoch die Bewegung frei bleibt (*Gross*, a. a. O.).

(305) Am kleinen Finger, ein schmerzhaft drückendes Ziehen, vorzüglich am Gelenke, welches ver-

Beobachtungen Andrer.

geht, wenn er den ausgestreckten Finger in die Hand herein biegt (*Franz*, a. a. O.).

Die eine Seite des linken Zeigefingers ist während des Frostes ganz abgestorben und weicher anzufühlen, so daſs es scheint, als liefe zwischen dem lebenden und dem abgestorbenen Theile längs des Fingers eine harte Linie hin (n. 3 St.) (Ders. a. a. O.).

Blüthenartige, rothe Fleckchen auf dem Rücken der Finger, ohne Empfindung (*Becher*, a. a. O.).

Rothe Blüthchen, wie ein Nadelkopf groſs (zuletzt mit einer weiſsen Erhöhung in ihrer Mitte) auf dem Rücken der Finger, ihren Seiten und zwischen den Fingern, ganz ohne Empfindung, welche fünf Tage anhielten (n. 11 Tagen) (Ders. a. a. O.).

Die Finger wurden kalt, gelb, runzlicht und eingeschlafen, wobei der Puls langsam, sehr klein und kaum fühlbar war (n. 13 St.) (*Meyer*, a. a. O.).

(310) Absetzende, stumpfe Stiche im linken Daumenballen (*Groſs*, a. a. O.).

Feines Stechen durch den Rücken des Daumens der rechten Hand bis unter den Nagel (n. 1½ St.) (*Wislicenus*, a. a. O.).

Fressendes Jücken am Mittelfinger der linken Hand, welches nach dem Kratzen nur auf kurze Zeit verging (*Groſs*, a. a. O.).

Im Gehen, klammhaftes Ziehen im linken Hinterbacken (*Franz*, a. a. O.).

Jückendes Zucken in beiden Gesäſsmuskeln, über dem Steiſsbeine (n. 28 St.) (*Gutmann*, a. a. O.).

(315) Gefühl, wie zerschlagen in den Hüften, den Oberschenkeln, den Armen und im Nacken, wie vom Wachsthum; dabei zu wiederholten Malen einzelne reiſsende Stiche in allen diesen Theilen zugleich; die Stiche jedesmal beim Anfange des Gehens und vorzüglich beim Treppensteigen, der Zerschlagenheits-Schmerz

Beobachtungen Andrer.

aber anhaltend im Sitzen, Stehn und Gehen (n. 58 St.) (*Becher*, a. a. O.).

Ein dehnender und Zerschlagenheits-Schmerz im Hüftgelenke, bei Bewegung schlimmer (Ders. a. a. O.).

Nach dem Sitzen, eine Schwere und gleichsam Lähmung im linken Hüftgelenke, zu Anfange des Gehens, was aber nach einiger Bewegung verschwindet (n. 2¼ St.) (*Hartmann*, a. a. O.).

Reifsender Schmerz am Oberschenkel, etliche Zoll unter der Hüfte, welcher von der Kniekehle aufwärts zu gehen deuchtet, beim Aufdrücken aber sich nicht mindert (*Franz*, a. a. O.).

Unter der Hüfte, auswärts am Oberschenkel, und zugleich auf dem Schienbeine, ein reifsend drückender Schmerz (sogleich) (Ders. a. a. O.).

(820) In den hintern Oberschenkel-Muskeln, eine brennende Empfindung, im Stehen, welche sich im Gehen verliert (n. 4½ St.) (Ders. a. a. O.).

Druck, wie mit einem stumpfen Holze, hinterwärts am Oberschenkel (*Herrmann*, a. a. O.).

Bohrender, stumpfer Stich im linken Oberschenkel, nahe am Bauchringe, in der Ruhe (n. 4½ St.) (*Gutmann*, a. a. O.).

Drückender Klammschmerz im rechten Oberschenkel (n. 2 Tagen) (*Herrmann*, a. a. O.).

Die Ober- und Unterschenkel deuchten beim Gehen wie zerschlagen (*Meyer*, a. a. O.).

(825) In den Oberschenkeln, beim Sitzen, eine ängstliche Müdigkeit; er mufste, um sich zu erleichtern, die Füfse immer bewegen (Ders. a. a. O.).

In der Mitte der Oberschenkel, querüber, sind sie wie zerschlagen, blofs beim Gehen; es ist, als wenn sie in der Mitte zusammenbrechen wollten, so dafs er taumeln mufs (Ders. a. a. O.).

Beobachtungen Andrer.

Ein sehr scharfes Drücken in den Muskeln des rechten Oberschenkels bis zum Knie (n. 2½ St.) (*Wislicenus*, a. a. O.).

Schmerzhaftes, pulsirendes Zucken von der Mitte des Oberschenkels bis zum Knie (n. 2½ St.) (Ders. a. a. O.).

Druck, wie mit dem Finger, eine Hand breit über beiden Knieen (n. ¼ St.) (*Herrmann*, a. a. O.).

(330) Drückendes Klemmen über dem Knie, an der äufsern Seite des linken Oberschenkels (*Grofs*, a. a. O.).

Druck, eine Hand breit unter beiden Knieen (*Herrmann*, a. a. O.).

Gleich unter dem linken Knie, ein Druck, wie von etwas Stumpfem, eine Art Klemmen, in Perioden aller 5 bis 6 Minuten und von 2 bis 6 Sekunden Dauer (n. ½ St.) (*Grofs*, a. a. O.).

Ein dehnender Schmerz in den Flechsen der Kniekehlen — schlimmer bei Bewegung — welche dann auch beim Befühlen schmerzten (*Becher*, a. a. O.).

Schmerzliches Ziehen tief im linken Knie und nach dem Schienbeine herab, wenn im Gehen die Last des Körpers auf dem Fufse ruht und der Körper sich eben auf den fortbewegten, rechten Fufs stützen will (*Grofs*, a. a. O.).

(335) Stechender Schmerz in der rechten Kniescheibe, in der Ruhe; bei Bewegung am schlimmsten (n. 32 St.) (*Gutmann*, a. a. O.).

Auf dem Knie und an der Wade, mehre Blüthchen mit heftigem Jücken, am Tage und Abends im Bette, wogegen das Kratzen erst angenehm war, dann aber ein Brennen hinterliefs; die Blüthen flossen zusammen, wurden böse, griffen um sich und wurden jedes zu einem leicht blutenden Geschwüre (*Meyer*, a. a. O.).

Fühlbares Pulsiren am linken Unterschenkel, in der Ruhe (n. 8½ St.) (*Gutmann*, a. a. O.).

Beobachtungen Andrer.

Jückendes Fressen am linken Unterschenkel; es reizt zum Kratzen; nach dem Kratzen entsteht kurze Linderung, und dann wird das jückende Fressen stärker, als vorher (*Herrmann*, a. a. O.).

Mattigkeit in den Unterschenkeln, beim Gehen (*Meyer*, a. a. O.).

(340) Drückender Schmerz im rechten Schienbeine, in der Ruhe, was beim Gehen verschwand (n. 12 St.) (*Gutmann*, a. a. O.).

Scharfes Stechen im Untertheile des Schienbeins (n. 1 St.) (*Langhammer*, a. a. O.).

Krampfhaftes Zwicken in der linken Wade, welches nach dem Reiben einige Zeit nachläfst (n. 10 Min.) (*Wislicenus*, a. a. O.).

Schneidend stechender Schmerz in den Muskeln der linken Wade, abwärts (n. 6½ St.) (*Hartmann*, a. a. O.).

Kriebeln am rechten Unterschenkel (*Grofs*, a. a. O.).

(345) Dumpfer, lähmiger Schmerz im linken Fufsgelenke, in der Ruhe; beim Bewegen knackt es drin (n. 15 St.) (*Gutmann*, a. a. O.).

Spannendes Gefühl und Eingeschlafenheit im Vordertheile des rechten Unterfufses und der Zehen (beim Gehen) (Ders. a. a. O.).

Reifsende Stiche im Ballen der linken grofsen Zehe (n. 2½ St.) (*Hartmann*, a. a. O.).

Klemmender Druck an den beiden letzten Zehen des rechten Fufses (n. 1 St.) (*Herrmann*, a. a. O.).

Anhaltend bohrender Stich in der linken kleinen Fufszehe, bei Ruhe und Bewegung (n. 12½ St.) (*Gutmann*, a. a. O.).

(350) Heftige, ruckartige Stiche auf der rechten Fufssohle (n. 7¾ St.) (*Hartmann*, a. a. O.).

Klemmender Druck auf der rechten Fufssohle, nach vorne (n. 7 St.) (*Herrmann*, a. a. O.).

Beobachtungen Andrer.

Absetzender Druck auf der linken Fufssohle, nach vorne, in der Gegend der grofsen Zehe (Ders. a. a. O.).

Klemmender Druck auf der linken Fufssohle (n. 3 St.) (Ders. a. a. O.).

Der ganze Körper (Gesicht, Hände und Füfse ausgenommen) sieht röther aus, als gewöhnlich; sehr ausgezeichnet rothe, grofse Flecken und Stellen, ohne Empfindung, zeigen sich auf den Achseln; über den Kniescheiben und von beiden Hüften bis zum Nabel ziehen sich breite, rothe Streifen hin; entblöfst ist der Körper gegen die äufsere Luft sehr empfindlich, die Bettwärme aber thut ihm wohl; die grofsen, rothen Flecke dauerten über 24 Stunden (*Wislicenus*, a. a. O.).

(355) Gefühl über den ganzen Körper, als ob etwas über die Haut hinliefe, mit einzelnen feinen Stichen gemischt (n. einigen Min.) (Ders. a. a. O.).

Es ist, als ob Ameisen am Körper umherliefen, bald hie, bald da (*Herrmann*, a. a. O.).

Ueber den Körper, bald hie, bald da, ein Kriebeln (Jücken), wie Ameisenlaufen (n. 6 St.) (*Grofs*, a. a. O.).

Jückendes Kriebeln am Körper und an den Händen, Abends nach dem Niederlegen (Ders. a. a. O.).

Schnell entstehendes Jücken hie und da am Körper, auf dem Rücken, an den Armen, an der Schamgegend und selbst auf der Kopfhaut, welches von Kratzen nur auf Augenblicke vergeht (*Stapf*, a. a. O.).

(360) Alle Schmerzen von Phosphorsäure lassen sich durch Druck mit der Hand weder verschlimmern, noch erleichtern (*Grofs*, a. a. O.).

Sehr empfindlicher Schmerz, wie ein Schaben mit einem Messer, auf der Beinhaut aller Knochenröhren des ganzen Körpers (n. 1, 2 St.) (*Meyer*, a. a. O.).

Beobachtungen Andrer.

Er ist wie kontrakt in allen Gliedern (*Fr. Hahnemann*).

Er glaubt im Gehen zu wanken (Ders. a. a. O.).

Mattigkeit in allen Theilen des Körpers (*Herrmann*, a. a. O.).

(365) Mattigkeit des Körpers (Nachmittags) (*Wislicenus*, a. a. O.).

(Eine Art Fallsucht [gleich nach dem Einnehmen]) (*Fr. Hahnemann*).

Beständiges Gähnen und Renken der Obergliedmaſsen, mit Schläfrigkeit (n. 1¾ St.) (*Hartmann*, a. a. O.).

Er schläft mitten im Schreiben unwiderstehlich ein, fest und tief (*Fr. Hahnemann*).

Schlafsucht: Drang zum Schlafe nach dem Mittagsessen; er schläft mitten im Reden ein (*Meyer*, a. a. O.).

(370) Schläfrigkeit den ganzen Tag, mit Gähnen, welche ihm immer die Augen zuzieht (*Franz*, a. a. O.).

Abends, groſse Schläfrigkeit, mit Gähnen, welche ihm immer die Augen zuzieht (Ders. a. a. O.).

So tiefer Schlaf, daſs er früh kaum aufzuwecken ist (*Hartmann*, a. a. O.).

Schlaf mit theils ärgerlichen, theils gleichgültigen Träumen, wobei er gegen Morgen die Arme unter den Kopf legt, die ihm dann einschlafen (*Franz*, a. a. O.).

Geile Träume mit Samenerguſs (*Gutmann*, a. a. O.).

(375) Vor Mitternacht angenehme, nach Mitternacht sehr fürchterliche, doch wenig erinnerliche Träume (Ders. a. a. O.).

Unruhige Nacht, mit Träumen voll Zank und Streit (*Langhammer*, a. a. O.).

Lebhafter, grauenvoller, doch früh unerinnerlicher Traum (*Stapf*, a. a. O.).

Beobachtungen Andrer.

Oefteres Aufschrecken die Nacht aus dem Schlafe, als wenn er herab und in's Wasser fiele (*Langhammer*, a. a. O.).

Er wacht die Nacht um 1 Uhr auf und hat, bei ziemlich hellem Bewufstseyn, doch sehr trübe, ängstliche, sorgenvolle Gedanken, eine halbe Stunde lang, worauf er wieder bis früh ruhig fortschläft (*Stapf*, a. a. O.).

(380) Die erste Nacht, Träume von Todten, wobei er sich sehr ängstigt und dann, halb erwacht, sich ungemein fürchtet (*Franz*, a. a. O.).

Allzu zeitiges Aufwachen die Nacht, wonach er nicht wieder einschlafen konnte (*Fr. Hahnemann*).

Der Puls geht unregelmäfsig und setzt öfters einen oder ein Paar Schläge aus (*Wislicenus*, a. a. O.).

Frostgefühl am Gesicht, an den Schläfen und der Stirne, wie vom Anwehen eines kühlen Hauchs, mit Kältegefühl in den Fingerspitzen, welche ganz kalt anzufühlen waren (n. 1 St.) (*Stapf*, a. a. O.).

Schauder über den Unterleib, mit kalten Fingerspitzen, zwei Stunden lang, ohne Durst, am meisten beim Zutritt der freien Luft, selbst wenn er nur zum Fenster hinaus sah, ohne folgende Hitze (n. 2 St.) (*Teuthorn*, a. a. O.).

(385) Oefteres Kältegefühl am rechten, und Wärmegefühl am linken Backen, ohne äufserlich fühlbar veränderte Temperatur daran (*Becher*, a. a. O.).

Frostigkeit, selbst beim Gehen in der warmen Stube (*Stapf*, a. a. O.).

Frost über den ganzen Körper (n. 26 St.) (*Meyer*, a. a. O.).

Frost, den ganzen Vormittag, ruckweise, wie allgemeiner Schauder (doch nicht laufend), selbst in der Stube, mit blauen, eiskalten Händen und trocknem Gaumen, ohne besondern Durst (*Franz*, a. a. O.).

Beobachtungen Andrer.

Schüttelfrost am ganzen Körper, mit eiskalten Fingern, ohne Durst (eine Stunde nach dem Essen); nach vier Stunden, erhöhete Wärme, ohne Durst (*Meyer*, a. a. O.).

(390) Von Zeit zu Zeit überlaufender Frostschauder, ohne Durst, Minuten lang, mit gleich drauf folgender, minutenlanger, aber so schnell mit Frösteln abwechselnder Hitze (*Groſs*, a. a. O.).

Die Schläfarterie und die Adern der Hand sind aufgelaufen, und die Arterien schlagen voller (*Wislicenus*, a. a. O.).

Nach dem Niederlegen, Abends, Hitze am ganzen Kopfe, bei nur mäſsig warmem Körper, aber sehr kalten Füſsen (n. 14½ St.) (*Hartmann*, a. a. O.).

Innere Hitze durch den ganzen Körper, ohne Durst, äuſserlich nicht fühlbar und ohne Backenröthe; es wird ihm bänglich und er holt tief Athem (n. 1¼ St.) (*Wislicenus*, a. a. O.).

Abends, beim Gehen im Freien, Hitze auf den Backen und fliegende Hitze im Rücken (*Franz*, a. a. O.).

(395) Puls in starken Schlägen (n. 9 St.) (*Becher*, a. a. O.).

Nachmittags, Hitze im Gesichte, ohne Röthe, mit Durst (*Franz*, a. a. O.).

Nachts, viel Hitze im Gesichte (*Becher*, a. a. O.).

Innere Hitze und Bangigkeit; es ist, als wenn die Brust zu enge wäre (n. 8 St.) (*Herrmann*, a. a. O.).

Er sieht sehr übellaunig und mürrisch aus, so daſs ihn jedermann fragt, was ihm fehle, ohne daſs er jedoch eigentlich krank aussieht (*Stapf*, a. a. O.).

(400) Sehr gereizt, ärgerlich, miſslaunig (Ders. a. a. O.).

Stille Verdrieſslichkeit (*Herrmann*, a. a. O.).

Er spricht ungern, das Reden wird ihm sehr sauer (*Stapf*, a. a. O.).

Er spricht wenig, und die an ihn gethanen Fra-

Beobachtungen Andrer.

gen beantwortet er ungern (n. 5 St.) (*Herrmann*, a. a. O.).

Unlust zu sprechen (*Langhammer*, a. a. O.).

(405) Unruhig, gleichgültig (*Stapf*, a. a. O.).

Traurig gestimmt aus Sorge über die Zukunft (n. 50 St.) (*Gutmann*, a. a. O.).

Gemüth weinerlich, wie von Heimweh (*Teuthorn*, a. a. O.).

Unzufriedenheit mit sich selbst, Selbstvorwürfe (*Langhammer*, a. a. O.).

Gemüth munter und lebhaft*) (n. 24 St.) (*Franz*, a. a. O.).

(410) Er ward sehr heiter und aufgelegt**) (*Becher*, a. a. O.).

(Eine mit Fallsucht Behaftete tanzte ohne Besinnung, heftig und wild, mehre Tage über, ohne sich, außer die Nacht, niederzulegen)***) (*Fr. Hahnemann*).

*), **) Gegenwirkung des Organism's, Nachwirkung.

***) Diese fehlerhafte Lustigkeit scheint eine seltnere Wechselwirkung zu seyn.

Spigelie (Spigelia Anthelmia).

(Funfzig Gran des Pulvers vom ganzen Kraute, mit 500 Tropfen Weingeist, ohne Wärme, binnen einer Woche, bei täglichem Umschütteln, zur Tinktur ausgezogen.)

Diese im südlichen Amerika zuerst in der Hausmittel-Praxis als Arznei gegen Spulwürmer gebrauchte, einjährige Pflanze ward vor etwa 80 Jahren unsern Aerzten bekannt, welche sie aber seitdem zu nichts andern brauchen lernten, als was zuerst die einfältigen Neger auf den Antillen sie gelehrt hatten, nämlich bloſs zur Abtreibung der Spulwürmer.

Man bedenke jedoch, daſs die Anhäufung der Spulwürmer in den Gedärmen nie eine eigne, für sich bestehende Krankheit, sondern nur Symptom einer andern Grundkrankheit des Menschen ist, ohne deren Heilung die Spulwürmer, wenn ihrer auch mehre ausgeleert worden, sich immer wieder in den Gedärmen anhäufen. Es wäre also thöricht, ein so ungeheures Arzneimittel, als die Spigelie ist, zur bloſsen Austreibung dieser Würmer zu brauchen, wenn diese Pflanze nicht zugleich die dabei zum Grunde liegende Krankheit aufhebt. Dieſs letztere soll sie jedoch vermögen, wie mehre Beobachtungen zu beweisen scheinen, wo der Kranke genesen sey, ohne daſs der mindeste Wurm abging.

Man blieb aber dennoch, kurzsichtig genug, darauf bestehen, die Spigelie als ein bloſs die Spulwürmer abtreibendes Mittel anzusehn und anzuwenden.

Wenn man aber diese höchst wichtige Arznei zu keinem wichtigern Behufe zu gebrauchen weiſs (welcher mit etwas Cina - Samen oft leicht befriedigt wird), so ist es fast eben so unzweckmäſsig gehandelt, als wenn man mit einem kostbaren Werkzeuge geringe Arbeit verrichten wollte. Die ungeheuern und ungemein vielseitigen Kräfte dieser Pflanze zeigen eine weit höhere Bestimmung, als etliche Spulwürmer aus den Därmen zu bringen, wie die hier folgenden Arzneikrankheits - Aeuſserungen und Symptome derselben lehren.

Nimmt man hiezu noch die Unbesonnenheit der bisherigen Aerzte, diese Pflanze in Pulver zu 60 und 70 Granen auf die Gabe dem Kranken zu reichen, so muſs man gestehen, daſs die Arzneien in keine verkehrtern und unrechtern Hände hätten kommen können, als in die der gewöhnlichen Aerzte, welche die unschätzbaren und vielnützigen Gaben Gottes, die Arzneien, nur dazu, wozu der gemeine Mann sie für gut gefunden zu haben wähnte, sofort zu brauchen sich begnügten, und dazu in lebensgefährlichen Gaben, wie sie am Schreibpulte dieselben festzusetzen beliebten, unbekümmert, von Anbeginn her, um die innere, eigenthümliche Arzneilichkeit jedes einzelnen Arzneistoffs insbesondre, das ist, unbekümmert um das wahre dynamische Verhältniſs jedes derselben zum Menschenbefinden, was sich in reinen Versuchen an gesunden Personen einzig deutlich ausspricht.

Diese Pflanze hat das Eigne, daſs die Erstwirkung auch einer einzigen, nicht wiederholten Gabe in den ersten 7 bis 10 Tagen, täglich um etwas zu steigen pflegt, so daſs die reinen Versuche mit ihr an gesunden Menschen nur mit Behutsamkeit angestellt werden dürfen, indem schon 60, 80 bis 100 Tropfen der Tinktur gewaltige Wirkungen auch bei sonst robusten, gesunden Personen hervorbringen.

Bei der homöopathischen Anwendung ist die decillionfache Verdünnung, jedes hunderttröpfige Verdünnungs-Glas nicht öfter als zweimal geschüttelt, noch fast zu stark, wenn man auch nur einen sehr kleinen Theil eines solchen Tropfens zur Gabe reicht.

Die Spigelie wirkt auch in einer kleinen Gabe über vier Wochen lang, und eben dieser grofsen, lang dauernden Wirkung wegen darf sie nie anders, als nach sorgfältiger Wahl, bei welcher die mit Besonderheit bezeichneten, charakteristischen Symptome des Krankheitsfalles sehr ähnliche unter den der Spigelie eignen antreffen, als Heilmittel gegeben werden, wodurch dann sehr schwierige Krankheiten besiegt werden können.

Oft und gehörig lang wiederholte, kleine Gaben Kampher heben nach und nach das Uebermafs der Wirkungen dieser wichtigen Arznei auf.

Spigelie.

Schwindel: wenn er einige Minuten steht, ist er in Gefahr zu fallen.

Schwindel: wenn er niederblickt, glaubt er zu stürzen.

Beim Gehen wirds ihm so drehend; es geht alles mit ihm um den Ring; er muſs stehen bleiben; es ist ihm wie betrunken.

Gedächtniſsschwäche: er kann sich auf das Bekannteste nicht besinnen.

5 Eingenommenheit des Kopfs.

Kopfweh, wie Wüstheit.

Schwere und Schmerz im Kopfe, wenn er ihn schüttelt.

Er darf den Kopf nicht schütteln; es thut davon weh im Gehirn und es wird ihm schwindlicht.

Wenn er stark spricht, oder hustet, so thut es im Kopfe so weh, als wenn er zerspringen sollte.

10 Er darf sich nicht bücken; es ist dann, als wenn sich das Gehirn ausbreitete und vorne heraus wollte.

Der Hinterkopf ist schwer und zieht wie eine Last hinunter.

Kopfschmerz, wie Schwere darin; wenn er die Gesichtsmuskeln zieht, ist's als wenn der Hirnschädel oben aus einander springen wollte.

Groſse, pulsweise Stiche in der Stirne vom Abend an bis früh, daſs er hätte schreien mögen; zugleich ein Hämmern vor den Ohren.

Im Hinterkopfe, Schmerz, als wenn die Schlagadern über einen Widerstand hinüber pulsiren müſsten.

15 Wenn er eine Weile den Kopf gebückt hält, kann er sich vor Nackenschmerz nicht wieder aufrichten.

Gegen Morgen (um 3, 4 Uhr), starke Schmerzen am (im?) Hinterkopfe und im Genicke ist's ihm wie steif; er kann früh den Kopf nicht rühren, bis er aufgestanden ist und sich angezogen hat — dann ist's weg.

Früh, nach Aufstehn aus dem Bette, Genickschmerz; wenn er das Genick still hält, thut es wie eingeschlafen weh; er mufs es also immer bewegen, denn bei Bewegung thut es nicht weh.

Der Hinterkopf schmerzt, wie nach einem äufsern Stofse.

Vorzüglich das Hinterhaupt schmerzt; er kann nicht wohl drauf liegen.

20 In der Gegend des Wirbels schmerzt die Kopfhaut beim Betasten und auch für sich, wie geschwürig, und es entsteht daselbst von Zeit zu Zeit ein stumpf stechender Ruck, welcher tief in's Gehirn einzudringen scheint.

Die äufsere Kopfhaut thut weh, und die Haare schmerzen beim Berühren.

(Der Haarkopf ist voll Frieselblüthchen.)

Ein laufendes Jücken an der Stirne, was zu vielem Reiben zwingt.

Geschwulst der Schläfeseite der Augenhöhle, drückenden Schmerzes für sich, und beim Befühlen wundartig schmerzend.

25 An dem linken Augenhöhl-Knochen, bei der Schläfe, nach dem Jochbeine herab, arger Druckschmerz, drauf Knochengeschwulst an der Stelle, welche beim Berühren und Befühlen weh thut.

Schmerz, als wenn die obern Augenlider hart oder unbeweglich wären; er kann sie nicht gut aufheben.

Geschwürigkeit und beifsend schmerzende Wundheit der Augenlid-Ränder.

Starkes Nässen der Augen, ohne Empfindung.

Die Augen thränen triefend; es läuft viel Wasser aus den Augen, was beifsend und scharf ist.

30 Schmerz in den Augen, als wenn Sand darin wäre.
Augenbutter viel und oft den ganzen Tag.
Drückender Schmerz in den Augäpfeln.
Die Augen sind sehr matt, mit einem gleichsam innern Hindernisse; wo er sie hinrichtet, da bleiben sie stehen und er weiſs nicht, was er siehet, wie einer, dem die Augen vergehen.
Wenn er seinen Blick worauf heftet, so vergehn ihm die Augen.

35 Langsichtigkeit: in der Entfernung kann er gut sehen, aber nicht in der Nähe.
Ein immer währendes Knistern und Sumsen vor den Ohren bis in die Stirne und ein wellenartiges Pulsiren darin; er muſs sich durch Halten der Hand über die Augen erleichtern.
Vorzüglich Abends, starkes Brummen und Wuwwern in den Ohren.
Fauchen in den Ohren, wie vom Fluge eines Vogels, worauf eine Feuchtigkeit aus den Ohren flieſst und ein sehr leichtes Gehör erfolgt.
Wenn sie spricht, klingt's wie Glocken in den beiden Ohren und schallt durch den ganzen Kopf.

40 Vom Schnauben geht das Ohr zu und er hört nicht; wenn er aber mit dem Finger im Ohre rüttelt, so geht es auf und er hört wieder.
Das Ohr deuchtet ihr, wie zugestopft, auch wenn sie nicht hören will, oder nicht redet.
Es ist ihr vor das Gehör gefallen.
Im innern Ohre, von Zeit zu Zeit, ein bohrender, stumpf stechender Ruck, welcher selbst bis in den Hals (durch die Eustachs-Röhre) fährt.
(Im Kiefergelenke, ein spannender Schmerz.)

45 Im Unterkiefer, Reiſsen nach dem Ohre zu und um das Ohr herum, bis in den Nacken, daſs er den Kopf nicht ohne Schmerz bewegen kann.
Stechender Schmerz in der rechten Halsseite; beim Schlingen sticht's in der Ohrdrüse und im Innern des Ohres selbst, wie ein Mittelding zwischen Ohr- und Hals-Weh.
An der linken Seite des Kinn's, eine starke Geschwulst, welche im Mittagsschlafe jückt (n. 12 St.).

Brennen in der Oberlippe.

Im Rothen der Unterlippe, **ein schwärzlichtes**, schmerzloses Blüthchen.

50 Halsdrüsen - Geschwulst.

Pochend reifsende Zahnschmerzen, welche vorzüglich von kaltem Wasser verstärkt werden, beim Niederliegen aber vergehen.

Zahnschmerz, wie ein Pressen auswärts, am schlimmsten, wenn er sich auf die rechte Seite legt; während des Essens und Trinkens empfindet er nichts davon, aber gleich nachher fängt der Zahn wieder an, und er wacht die Nacht öfters von diesem Schmerze auf.

Zahnschmerz, wovor er die Nacht nicht schlafen kann; er treibt ihn aus dem Bette; am Tage ist er nicht zugegen, aufser gleich nach dem Essen, nicht während desselben.

Abendliches (gewohntes) Tabakrauchen erregt Zahnschmerz.

55 Weifs belegte Zunge.

Fauliger Geschmack im Munde und, wie ihm deuchtet, Mundgestank.

Stinkiger, fauler Geschmack im Munde.

Brennschmerz am Gaumen.

Häufiges Luft - Aufstofsen, nach jedem Genusse.

60 Er hat kein Verlangen zu essen, aber starken Durst.

Der Rauchtabak schmeckt ihm nicht.

Druck in der Herzgrube, wie von einer drauf liegenden Last.

Stiche in der Herzgrube beim Ausathmen, im Liegen weniger, als beim Sitzen und Gehen.

Abends, unter den linken Ribben, mehre Stiche, dafs es ihn ganz krumm zog.

65 Bauchschneiden in der Nabelgegend, mehre Nachmittage (von 5 bis 6 Uhr), mit Frost, Durchfall und vielem Harnen.

Leibweh, wie von einer in der Nabelgegend zusammen geballten, harten Geschwulst, Abends.

Ueber dem Schoofse, im Unterbauche, Stiche, mit stichartiger Beklemmung der Brust.

Im rechten Schoofse, ein spannender Schmerz beim Anfühlen.

In der Gegend des Bauchringes, ein Schneiden und Stechen; der Darm tritt heraus (welcher vorher selten herausging) und blieb als Bruch vorgefallen; die Stelle schmerzt, beim Befühlen, wundartig.

70 Weifser Stuhlgang, täglich.

Es gehen Stücken dicken Schleim's durch den After ab, zwei Tage lang; es war ihm, als ginge eine Blähung fort; der Stuhlgang war für sich, wie aus Schaflorbern zusammengesetzt und in Schleim eingehüllt.

Nach dem vollkommnen Stuhlgange, noch langes, vergebliches Noththun im Bauche.

In der Nacht geht der Urin schwer ab, und nach dem Lassen erfolgt Brennen.

Zehnmaliges Harnen einer Menge Urin's in einer Nacht, unter drückendem Schmerze auf die Blase, welcher jedesmal, wenn der Urin heraus war, verging (n. 12 St.).

75 (Beim äufsern Drucke auf die Blase, sprützte der Harn von ihm.)

Nachmittags; beim Aufstehn vom Sitze, tröpfeln ihm jähling und unwillkürlich 5, 6 Tropfen Harn aus, und diefs begegnet ihm noch vier Mal hinter einander; bei jedesmaligem Auströpfeln erfolgt ein Brennen vorne in der Harnröhre.

Geschwulst der einen Hälfte der Eichel (n. 7 Tagen).

Ein Kriebeln um die Eichel, alle Tage.

* * *

Jählinger Schnupfen; erst Stockschnupfen und nach vier Stunden, Fliefsschnupfen, welcher 24 Stunden dauert.

80 Früh, wie der Schnupfen ziemlich vorbei war, etwas Husten (n. 48 St.).

Sie bekömmt, die Nacht, Husten und Katarrh.

Katarrh, wie Schnupfenfieber; er war heisch und bei Tag und Nacht heifs anzufühlen; ohne Durst und ohne Schweifs, mit hervorgetretenen Augen; bei starkem Schnupfenflufs; argem Kopfweh und weinerlicher Laune.

Trockner, heftiger, hohler Husten, von einem Reize tief in der Luftröhre, vorzüglich durch Vorbücken erregt; der Husten benimmt ihm den Odem.

(Nach Rahksen und Räuspern, ein drückender Schmerz in der ganzen Brust.)

85 Es zieht ihm stechend die Brust zusammen, dafs er keinen Odem bekommen kann.

Aufser dem Athmen, ein Stechen in der Brust, von innen heraus; er kann aber leicht athmen.

Schmerz, wie verrenkt, im Schultergelenke und im hintern Gelenke des Daumens und Zeigefingers.

Beim Schreiben schlief ihm der Arm oft ein, dafs er die Feder nicht führen konnte.

Starke Stiche in der Ellbogenbeuge und in den Fingern.

90 Einzelne, stechende Rucke über dem Gelenke der Hand.

Einzelne, stechende Rucke neben den hintersten Gelenken der Finger.

Kalte Hände mit kaltem, klebrigem Schweifse, vorzüglich an der innern Fläche.

In den vordern Muskeln der Oberschenkel, Zerschlagenheitsschmerz, blofs im Gehen.

Einzelne Rucke auf der Kniescheibe.

95 In den Knieen, ein zusammendrückender Schmerz, mit Ziehen und Stechen untermischt; je länger er geht, desto schlimmer wird der Schmerz.

Das Knie schmerzt beim Befühlen, wie zerschlagen.

Zerschlagenheitsschmerz im Innern des Kniegelenks, bei Biegung des Kniees.

Ein Wühlen und eine grofse Unruhe im linken Kniee; er konnte nicht davor einschlafen und mufste es bald biegen, bald strecken und bald dahin, bald dorthin legen (n. 4 St.).

Ein Kriebeln in den Waden.

100 Ein Ziehen an den Unterschenkeln herab, mit Wärmegefühl, oder als wenn Wärme dahin zöge; auch waren dann die Füſse wärmer.

Einzelne, stechende Rucke über dem Gelenke der Unterfüſse.

Früh, beim ersten Auftreten, schmerzen die Fuſssohlen, wie unterschworen.

Wenn er geht, fühlt er jeden Fehltritt; es fährt ihm schmerzhaft durch alle Glieder.

Die Untergliedmaſsen sind ihm schwer, es sumset in den Beinen, er muſs mit Mühe dran schleppen; das Gehen wird ihm sehr sauer.

105 Es thut ihm alles weh, wie zerschlagen und wenn er vom Sitze aufsteht, ist's ihm schwindlicht und unsicher in den Füſsen, wie taumelig.

Schmerz, wie verrenkt (oder zerschlagen) im Schultergelenke und in den hintern Gelenken des Daumens und Zeigefingers.

Groſse Mattigkeit an Leib und Seele, vorzüglich nach Stehen.

Beim Hunger überfällt ihn eine groſse Mattigkeit.

Nachmittags verschlimmern sich alle Zufälle.

110 Fast unaufhörliches Gähnen (sogleich).

Alle Nächte, Vormitternacht, kein Schlaf, obgleich ohne Schmerzen.

In der Nacht, stete Unruhe in allen Gliedern; jeden Augenblick muſs er bald dieses, bald jenes Glied anderswo hinlegen, bald krümmen, bald ausdehnen und kann davor keinen Augenblick schlafen *) (n. 10 St.).

S e h r u n r u h i g e r, von öfterm A u f w a c h e n u n t e r b r o c h n e r S c h l a f, voll ängstlicher, schreckhafter Träume, z. B. der Blitz schlug ihm die Achsel weg.

Früh, beim Erwachen, Ermattung.

115 Schlaf nicht erquickend; früh ist er müder, als Abends, da er sich hinlegte.

Abends spät, starker Durst (n. 28 St.).

Starker Frost über die Arme und die Schultern.

*) Gold nahm diese Beschwerde in kurzer Zeit hinweg.

Ein arger Frost zog durch alle Glieder, den ganzen Tag, ohne Durst, zwei Tage nach einander.

Gleich nach dem Mittagsessen, starker Frost und Kälte; er mußte sich deßhalb in's Bette legen.

120 Nachmittags bekömmt er erst Frost, dann wird's ihm sehr heiß und er hat viel Durst (auf Bier).

Fieber: Abends, Frostigkeit, mit kalten Händen und aufgetriebnem Unterleibe, ohne Durst; drauf, die Nacht, Lage auf dem Rücken, Zerschlagenheitsschmerz aller Gelenke beim ruhig Liegen, lebhafte, drangvolle Träume, Schlafreden und trockne Hitze am Körper, mit Trockenheit des Mundes, der Nase und der Augen, ohne Durst.

Wenn er sich Abends niederlegt, bekömmt er im Bette erst eine halbe Stunde Frost, dann gleich Hitze drauf mit Schweiß über und über, fast die ganze Nacht hindurch.

Abwechselnd den ganzen Tag, Frost und Hitze drauf, mit Gesichtsröthe.

Hitzempfindung im Körper, Vormittags, ohne äußerlich fühlbare Hitze.

125 Die Nacht, bloß in den Untergliedmaßen Hitze, ohne Schweiß oder Durst.

Nachts, innere Hitzempfindung, mit Trockenheit des Mundes, ohne Durst.

Bei geringem Zudecken, geräth er gleich in Schweiß.

Unruhe und Bangigkeit; er konnte nirgend bleiben.

Traurig und ärgerlich (bei Gesichtsröthe).

130 Höchster Mißmuth, Abends; er hätte sich mögen umbringen — unter Froste des Körpers (n. 8 Tagen).

Beobachtungen Andrer.

Schwindel (*J. Linning**) in den neuen Edinb. Vers. Th. I.).

Schwindel beim Sitzen, Stehen und Gehen — im Liegen, am erträglichsten —; der Kopf sinkt rückwärts, mit Uebelkeit im Gaumen und Unbehaglichkeit in der Bauch- und Brusthöhle; in der Bauchhöhle, ein kneipender Schmerz, mit der Empfindung, als müsse er zu Stuhle gehn, wobei er alle Besinnung verliert (*C. Th. Herrmann*, in einem Aufsatze).

Schwindel: wenn er vor sich hinsieht, ist er in Gefahr, augenblicklich vorwärts nieder zu stürzen (*Fr. Meyer*, in einem Aufsatze).

Schwindel, wenn er beim Gehen den Kopf dreht; sieht er aber gerade vor sich hin, so fühlt er nichts — in freier Luft — (n. 5 St.) (*Carl Franz*, in einem Aufsatze).

(5) Schwindel: im Gehen schwankte er, als sollte er links umfallen (n. 4 St.) (*Chr. Fr. Langhammer*, in einem Aufsatze).

Schwindel, als wenn er betrunken wäre und keinen festen Tritt hätte (n. 14 St.) (Ders. a. a. O.).

Er sitzt wie in Gedanken, und starrt auf eine und dieselbe Stelle hin (n. 3 St.) (*E. Kummer*, in einem Aufsatze).

Grofse Vergefslichkeit, Mangel an Gedächtnifs (*Meyer*, a. a. O.).

Trägheit des Geistes und grofse Vergefslichkeit (*Huld Becher*, in einem Aufsatze).

(10) Das Gedächtnifs schien ihm treuer und stärker, als ehedem zu seyn (n. 5 Tagen) (Ders. a. a. O.).

Trunkenheit (*Chalmer*, on the weather and the diseases of south Carolina, Lond. 1776. Tom. I. S. 67.

Eingenommenheit des ganzen Kopfs (n. $\frac{1}{8}$ St.) (*Sal. Gutmann*, in einem Aufsatze).

*) Er bediente sich der Spigelia marylandica.

Beobachtungen Andrer.

Eingenommenheit des ganzen Kopfs und zugleich Drücken zur Stirne heraus (n. 5 Tagen) (Ders. a. a. O.).

Schmerzhafte Eingenommenheit des Kopfs (*Ernst Stapf*, in einem Briefe).

(15) Abends, beim Gehen in freier Luft, ziehende Eingenommenheit im Hinterhaupte (n. 10 St.) (*Franz*, a. a. O.).

Abends, Eingenommenheit im ganzen Kopfe, er ist ihm ganz wüste (Ders. a. a. O.).

Der Kopf ist ihm betäubt, wie von starkem Tabakrauchen (n. ½ St.) (*F. Walther*, in einem Aufsatze).

Empfindung, wie von Leerheit und Taumel im Kopfe, wie nach einem Rausche, im Sitzen (n. 1 St.) (*Fr. Hartmann*, in einem Aufsatze).

Immerwährende Dummheit im Kopfe, so dafs ihm jede, mit Nachdenken verbundene Arbeit schwer fällt (*Herrmann*, a. a. O.).

(20) Jede, mit Kopfanstrengung verbundne Arbeit fällt ihm schwer (Ders. a. a. O.).

Dustriges Kopfweh in der Stirne und in den Schläfen; zugleich wie ein Zusammendruck von beiden Seiten nach vorne zu (*Stapf*, a. a. O.).

Wüstheit und Leerheit im Kopfe, oben in der Stirne; die Kopfhaut ist bei Berührung sehr empfindlich, und die Haare scheinen sich zu sträuben (n. 3 St.) (*Franz*, a. a. O.).

Schmerz in der Stirne (*Chalmer*, a. a. O.).

Drückender Kopfschmerz im ganzen Vorderhaupte (*C. G. Hornburg*, in einem Aufsatze).

(25) Ein sich allmälig mehr und mehr verbreitender, heftiger Druck in der rechten Schläfe (n. 2½ St.) (*Hartmann*, a. a. O.).

Sehr starkes Drücken in den Schläfen (n. 1 St.) (Ders. a. a. O.).

Empfindung im Gehirne, als ob der Kopf fest zusammen gebunden wäre, lang anhaltend (n. 28 St.) (*Gutmann*, a. a. O.).

Beobachtungen Andrer.

Druck am linken Stirnhügel von aufsen nach innen, zugleich äufserlich und innerlich im Gehirne (*Herrmann*, a. a. O).

Drüchen nach aufsen im rechten Stirnhügel (n. 1¼ St.) (*Hartmann*, a. a. O.).

(30) In der Stirne, heftiges Drücken und Pressen nach aufsen (n. 2 St.) (Ders. a. a. O.).

Drücken im grofsen und kleinen Gehirne, was zugleich düselig macht (*Meyer*, a. a. O.).

Drückender Kopfschmerz in der linken Gehirnhälfte (sogleich) (*Gutmann*, a. a. O.).

Drückender Kopfschmerz zur linken Stirnseite heraus (n. ½ St) (Ders. a. a. O.).

Anhaltend drückender Kopfschmerz, beim Vorbücken schlimmer (n. 35 St.) (Ders. a. a. O.).

(35) Ein Herauspressen in der Stirne, beim Vorbücken (n. ¾ St.) (Ders. a. a. O.).

Drückend auseinander Kopfschmerz auf der rechten Seite (n. 82 St.) (Ders. a. a. O.).

Pressen in der Stirne, als wenn das Gehirn heraus wollte, was durch Draufhalten der Hand einige wenige Augenblicke nachliefs (*Meyer*, a. a. O.).

Spannend drückender Kopfschmerz zur Stirne heraus (n. 34 St.) (*Gutmann*, a. a. O.).

Heftiges Drücken von aufsen nach innen in beiden Schläfen, vorzüglich in der rechten (n. 56 St.) (*Hartmann*, a. a. O.).

(40) Schmerz, als befinde sich unter dem linken Stirnhügel eine schwere Last (*W. Grofs*, in einem Aufsatze).

Heftig drückender Schmerz im Wirbel des Hauptes, suf einer kleinen Stelle (*Gutmann*, a. a. O.).

Heftigstes Drücken einwärts am linken Hinterhaupte, während dessen er sich nicht ohne Erhöhung der Schmerzen vorbücken konnte, aufser wenn er stark auf den schmerzenden Theil mit der Hand drückte (*Meyer*, a. a. O.).

Beobachtungen Andrer.

Drückendes Ziehen im rechten Scheitel und Hinterhaupte (*Herrmann*, a. a. O.).

Reifsender Druck im Kopfe vom linken Stirnhügel bis zum Hinterhaupte (n. 34 St.) (Ders. a. a. O.).

(45) Ein ziehendes Drücken an der linken Schläfe, öfters wiederkehrend (*Kummer*, a. a. O.).

Reifsendes Drücken aufsen auf dem Stirnbeine (n. 8 Tagen) (*W. E. Wislicenus*, in einem Aufsatze).

Bohrender Kopfschmerz in der Stirne (*Gutmann*, a. a. O.).

Bohrender Kopfschmerz am Hinterhaupte und auf dem Scheitel, als wenn er den Kopf nach hinten zu ziehen strebte (*Becher*, a. a. O.).

Schwappern im Gehirne beim Gehen; er fühlt jeden Tritt (*Gutmann*, a. a. O.).

(50) Empfindung von Schwappern des Gehirns, beim Gehen (*Meyer*, a. a. O.).

Schon bei Bewegung des Kopfs schüttert und schwappert es in der Stirne (Ders. a. a. O.).

Während des Gehens im Freien entsteht, bei jedem Tritte, ein stofsweiser, heftiger Druck im Kopfe, von aufsen nach innen, nach der Mitte des Gehirns, auf einen Punkt zu (n. 6 St.) (*Hartmann*, a. a. O.).

Während des Gehens im Freien, bei jedem Tritte, heftige Rucke im Hinterhaupte, dann in den Schläfen (n. 28 St.) (Ders. a. a. O.).

Die Kopfschmerzen sind am schlimmsten in der freien Luft (*Gutmann*, a. a. O.).

(55) Der Kopfschmerz wird im Liegen schlimmer, beim Herumgehen besser*) (*Meyer*, a. a. O.).

Stöfse und Rucke auf der linken Seite des Kopfs (n. 54 St.) (*Hartmann*, a. a. O.).

Reifsende Stöfse in der rechten Schläfe (n. 50 St.) (Ders. a. a. O.).

Stofsweise reifsender Schmerz in der Stirne, stär-

*) Wechselwirkung.

Beobachtungen Andrer.

ker im rechten Stirnhügel, welcher auch ein unwillkürliches Stillstehn der Augen auf den zu sehenden Gegenstand bewirkt, im Stehen und Sitzen (n. 27 St.) (Ders. a. a. O.).

Sehr heftiges Reifsen in der Stirne, dem Hinterhaupte und den Schläfen (*Meyer*, a. a. O.).

(60) Spannend reifsender Schmerz in der Stirne, besonders unter dem linken Stirnhügel, nach der Augenhöhle hin (n. 6 St.) (*Grofs*, a. a. O).

Feines, wühlendes Reifsen im Gehirne, vorzüglich heftig im linken Scheitelbeine, bei Bewegung, beim Gehn, und besonders bei einem Fehltritte heftiger, gegen Abend; mehre Abende nach einander (n. 11 St.) (*Herrmann*, a. a. O.).

Wühlender und wühlend reifsender Schmerz im Hinterhaupte, im linken Scheitel und der Stirne, bei Bewegung, so wie bei jedem starken Geräusche, und wenn er stark spricht, oder den Mund auch nur ein wenig öffnet, heftiger; beim Liegen am erträglichsten (n. 12 St.) (*Hartmann*, a. a. O.).

Unerträglich glucksender Schmerz im Hinterhaupte, welcher sich Anfangs durch Gehen, hernach aber bei der geringsten Bewegung heftig vermehrt, am meisten aber durch zurückgelehntes Sitzen erleichtert wird; wagerechtes Liegen verschlimmerte es (*Meyer*, a. a. O.).

Langsam reifsender Stich auf der linken Seite des Kopfs (*Hartmann*, a. a. O.).

(65) Ein absetzender, zusammenziehender, reifsend stechender Schmerz auf einer kleinen Stelle des linken Scheitelbeins, mehr nach hinten zu, welcher mehr äufserlich zu seyn scheint (*Grofs*, a. a. O.).

Drückendes Stechen auf einem kleinen Punkte der linken Seite des Hinterhaupts (n. 49 St.) (*Hartmann*, a. a. O.).

Scharfes Stechen gleich hinter und über dem rechten Stirnhügel (*Grofs*, a. a. O.).

Beobachtungen Andrer.

Heftige, aber feine Stiche, wie von elektrischen Funken, in der linken Schläfe (*Hornburg*, a. a. O.).

Viel Hitze im Kopfe (*Meyer*, a. a. O.).

(70) Brennender Schmerz im linken Stirnknochen (n. 31 St.) (*Gutmann*, a. a. O.).

Brennender Kopfschmerz in der linken Schläfegegend und in der Stirne (*Hornburg*, a. a. O.).

Brennen an der linken Schläfe, äufserlich (*Gutmann*, a. a. O.).

Brennen in der rechten Schläfehaut neben dem Auge (Ders. a. a. O.).

Brennender Schmerz auf der rechten Stirne, welcher bis zu den Augen geht, so dafs er sie nicht ohne Schmerzen drehen kann (*Meyer*, a. a. O.).

(75) Brennschmerz im linken Augenbraubogen (*Gutmann*, a. a. O.).

Brennendes Jücken in der rechten Augenbraue, was durch Kratzen verging (n. 26 St.) (Ders. a. a. O.).

Jückendes Kriebeln auf dem linken Scheitel (n. 32 St.) (Ders. a. a. O.).

Beifsender Schmerz in der linken Stirnhaut (n. 34 St.) (Ders. a. a. O.).

Die Kopfhaut deuchtet ihm wie zusammengezogen und gespannt (*Kummer*, a. a. O.).

(80) Empfindlichkeit des ganzen Kopfs beim Berühren, vorzüglich beim Bewegen der Kopfhaut (*Wislicenus*, a. a. O.).

Schmerz, als würde die linke Augenhöhle von oben herunter zusammengedrückt (*Grofs*, a. a. O.).

Starkes Drücken über der rechten Augenhöhle, mit einem dumpf drückenden Schmerze im ganzen Kopfe (n. 2½ St.) (*Hartmann*, a. a. O.).

Stumpfes Drücken über den Augenhöhlen (n. 10 Minuten) (*Wislicenus*, a. a. O.).

Es ist ihm stets, als wären in den Augenwimpern Federn, oder Haare; oder als wäre ein Nebel vor den Augen; eine Empfindung, die sich

Beobachtungen Andrer.

durch Reiben desselben verschlimmert (n. 1 St.) (*Hartmann*, a. a. O.).

(85) Kriebeln in den Augen (*Martin* in Konigl. Vetensk. ak. Handlingar. f. a. 1771.).

Jücken im linken Augapfel, was durch Reiben verging (*Gutmann*, a. a. O.).

Jückender Stich im rechten Augapfel, welcher nach Reiben wieder kam (n. 1 St.) (Ders. a. a. O.).

Anhaltender Stichschmerz im rechten Augapfel, auch bei Bewegung derselben (n. 24 St.) (Ders. a. a. O.).

Heftig wühlender Stich in der Mitte des Auges und in seinem innern Winkel, welcher das Sehen nicht hindert, aber das obere Augenlid niederdrückt (n. 74 St.) (*Hartmann*, a. a. O.).

(90) Früh, im Weifsen des Auges, Röthe und Entzündung; die Augenlider sind ihm so schwer, dafs er sie kaum öffnen kann (*Franz*, a. a. O.).

Röthe des Augenweifses und strotzende Blutgefäfse darin (*W. Wright*, in Samml. br. Abh. f. pr. Aerzte XIV, III,).

Augenschmerz (*Chalmer*, a. a. O.).

Schmerz in den Augen und über denselben (*Linning*, a. a. O.).

Er konnte das linke Auge nach allen Richtungen nicht ohne Schmerz drehen (*Meyer*, a. a. O.).

(95) Die Augen thun ihm bei der Bewegung weh, als wenn sie für ihre Höhlen zu grofs wären (Ders. a. a. O.).

Spannender Schmerz im linken Augapfel (n. 49 St.) (*Gutmann*, a. a. O.).

Gefühl in den Augen, als ob sie thränten, was doch nicht ist, mit schwachem Drucke darin; das Sehen ist ihm dabei gerade so verändert, wie beim Thränen der Augen (n. 26 St.) (*Herrmann*, a. a. O.).

An der Seite des rechten Auges, ein von aufsen drückender Schmerz (n. 3 St.) (*Hartmann*, a. a. O.).

Beobachtungen Andrer.

Unerträglich drückender Schmerz in den Augäpfeln, beim Drehen der Augen noch schmerzhafter; will er mit verwendeten Augen sehen, so wird's ihm schwindlicht; er muſs daher, um auf die Seite hinzusehen, den ganzen Kopf drehen (*Meyer*, a. a. O.).

(100) Ein zusammenziehend brennender Schmerz im rechten Augapfel (*Gutmann*, a. a. O.).

Brennschmerz im linken Auge, nach der Schläfe zu (n. 33 St.) (Ders. a. a. O.).

Trockne Hitze in den Augen, Nachmittags (*Kummer*, a. a. O.).

Brennschmerz im äuſsern Winkel des rechten Auges (*Gutmann*, a. a. O.).

Brennender Schmerz in beiden Augen, daſs er sie unwillkürlich schlieſsen muſs und sie fünf, sechs Minuten lang nicht öffnen kann, mit einer Aengstlichkeit, als würde er sie nie wieder öffnen können; als er nun, nach Verschwindung dieses Schmerzes, sie wieder aufthun konnte, so hinderte ihm ein Feuermeer, was sich in blutrothen Massen vor seinen Augen aufgethürmt hatte, seine Sehkraft; unter Thränen der Augen und starker Erweiterung der Pupillen, kehrt die Sehkraft wieder zurück (n. 14 Tagen) (*Becher*, a. a. O.).

(105) Funken vor den Augen, wie vor Ausbruch der Blattern oder Masern (*Patrik Browne*, Gentleman's Magaz. 1751. S. 544. und Natural history of Jamaica. S. 156.).

Die Augen bewegen sich unwillkürlich, links und rechts, in ungeordneten Bewegungen der einwärts und auswärts ziehenden Muskeln der Augen (*Linning*, a. a. O.).

Verdrehung der Augen (*Browne*, a. a. O.).

Er sieht nicht so deutlich, als gewöhnlich, und muſs seine Augen beim Schreiben sehr anstrengen, wie wenn Wasser in den Augen wäre (*Herrmann*, a. a. O.).

Beobachtungen Andrer.

Ueberhingehender schwarzer Staar (*Chalmer*, a. a. O.).

(110) Erweiterung der Pupillen (*Chalmer*, a. a. O.).

Pupillen erweitert (n. kurzer Zeit) (*Kummer*, a. a. O.).

Pupillen, erweitert von der kleinsten Gabe (*Bergius*, Mat. med. S. 97.).

Pupillen unverändert, nur matt und trübe anzusehn (*Becher*, a. a. O.).

Die Augen haben ein trübes und mattes Ansehn (n. 7 Tagen) (*Wislicenus*, a. a. O.).

(115) Um die Augen, gelbe Ränder (*Kummer*, a. a. O.).

Trübes, mattes Ansehn der Augen, bei unveränderten Pupillen (*Becher*, a. a. O.).

Die Augenlider sind so erschlafft und gelähmt, dafs sie tief herabhängen und mit der Hand aufgehoben werden müssen, bei sehr erweiterten Pupillen (*Bergius*, a. a. O.).

Gefühl unter dem rechten, obern Augenlide, als sei ein harter Körper darunter; diefs verging durch Reiben (n. 4 Tagen) (*Gutmann*, a. a. O.).

Brennender Schmerz unter dem rechten Augenlide (n. 3½ St.) (Ders. a. a. O.).

(120) Am Rande des linken, untern Augenlides, ein feines, schmerzliches Schneiden wie mit einem Messerchen (n. 9 St.) (*Hartmann*, a. a. O.).

Stechendes Drücken unter den Lidern beider Augen (n. 2½ St.) (*Becher*, a. a. O.).

Am Rande des rechten obern Augenlides, ein ganz feines, aber schmerzhaftes Stechen, wie Nadelstich (n. 23 St.) (*Hartmann*, a. a. O.).

Einzelne, wiederkehrende Stiche im linken Augenlide (*Meyer*, a. a. O.).

Stechender Schmerz im innern, rechten Augenwinkel (n. 11½ St.) (*Gutmann*, a. a. O.).

(125) Früh, beim Aufstehn aus dem Bette, sind die Gesichtsmuskeln wie verschoben und geschwollen (*Franz*, a. a. O.).

Beobachtungen Andrer.

Aus dem Mittagsschlafe erwacht, war ihm das ganze Gesicht geschwollen, aufgedunsen, bleich und entstellt, wie einem, welchem eine schwere Krankheit bevorsteht, ohne Schmerz, oder Spannung, oder ein andres, lästiges Gefühl; die Geschwulst verlor sich erst nach sechs Stunden fast ganz, erschien aber den folgenden Morgen, nach dem Erwachen stärker wieder, doch mehr um die Augen herum (*Stapf*, a. a. O.).

Brennender Schmerz im rechten Jochbeine (*Gutmann*, a. a. O.).

Stumpfes Drücken auf den Jochbeinen (n. 4 Tagen) (*Wislicenus*, a. a. O.).

Im Schläfe-Fortsatze des linken Jochbeins, ein reifsendes Drücken, und wie eine dumpfe Empfindung von einer Geschwulst, wenn der Schmerz ein wenig nachläfst (*Grofs*, a. a. O.).

(130) Zuckendes Reifsen im rechten Jochbogen (n. 30 St.) (*Hartmann*, a. a. O.).

Heftig ziehender Stich vom rechten Oberkiefer bis zum Wirbel des Kopfs (n. ½ St.) (*Hartmann*, a. a. O.).

Ein Feinstich in der linken Backe (n. 4 St.) (*Gutmann*, a. a. O.).

Brennender Schmerz in der linken Wange, anhaltend (n. 27 St.) (Ders. a. a. O.).

Brennen in der Schläfehaut vor dem rechten Ohre (n. 75 St.) (Ders. a. a. O.).

(135) Ziehender Schmerz in der hintern Klappe des linken Ohres (*Grofs*, a. a. O.).

Am Rande des linken, äufsern Ohres, ein ohrenzwangartiger Schmerz (n. 22 St.) (*Hartmann*, a. a. O.).

Am hintern Theile des äufsern, rechten Ohres, ein klemmender Schmerz (n. ¼ St.) (Ders. a. a. O.).

Fippern im rechten äufsern Ohre (*Gutmann*, a. a. O.).

Jücken am rechten äufsern Ohre (n. 36 St.) (Ders. a. a. O.).

Beobachtungen Andrer.

(140) Jücken in beiden äufsern Ohren zugleich (n. 5 Tagen) (*Gutmann*, a. a. O.).

Brennschmerz des rechten äufsern Ohres (Ders. a. a. O.).

Brennendes Gefühl im ganzen linken äufsern Ohre (Ders. a. a. O.).

Ein allmälig sich verstärkender, in den Gehörgang eindrückender Schmerz (n. ¼ St.) (*Hartmann*, a. a. O.).

Es drückt wie ein Pflock in's linke Ohr hinein (n. ½ St.) (*Grofs*, a. a. O.).

(145) Drückender Schmerz im linken Ohre (n. 13 St.) (*Gutmann*, a. a. O.).

Drückender Schmerz im Innern des rechten Ohres, der sich im ganzen Jochbeine und in den rechten Backzähnen verbreitet (n. 57 St.) (Ders. a. a. O.).

Anhaltender Schmerz im rechten Ohre, als wenn es aus einander geprefst würde (n. 59 St.) (Ders. a. a. O.).

Ein ziehender Schmerz im linken Ohre, nach dem Jochbeine zu (*Stapf*, a. a. O.).

Mehrmals heftig stofsendes Reifsen im rechten Ohre (*Hartmann*, a. a. O.).

(150) Anfallweise wiederkehrender, zuckender Schmerz im Ohre, welcher sich bis zum Auge und bis zum Unterkiefer erstreckt (n. 12 St.) (*Walther*, a. a. O.).

Pochen im linken Ohre (*Gutmann*, a. a. O.).

Bohrender Stich im Innern des rechten Ohres (n. 49 St.) (Ders. a. a. O.).

Im linken Ohre, ein jückendes Stechen (Ders. a. a. O.).

Jückendes Kriebeln im rechten Ohre (Ders. a. a. O.).

(155) Jückend prickelnde Empfindung im rechten Ohre (n. 77 St.) (Ders. a. a. O.).

Bei schnellem Auftreten, eine hüpfende Empfindung, als schwapperte Wasser, in den Ohren (n. ½ St.) (*Franz*, a. a. O.).

17*

Beobachtungen Andrer.

Getön im linken Ohre, als wenn der Wind schnell vorüber striche (*Gutmann*, a. a. O.).

Sausen vor dem Ohre (*Meyer*, a. a. O.).

Es ist, als ob er vor beiden Ohren fern etwas klingeln hörte, mit der Empfindung, als sei das Ohr locker verstopft, oder wie ein starker Nebel vor demselben (*Herrmann*, a. a. O.).

(160) Ein starker Schall ist für das innere Ohr schmerzhaft empfindlich (n. mehren Tagen) (*Wislicenus*, a. a. O.).

Im Freien, wenn der Wind in die Ohren geht, Verschliefsung derselben, wie mit einem Finger (n. 5, 6 St.) (*Franz*, a. a. O.).

Abends verschliefsen sich die Ohren, als läge etwas vor dem Trommelfelle, welches wie zusammengezogen deuchtet (n. 14 St.) (Ders. a. a. O.).

Im linken Ohre, Schwerhörigkeit, als wäre das Ohr mit dem Finger zugehalten und zugleich ein Flattergetöse drin (n. 2 St.) (*Hornburg*, a. a. O.).

Gefühl, als wenn das linke Ohr locker verstopft wäre, doch ohne Schwerhörigkeit (n. ½ St.) (*Herrmann*, a. a. O.).

(165) Unangenehme Empfindung, wie von einem Hindernisse in der Nasenwurzel (*Meyer*, a. a. O.).

Stechendes Kriebeln in der Nase, welches zum Kratzen nöthigt und dann auf kurze Zeit verschwindet (*Franz*, a. a. O.).

Jücken auf der ganzen rechten Nasenseite (n. 35 St.) (*Gutmann*, a. a. O.).

Kitzel auf dem Rücken der Nase, als würden die Härchen daran leise berührt, oder als wehete ein sanftes Lüftchen dahin, langdauernd (*Grofs*, a. a. O.).

Jücken am rechten Nasenflügel (*Gutmann*, a. a. O.).

(170) Jückendes Bohren im rechten Nasenloche, so dafs er niefsen mufste (n. 78 St.) (Ders. a. a. O.).

Beobachtungen Andrer.

Schwindenartiger Ausschlag, mit Wundheitsempfindung bei Berührung, an und in dem rechten Nasenloche (n. 12 Tagen) (*Herrmann*, a. a. O.).

Brennen in der rechten Oberlippe, auch bei Bewegung derselben anhaltend (n. 52 St.) (*Gutmann*, a. a. O.).

Anhaltendes, brennendes Spannen in der Oberlippe, in der Ruhe (Ders. a. a. O.).

Mehre kleine Blüthchen am Kinne, welche Eiter enthalten, fast ohne Empfindung, selbst bei Berührung (n. 4 St.) (*Meyer*, a. a. O.).

(175) Schmerzlicher Druck auf den rechten Winkel des Unterkiefers (*Groſs*, a. a. O.).

Schmerz, als würde der rechte Unterkiefer aus seinem Gelenke gerissen, bloſs beim Kauen; auſser dem Kauen blieb im Kiefergelenke nur ein stumpfer Schmerz (n. 84 St.) (*Herrmann*, a. a. O.).

Kälte in den obern Zähnen, mit feinstechendem Zucken drin (*Hornburg*, a. a. O.).

Im hohlen Zahne, ziehende Schmerzen (*Stapf*, a. a. O.).

Absetzendes Zucken durch beide Zahnreihen, am meisten aber in einem hohlen Zahne (n. ¼ St.) (*Wislicenus*, a. a. O.).

(180) Schmerzhaftes Rucken im Nerven eines hohlen Zahnes, von der Krone bis in die Wurzel, abwechselnd in Pausen von etwa 10 Minuten, Nachmittags schlimmer; bringt er etwas Wasser drauf, oder tritt Luft hinzu, so erhöhet sich der Schmerz; Tabakrauch scheint ihn zu mindern (n. 48 St.) (Ders. a. a. O.).

Glucksender Schmerz in einem der linken Backzähne (n. 20, 24 St.) (*Walther*, a. a. O.).

Klammartiger Schmerz in den obern Backzähnen, wobei der Unterkiefer, wenn er den Mund zu hat, klammartig heran gedrückt zu seyn scheint (*Franz*, a. a. O.).

Beobachtungen Andrer.

Fressender Schmerz im hohlen Zahne (*Franz*, a. a. O.).

Jückend bohrender Stich in der rechten Zungenseite, von hinten nach vorne, mit einem säuerlichen Geschmacke im Munde (*Gutmann*, a. a. O.).

(185) Feine Stiche in der rechten Zungenseite (Ders. a. a. O.).

Gleich als wenn sie sich abschälen wollte, war die Zunge voll Risse, welche sich aber in folgender Nacht wieder verloren (n. 5 Tagen) (*Becher*, a. a. O.).

Bald auf der Zunge, bald am Gaumen, Bläschen von brennender Empfindung beim Berühren (n. 4½ St.) (Ders. a. a. O.).

Beim Kauen schmerzte die Zunge, als wenn sie hinten geschwollen wäre (*Meyer*, a. a. O.).

Empfindung hinten an der Zunge, als wenn sie geschwollen wäre (n. 12 St.) (Ders. a. a. O.).

(190) Geschwulst auf der linken Seite im Rachen und feine Stiche daselbst, im Schlingen (*Walther*, a. a. O.).

Erst Schauder und Frost, gegen Abend, im Freien, unter spannendem Schmerze an der linken Halsseite unter dem Ohre; den Morgen drauf an dieser Stelle, Drüsengeschwulst, welche hart und beim Befühlen schmerzhaft ist; dabei Stechen links im Halse, beim Schlingen, mit Zahnfleischgeschwulst und Schwierigkeit, die Kinnbacken zu öffnen; das Stechen beim Schlingen hörte auf, wenn er die Halsdrüsengeschwulst einwärts drückte; zwei Morgen nach einander schwitzte er dabei (n. 9 Tagen) (*Hartmann*, a. a. O.).

Im Halse, in der Gegend des Kehlkopfs, ein öfterer, pressender Stich, welcher Anfangs fein, dann immer stärker und gröber wird, beim Schlingen sich verliert, dann aber gleich wieder zurückkehrt (n. 28 St.) (*Hartmann*, a. a. O.).

Weißbelegte Zunge (*Meyer*, a. a. O.).

Beobachtungen Andrer.

Widerlicher Geruch aus dem Munde, den ganzen Tag, nur Andern bemerkbar (*Gutmann*, a. a. O.).

(195) Früh, beim Erwachen, hat er vielen, bald weifsen, bald gelblichen Schleim, ohne besondern Geschmack, im Rachen und Munde (n. 22 St.) (*Herrmann*, a. a. O.).

Es sammelt sich weifser, schäumiger Speichel, gewöhnlichen Geschmacks, im Munde, den er oft ausspucken mufs (n. 16 Tagen) (*Becher*, a. a. O.).

Kitzelndes Jücken im Schlunde, und Gefühl, als wenn ein halb flüssiger Körper aus dem Schlunde in den Rachen steigen wollte, verbunden mit einem hohlen Husten und mit Würmerbeseigen, alles so heftig, dafs er in der Angst befürchtete, in Ohnmacht zu fallen, 3 Minuten lang (n. 4½ St.) (*Gutmann*, a. a. O.).

Er konnte den Speichel nicht hinter schlingen, weil er jedesmal, wie durch Ekel, wieder herauf gebracht ward; er mufste ihn ausspucken (*Becher*, a. a. O.).

Zusammenflufs des Speichels im Rachen (*Franz*, a. a. O.).

(200) Lätschiger Geschmack im Munde; doch schmecken die Speisen gut (*Gutmann*, a. a. O.).

Früh, gleich nach dem Erwachen, eine ungeheure Trockenheit im Munde; es war ihm, als wenn der Mund voll Stecknadeln wäre und wie zusammen geklebt, ohne Durst, selbst mit vielem Speichel (n. 24 St.) (*Stapf*, a. a. O.).

Viel Durst und keine Efslust (*Meyer*, a. a. O.).

(Während des kühlen Essens wird es ihm heifs, (*Stapf*, a. a. O.).

Sehr starker Appetit zum Essen und Trinken, viertehalb Tage lang (*Hartmann*, a. a. O.).

(205) Gänzliche Abneigung gegen Tabakrauchen und Schnupfen (*Becher*, a. a. O.).

Beobachtungen Andrer.

Abneigung vor Tabakrauchen und Kaffee die ganze Wirkungsdauer der Arznei hindurch (*Becher*, a. a. O.).

Aufstofsen (*Langhammer*, a. a. O.).

Leeres Aufstofsen (*Franz*, a. a. O.).

Leeres Aufstofsen blofser Luft (*Stapf*, a. a. O.).

(210) Saures Aufstofsen bis zur Zunge (*Meyer*, a. a. O.).

Uebelkeit, als wenn er lange gehungert hätte; eine Art Heifshunger mit Uebelkeit (Ders. a. a. O.).

Brecherlichkeit (*Martin*, a. a. O.).

Drücken im Magen (n. 13 St.) (*Meyer*, a. a. O.).

Drücken in der Herzgrube, wie von einem zusammen geballten Klumpen, welches nach Aufdrücken mit der Hand verschwindet, und sich in Spannen und Drücken in der Brust verwandelt (*Franz*, a. a. O.).

(215) Drücken in der Herzgrube, als wenn es aufstofsen und sich dadurch erleichtern wollte; es erfolgte aber kein Aufstofsen eher, als bis er Luft verschluckt hatte (*Meyer*, a. a. O.).

Lästiges Vollheitsgefühl im Unterleibe, nach sehr mäfsiger Mahlzeit (*Stapf*, a. a. O.).

Gefühl im Unterbauche, als wenn eine grofse Last herabfiele; es schien vorzüglich beim Einathmen herab zu fallen (n. 3 St.) (*Meyer*, a. a. O.).

S c h m e r z h a f t e s D r ü c k e n i m U n t e r b a u c h e, a l s s o l l t e e r n a c h a u f s e n z u z e r s p r e n g t w e r d e n, v o r z ü g l i c h A b e n d s, v o r d e m w e i c h e n S t u h l g a n g e, a u f w e l c h e n e s e t w a s n a c h l ä f s t (n. 9 Tagen) (*Wislicenus*, a. a. O.).

Im Unterleibe, ein herumziehendes, drückendes Kneipen, was nach Abgang einiger Blähungen sich wieder verliert, drei Nachmittage nach einander, um 3 Uhr (*Hartmann*, a. a. O.).

(220) Drückend kneipender Schmerz im Unterleibe (*Gutmann*, a. a. O.).

Beobachtungen Andrer.

Bauchkneipen im ganzen Unterleibe, beim Liegen, so heftig, dafs er sich vor Schmerzen nicht rühren konnte (n. 44 St.) (*Gutmann*, a. a. O.).

Kneipen im Unterleibe, als ob alle Gedärme zusammen geschnürt würden, welches eine grofse Angst verursacht und das Athemholen beschwerlich macht (n. 4, 7 Tagen) (*Hartmann*, a. a. O.).

Heftiges Bauchkneipen, und gleich darauf ein weicher, immer dünnerer Stuhlgang, welcher gleichwohl nicht ohne Anstrengung erfolgt (n. 49 St.) (*Gutmann*, a. a. O.).

Bald ein Kneipen, bald ein Kollern und Wälzen im Unterbauche, und in jedem Schmerzanfalle dieser Art, Drang zum Lassen des Urin's, welcher unverändert war, jedoch in gröfserer Menge abging, sechs Tage lang (n. 14, 15 Tagen) (*Becher*, a. a. O.).

(225) Kneipender Schmerz im Unterbauche (n. 11 Tagen) (*Herrmann*, a. a. O. — *Gutmann*, a. a. O.).

Kneipen in der Nabelgegend, links (n. 10 St.) (*Meyer*, a. a. O.).

Kneipender Stich im Bauche, mit Blähungsabgang; gleich drauf, Drang zum Stuhle (n. ½ St.) (*Gutmann*, a. a. O.).

Bauchkneipen, was sich, wie Stich, nach der Brust zu erstreckte, mit Blähungsabgang (n. 84 St.) (Ders. a. a. O.).

Links, neben dem Nabel, ein Stechen beim Gehen (*Grofs*, a. a. O.).

(230) Stumpfer Stich in der Herzgrube und Brustbeklemmung, schlimmer beim Einathmen (Ders. a. a. O.).

Links, seitwärts des Nabels, stumpfe Stiche beim Einathmen (Ders. a. a. O.).

Stumpfe, absetzende Stiche, ein paar Finger breit links neben der Herzgrube (n. 1 St.) (Ders. a. a. O.).

Beobachtungen Andrer.

Scharfe Stiche in der Bauchhöhle, in der Gegend des ungenannten Beines, wie Milzstechen, blofs beim Gehen, welches aber nach 30 bis 40 Schritten jedesmal vergeht (*Herrmann*, a. a. O.).

Links, neben der Herzgrube, absetzende, brennende, scharfe Stiche (*Grofs*, a. a. O.).

(235) In der rechten Seite, unter den Ribben, tief innerlich, taktmäfsige, scharfe Stiche, welche aufhören, wenn er einen recht langen und tiefen Athemzug thut, und wieder kommen, wenn er ausathmet (Ders. a. a. O.).

Beim schnellen Gehen und Springen, Stiche in der Lebergegend, die beim ruhigern Gehen verschwanden (*Kummer*, a. a. O.).

Im Unterleibe, starkes Schneiden von beiden Seiten nach der Mitte zu (früh im Bette), mit Abgang von Blähungen, ohne Erleichterung (*Becher*, a. a. O.).

Das Schneiden und Wühlen im ganzen Unterbauche, welches vom Niedersetzen zu entstehen schien, und wie von versetzten Blähungen deuchtete, wird weit unschmerzhafter, wenn er vom Sitze aufsteht (*Grofs*, a. a. O.).

Reifsendes Ziehen durch den Unterbauch (n. 5 Tagen) (Ders. a. a. O.).

(240) Gelindes Brennen im ganzen Unterleibe, mit geschmacklosem, gleichsam mit etwas Wässerichtem gemischtem Aufstofsen (n. 2½ Tagen) (*Becher*, a. a. O.).

Jücken im linken Schoofse (*Gutmann*, a. a. O.).

Stumpfer Stich im Schoofse (Ders. a. a. O.).

Spannender Stich im rechten Schoofse, blofs beim Gehen (Ders. a. a. O.).

Bohrend wühlender Schmerz im rechten Schoofse (Ders. a. a. O.).

(245) Jückend fressendes, feines Stechen an den Muskeln des linken ungenannten Beines (*Herrmann*, a. a. O.).

Beobachtungen Andrer.

Absetzende, stumpfe Stiche in der linken Seite, gleich über dem Darmbeine (*Groſs*, a. a. O.).

Hinten, am Rande des linken Darmbeins, neben dem Kreuzbeine, bei jedem Einathmen, ein brennender Stich (*Groſs*, a. a. O.).

Bohrender Stich im Darmbeine (*Gutmann*, a. a. O.).

Bohrender Stich im Mittelfleische (n. 37 St.) (Ders. a. a. O.).

(250) Krabbeln im Mastdarme und After, wie von Madenwürmern (n. 1 St.) (*Meyer*, a. a. O.).

Vieltägiges Jücken am After und auf dem Steiſsbeine, was auf Kratzen schwerlich nachlieſs (*Gutmann*, a. a. O.).

Jücken am After, was durch Kratzen verging (n. 4½ St.) (Ders. a. a. O.).

Stumpfes Drücken im Mastdarme, auſser dem Stuhlgange (Ders. a. a. O.).

Knurren im Unterleibe, wie ein Quaken der Frösche (n. 4 St.) (*Langhammer*, a. a. O.).

(255) Hörbares Knurren im Bauche (n. 40 St.) (*Gutmann*, a. a. O.).

Lautes Knurren in des Unterleibes linker, dann auch in der rechten Seite (n. ¼ St.) (*Kummer*, a. a. O.).

Poltern, wie von Blähungen, hie und da im Unterbauche, dann und wann schmerzhaft (*Stapf*, a. a. O.).

Kollern in den Gedärmen vor dem Stuhlgange, der sich früh ein paar Mal und Abends einmal, dünnbreiartig einstellt (n. 6 Tagen) (*Wislicenus*, a. a. O.).

Beim Abgange der Blähungen, Gefühl, als sei ihm zugleich etwas durchfälliger Stuhl mit abgegangen, welches jedoch nicht war (*Stapf*, a. a. O.).

(260) Blähungen von Fauleier-Geruche, mehre Stunden lang (*Kummer*, a. a. O.).

Während der Stuhlgänge und beim Drange dazu, ein schmerzhaftes Zerschlagenheits-Gefühl an

Beobachtungen Andrer.

den vier ersten Ribben der linken Seite, welches jedesmal nach der Ausleerung verging (*Becher*, a. a. O.).

Den ersten Tag, kein Stuhlgang, den zweiten Tag (nach wiederholter Gabe), harter Stuhlgang, welcher nur nach vielem Pressen erfolgte (*Gutmann*, a. a. O.).

Im Mastdarme, ein krampfhaftes Drängen und Pressen, als wäre er nicht vermögend, den Stuhl aufzuhalten (n. 3 St.) (*Kummer*, a. a. O.).

Ein öfteres Noththun; er konnte aber nichts los werden (n. 4 Tagen) (*Becher*, a. a. O.).

(265) Noththun: es nöthigt ihn zum Stuhle; es erfolgt aber nichts und das Nöthigen vergeht (*Stapf*, a. a. O.).

Kothabgang, dessen erste Hälfte fest, die andre dünn ist, nach dessen Abgang ein paar drückende Stöſse zur Stirne heraus erfolgen (n. 26 St.) (*Gutmann*, a. a. O.).

Zweitägiger Durchfall, dünner Koth, mit einem zähen, gelblichen Schleime gemischt, täglich zwei bis vier Mal, zu unbestimmten Zeiten (n. 3 Tagen) (*Becher*, a. a. O.).

Täglich ein bis zwei Mal, dünner, auch wohl wässeriger Stuhlgang (n. 16 Tagen) (Ders. a. a. O.).

Drang zum Harnlassen, wie von einem Urin treibenden Getränke (*Hornburg*, a. a. O.).

(270) Oefterer Harndrang, mit vielem Urinabgange, ohne Beschwerde (n. 3¾ St.) (*Langhammer*, a. a. O.).

Harnen vielen Urins, zweimal nach einander, nachdem er schon vor dem Einnehmen den Harn gelassen hatte (n. 1½ St.) (*Gutmann*, a. a. O.).

Häufige und öftere Absonderung des Urins, viertehalb Tage lang (*Hartmann*, a. a. O.).

Er muſs oft und viel uriniren (n. 3 Tagen) (*Gutmann*, a. a. O.).

Wässeriger Harn (n. 2¼ St.) (*Meyer*, a. a. O.).

Beobachtungen Andrer.

(275) Urin mit weifslichtem Bodensatze, mehre Tage über (*Hartmann*, a. a. O.).

Brennender Stich in der Harnröhre, mit Andrang zum Uriniren (n. 59 St.) (*Gutmann*, a. a. O.).

Oeftere Ruthesteifigkeiten, ohne innern, körperlichen Geschlechtsreitz, jedoch mit wohllüstigen Gedanken (n. 17 St.) (*Hartmann*, a. a. O.).

Vorsteherdrüsen-Saft drang vor die Mündung der Harnröhre (n. 20 St.) (Ders. a. a. O.).

Jückender Stich im linken Hoden (n. 51 St.) (*Gutmann*, a. a. O.).

(280) Jückender Stich im rechten Hoden und der Ruthe, von hinten nach vorne (Ders. a. a. O.).

Brennender Stich im rechten Hoden und in der Ruthe (Ders. a. a. O.).

Fippern im Hodensacke (n. 4 Tagen) (Ders. a. a. O.).

* * *

Oefteres Niefsen (n. 4 St.) (*Langhammer*, a. a. O.).

Früh, nach dem Erwachen, einmaliges Niefsen blutigen Schleims (*Stapf*, a. a. O.).

(285) Verstopfung der vordern Nase, aus deren hintern Oeffnungen der Schleim häufig in den Rachen abfliefst, acht Tage lang (*Herrmann*, a. a. O.).

Mehre Tage lang verstopfte Nase (*Grofs*, a. a. O.).

Er wirft den ganzen Tag viel Schleim aus dem Rachen, welcher gröfstentheils aus den hintern Nasenöffnungen kömmt (n. 24 St.) (*Herrmann*, a. a. O.).

Der Nasenschleim ging von selbst blofs aus den hintern Nasenöffnungen durch den Mund ab; durch heftiges Schnauben kam sehr wenig, höchst Zähes, von grünlicher Farbe; aufserdem war die vordere Nase beständig trocken (vom 16. bis zum 26. Tage) (*Becher*, a. a. O.).

Beobachtungen Andrer.

Oft geschah das Uebertreten des Schleims durch die hintern Nasenöffnungen in den Mund sehr fühlbar und in solcher Menge, dafs er ihn sogleich ausraksen mufste, um nicht zu ersticken, wovon er Nachts aufgeweckt ward (*Becher*, a. a. O.).

(290) Beim Tabakschnupfen hatte er keine Empfindung, keinen Reiz vom Tabake in der Nase (Ders. a. a. O.).

Durch die Nase geht bald weifser, bald gelblicher Schleim ab, zugleich auch viel hinten durch den Mund (n. 7 Tagen) (*Herrmann*, a. a. O.).

Mehr stockiger Schnupfen, nach dem Essen (n. 12 St.) (*Langhammer*, a. a. O.).

Ganz jählinges, heftiges Husten von Wasser, welches aus dem Munde in die Luftröhre getreten ist (*Franz*, a. a. O.).

Eine Art Erstickungshusten, wie von einer Menge in die Luftröhröffnung von oben herab zu strömenden Wassers erzeugt (Ders. a. a. O.).

(295) In der freien Luft bekömmt er einen kurzen, trocknen, auf der Brust wie wund schmerzenden Husten (*Becher*, a. a. O.).

Empfindung auf der Brust, wie von übermäfsigem Hunger, mit Zusammenlaufen des Speichels hinten im Munde (n. 4 St.) (*Franz*, a. a. O.).

Abwechselnder Schmerz auf der Brust (*Meyer*, a. a. O.).

Unterhalb des linken Schlüsselbeins, ein starker Druck auf die Brust (*Grofs*, a. a. O.).

Gegen Abend, ein ungeheures, hartes Drücken auf der ganzen Brust (*Franz*, a. a. O.).

(300) Auf der Mitte der Brust, ein starker, schmerzlicher, beklemmender Druck (*Grofs*, a. a. O.).

Drücken über dem Schwerdknorpel im Stehen (*Franz*, a. a. O.).

Beobachtungen Andrer.

Drücken und zugleich Ziehen in der Brust, beim Stehen (*Franz*, a. a. O.).

Reifsendes Zusammenschnüren der Brustmuskeln, im Stehen (*Grofs*, a. a. O.).

Reifsendes Zusammenschnüren des untern Theils der Brust, über der Herzgrube, mit Beklemmung, dann auch denselben Schmerz im obern Theile der Brust, unter dem Halsgrübchen, mit Herzklopfen (Ders. a. a. O.).

(305) Heftiger Schmerz, einem Verrenkungsschmerze gleich, in der obern linken Brustseite, blofs bei Wendung des Körpers auf die rechte Seite, bei einem Fehltritte, oder beim Drehen des linken Arms, einen Tag lang (n. 7 Tagen) (*Hartmann*, a. a. O.).

Schneidend reifsender Schmerz, welcher unter der linken Brustwarze anfängt und sich bis in die Gegend des Schulterblattes und des Oberarms fortsetzt, nur beim Einathmen und Tiefathmen heftiger (n. 11 St.) (*Herrmann*, a. a. O.).

Reifsend bohrender Schmerz, von innen nach aufsen, unter der rechten Brustwarze; der Schmerz verbreitet sich jedesmal nach dem Brustbeine zu, und wird ein scharf drückend reifsender Schmerz (n. 2 St.) (Ders. a. a. O.).

Schneidendes Zusammenschnüren der Brust, mit Angst (*Grofs*, a. a. O.).

Schneller, ziehender, feinstechender Schmerz neben dem Brustbeine herab (*Hornburg*, a. a. O.).

(310) Spannende Stiche in der linken Brust, heftiger beim Ausathmen (n. 27 St.) (*Gutmann*, a. a. O.).

Anhaltend spannender Stich in der rechten Brust- und Bauch-Seite, beim Ein- und Ausathmen fortdauernd, im Gehen am schlimmsten, 2 Stunden lang (n. 32 St.) (Ders. a. a. O.).

Beobachtungen Andrer.

Spannend ziehender Stich in den rechten wahren Ribben, anhaltend beim Ein-, und Ausathmen, heftiger beim äufsern Drucke (*Gutmann*, a. a. O.).

Spannender, anhaltender Stich in der rechten Brust, heftiger beim Ein- und Ausathmen (Ders. a. a. O.).

Spannend bohrende Stiche in der linken Brust, anhaltend beim Ausathmen (n. 57 St.) (Ders. a. a. O.).

(315) Spannender Stich in den rechten falschen Ribben, jedesmal beim Ausathmen anhaltend (Ders. a. a. O.).

Bohrender Stich in der Gegend des Zwergfells, rechts, beim Ein- und Ausathmen anhaltend (Ders. a. a. O.).

Die Brust querüber, am meisten aber im Brustbeine, sticht es, wie von innen nach aufsen, in allen Lagen (*Meyer*, a. a. O.).

In verschiednen Zeiträumen wiederkehrende, scharfe Stiche über der linken Brustwarze nach innen, beim Schreiben, wo er gebeugt safs; richtete er sich aber auf, so vergingen sie schnell (n. 31 St.) (*Herrmann*, a. a. O.).

Stechen in der rechten Seite der Brust, wie mit feinen Nadelstichen (n. 5 St.) (*Langhammer*, a. a. O.).

(320) In der linken Brust, nach dem Schlüsselbeine zu, ein augenblicklicher heftigstechender Schmerz, der am Athem hindert, Abends (n. 12 St.) (*Stapf*, a. a. O.).

Vorne in der Brust, ein schneller, fein zuckender Schmerz, wie von einem elektrischen Funken (*Hornburg*, a. a. O.).

Oben an der Brust, unter der Achselhöhle, ein zuckend stechender Schmerz (n. 55 St.) (*Hartmann*, a. a. O.).

Heftiger Stich in der linken Seite, dicht unter dem Herzen, welcher kurze Zeit in eine Art Kriebeln überging, dann aber als Stich eben

Beobachtungen Andrer.

so heftig wiederkehrte (n. ¾ St.) (*Hartmann*, a. a. O.).

•Kneipender Stich links im Zwergfelle, so heftig, daſs es ihm den Odem benahm und er stehen bleiben muſste (n. 2¼ St.) (*Gutmann*, a. a. O.).

(325) Jückender Stich unter dem Schlüsselbeine (Ders. a. a. O.).

Jückend fressendes Feinstechen an der linken Achselhöhle, nach vorne zu (n. 1½ St.) (*Herrmann*, a. a. O.).

Ein jückender Stich in den linken Brustmuskeln (n. 10 St.) (*Gutmann*, a. a. O.).

Ein stumpfer Stich in der linken Brust, beim Ein- und Ausathmen anhaltend (Ders. a. a. O.).

Stumpfe Stiche in der rechten Brust, bloſs beim Einathmen anhaltend (n. 2 St.) (Ders. a. a. O.).

(330) Stumpf stechend kneipender Schmerz unter der rechten Brustwarze, in der Brusthöhle, von innen nach auſsen, nur beim Einathmen heftiger (n. 8 Tagen) (*Herrmann*, a. a. O.).

Stumpfe, im Takte des Pulsschlags wiederkehrende Stiche da, wo man den Herzschlag fühlt, nur etwas mehr nach auſsen (n. 3 St.) (Ders. a. a. O.).

Auf der Stelle, wo man den Herzschlag fühlt, stumpfes Stechen (n. 56 St.) (*Groſs*, a. a. O.).

Stumpfes, beklemmendes Herzstechen zwischen der Stelle, wo man den Herzschlag fühlt und der Herz- (Magen) Grube; auch sticht es eben so in der Herzgrube und über derselben, und die Brust ist beklemmt (Ders. a. a. O.).

Ungewöhnlich starker Herzschlag, so daſs er nicht selten das Pulsiren des Herzens hört; auch konnte man den Herzschlag äuſserlich durch die Kleider sehen (*Herrmann*, a. a. O.).

Beobachtungen Andrer.

(335) Herzklopfen und ängstliche Brustbeklemmung (*Gross*, a. a. O.).

Herzklopfen, früh, nach dem Aufstehen, im Sitzen, mit ängstlicher Beklemmung; das Herz scheint in einer zitternden Bewegung zu seyn (Ders. a. a. O.).

Das Herzklopfen vermehrt sich stets durch Niedersetzen und Vorbiegen der Brust (Ders. a. a. O.).

Wenn er stark einathmet und den Odem an sich hält, so steigt die Angst; er bekömmt Herzklopfen und Beklemmung; das Herz schlägt stärker und er fühlt es auch pulsiren, wenn er die Hand auf die Herzgrube legt (Ders. a. a. O.).

Sobald er, früh, nach dem Aufstehn aus dem Bette, sich niedergesetzt hat, fängt das Herz an, stark zu klopfen, und über der Stelle, wo man es schlagen fühlt, scheint eine schwere, schmerzlich drückende, Beklemmung verursachende Last zu liegen; dabei fühlt er im Unterbauche ein Schneiden und Wühlen, wie von eingesperrten Blähungen, welches länger als das Herzklopfen anhält (Ders. a. a. O.).

(340) Stiche im Kreuze, schlimmer beim Aus- und Einathmen, im Sitzen (n. 2¼ St.) (*Gutmann*, a. a. O.).

Fippern in den Rücken- und Ribbenmuskeln (Ders. a. a. O.).

Im Rücken, dem Herzen gegenüber, fühlt er Stiche (*Gross*, a. a. O.).

Beim Gehen, Nadelstiche auf dem Rücken, was sich auf die linke Seite hin zog (n. 12 St.) (*Langhammer*, a. a. O.).

Nadelstich, Schmerz in den obern Rückenwirbeln (n. 32 St.) (*Gutmann*, a. a. O.).

(345) Jückender Stich in den rechten Rückenmuskeln (Ders. a. a. O.).

Beobachtungen Andrer.

Jücken im Rücken, am linken Schulterblatte, was durch Kratzen nicht verging (*Gutmann*, a. a. O.).

Im Rückgrate ist's ihm, wie zerschlagen, selbst in der Ruhe (n. 38 St.) (Ders. a. a. O.).

Gefühl im linken Schulterblatte, als ob sich Blut tropfenweise durch eine Klappe hindurchdrängte, eine Art von Glucksen (n. ½ St.) (*Wislicenus*, a. a. O.).

Stumpfer, bohrender Stich im linken Schulterblatte (n. 70 St.) (*Gutmann*, a. a. O.).

(350) Auf dem rechten Schulterblatte, scharfe Stiche, in gleichzeitigen Pausen zurückkehrend (*Herrmann*, a. a. O.).

Einzelne Zucke in den rechten Schultermuskeln (*Gutmann*, a. a. O.).

Eine rothe Ausschlagsblüthe am Halse, bei Berührung wund schmerzend (n. 10 Tagen) (*Herrmann*, a. a. O.).

Am Halse, etliche rothe Blüthen, beim Berühren wund schmerzend (n. 5 Tagen) (*Wislicenus*, a. a. O.).

Absetzendes Ziehen in den hintern Halsmuskeln und das Hinterhaupt heran (*Franz*, a. a. O.).

(355) Auf der linken Seite des Nackens, eine Empfindung von Lähmung, welche aber der Bewegung des Kopfs gar nicht hinderlich ist und schnell vergeht (n. 1 St.) (*Hartmann*, a. a. O.).

Fippern oben auf der rechten Achsel (*Gutmann*, a. a. O.).

Spannender Schmerz in der linken Achselhöhle, in der Ruhe (n. 38 St.) (Ders. a. a. O.).

Brennschmerz in der linken Achselhöhle (n. 31 St.) (Ders. a. a. O.).

Jücken in beiden Achselhöhlen, besonders der linken (n. 13 St.) (Ders. a. a. O.).

(360) Die linke Achsel und der Arm hängen ganz schwer herab im Gehen, mit Spannen vorne im Oberarme (*Franz*, a. a. O.).

Beobachtungen Andrer.

Zittern der Obergliedmaſsen (*Hornburg*, a. a. O.).

Schwerheits-Empfindung im rechten Ober- und Unterarme, wenn er in Ruhe ist und doch leichte Bewegung desselben, wenn er ihn aufhebt (n. 3 St.) (*Hartmann*, a. a. O.).

Ziehender Schmerz im dreieckigen Muskel des linken Oberarms, bei starkem Aufdrücken heftiger (*Herrmann*, a. a. O.).

Schneidendes Ziehen über den Delta-Muskel herüber (*Franz*, a. a. O.).

(365) Reiſsender Druck in der Mitte und der innern Seite des rechten Oberarms, bei Berührung heftiger (*Herrmann*, a. a. O.).

Fippern in den linken Oberarmmuskeln (n. 7½ St.) (*Gutmann*, a. a. O.).

Jückender Stich in der linken Ellbogenspitze (n. 11 St.) (Ders. a. a. O.).

Jückende, nadelstichartige Schmerzen in der rechten Ellbogenbeuge, zum Kratzen nöthigend (n. 35 St.) (Ders. a. a. O.).

Zucken in den linken Unterarm-Muskeln, gleich über dem Handgelenke, bloſs in Ruhe (n. 55 St.) (Ders. a. a. O.).

(370) Drückender Schmerz im rechten Unterarme (Ders. a. a. O.).

Im rechten Unterarme, Schmerz, als ob beide Knochen zwischen eine Zange eingezwängt wären, in der Ruhe (n. 22 St.) (*Hartmann*, a. a. O.).

Bohrende Stiche im rechten Unterarme (n. 52 St.) (*Gutmann*, a. a. O.).

Jücken am rechten Unterarme (n. 5 Tagen) (Ders. a. a. O.).

Drückender Schmerz über dem rechten Handgelenke, in der Ruhe (n. 34 St.) (Ders. a. a. O.).

(375) Heftig stechend schneidende Schmerzen über der linken Handwurzel, bei Bewegung des Zeigefingers, wenn er den Arm fest an den Leib hielt (n. 45 St.) (*Hartmann*, a. a. O.).

Beobachtungen Andrer.

Taktmäſsiges Reiſsen in den Gelenken der linken Hand, welche an die Mittelhand stoſsen, bald drauf, fast wie ein klammartiges Reiſsen in der hohlen Hand, doch mit freier Bewegung *Groſs*, a. a. O.).

Klammartiger Schmerz quer durch die Mittelhandknochen der linken Hand, von der Daumenseite an bis zur Seite des kleinen Fingers, gleich als ob die ganze Hand zusammen gequetscht würde (n. 6 St.) (*Langhammer*, a. a. O.).

Ziehender Schmerz quer durch die Mittelhandknochen (*Franz*, a. a. O.).

Feines Reiſsen in den Gelenken, wo sich die Mittelhandknochen mit den Fingergelenken verbinden (n. 40 St.) (*Herrmann*, a. a. O.).

(380) Die Hände sind blaſsgelb, wie nach einem langen Krankenlager (*Meyer*, a. a. O.).

Einschlafen der Hände, wenn sie in einer ruhigen Stellung waren, mit Kriebeln in den Fingerspitzen, welches verging, wenn er sie naſs machte, oder wenn er etwas damit fest angriff (*Becher*, a. a. O.).

Beim Zusammendrücken der Hände, ein Kriebeln darin, als ob sie eingeschlafen wären (n. 12 St.) (*Wislicenus*, a. a. O.).

Bohrendes Kriebeln auf einem kleinen Punkte des rechten Handtellers (n. 79 St.) (*Gutmann*, a. a. O.).

Jücken in der hohlen Hand und in den Fingerspitzen, gleich als wären sie erfroren gewesen (*Franz*, a. a. O.).

(385) Brennendes Jücken in der Mitte der flachen Hände (n. 24 St.) (*Wislicenus*, a. a. O.).

Ein unwillkürliches Ziehen der Flechsen in der linken Hand, so daſs die Finger alle krumm gezogen wurden, mit krampfhaften Schmerzen in der hohlen Hand (*Gutmann*, a. a. O.).

Ein röthliches hartes Ausschlagsknötchen auf der Tags vorher brennend jückenden Stelle in der

Beobachtungen Andrer.

linken flachen Hand, welches mehre Tage unter brennend jückender Empfindung stehen blieb (*Wislicenus*, a. a. O.).

Schmerzhaftes Ziehen im hintersten Daumengelenke, wo es sich mit seinem Mittelhandknochen verbindet (*Herrmann*, a. a. O.).

Reifsender Schmerz in den Gliedern des rechten Daumens (n. 7 Tagen) (Ders. a. a. O.).

(390) Taktmäfsiges Reifsen in den Fingergliedern der rechten Hand (n. 12 St.) (*Grofs*, a. a. O.).

Brennschmerz auf dem Rücken des hintersten Gliedes des kleinen Fingers (n. 7½ St.) (*Gutmann*, a. a. O.).

Brennschmerz auf dem linken Daumengelenke (Ders. a. a. O.).

Lähmungsartiger Schmerz im rechten Zeigefinger (*Hartmann*, a. a. O.).

Am Mittelfinger der rechten Hand, ein Blüthchen, welches, für sich unschmerzhaft, beim Drücken einen gelben Eiter von sich giebt und Tags darauf verschwindet (n. 17 Tagen) (*Becher*, a. a. O.).

(395) Drückendes Reifsen in der Spitze des linken, kleinen Fingers (n. 48 St.) (*Herrmann*, a. a. O.).

Jückendes Stechen in den Fingerspitzen (n. 10 Min.) (*Wislicenus*, a. a. O.).

In den Fingerspitzen, glucksende, stumpfe Stiche, als hätte er sie erfroren (n. ¼ St.) (*Franz*, a. a. O.).

Spannender Schmerz in den linken Gesäfsmuskeln, beim Gehen (n. 5 Tagen) (*Gutmann*, a. a. O.).

Grofse Mattigkeit der Untergliedmafsen, besonders in den Oberschenkeln, bis unter die Kniee, wie nach starkem Laufen, selbst im Sitzen (*Hornburg*, a. a. O.).

(400) Zerschlagenheitsschmerz im Schoofse und oben an der innern Seite des Oberschenkels, gegen

Beobachtungen Andrer.

das Mittelfleisch zu, wie bei einem des Reitens Ungewohnten nach einem starken Ritte (n. 3, 4 St.) (*Kummer*, a. a. O.).

Ziehender Schmerz in der rechten Hüfte und den Muskeln des rechten Oberschenkels (*Hornburg*, a. a. O.).

Unter dem Halse des linken Oberschenkelbeins, in den Muskeln, auswärts und hinterwärts, auf einer kleinen Stelle, absetzende, brennende, scharfe Stiche, im Sitzen, wenig vermindert beim Aufstehn, aber heftiger als zuvor, wenn er sich wieder niedersetzt (*Groſs*, a. a. O.).

Jücken in der Haut mehr der Ober- als der Unterschenkel, nach Kratzen öfters wiederkehrend (n. 11 St.) (*Gutmann*, a. a. O.).

Immerwährendes, fressendes Jücken an beiden Oberschenkeln, als wollte ein Ausschlag entstehen, nicht durch Kratzen zu tilgen, die Nacht im Bette aber nicht bemerkbar (Ders. a. a. O.).

(405) Kriebelndes Jücken am rechten Oberschenkel, durch Kratzen vergehend (Ders. a. a. O.).

Spannen in den Muskeln der vordern Fläche, nur beim Gehen (*Groſs*, a. a. O.).

Spannen im rechten Oberschenkel, im Sitzen (n. 36 St.) (*Gutmann*, a. a. O.).

Jückender, anhaltender Stich am linken Oberschenkel (Ders. a. a. O.).

Spannender, anhaltender Stich im linken Oberschenkel, beim Gehen, welcher im Stehen aufhörte und später im Sitzen wieder kam (n. 4 Tagen) (Ders. a. a. O.).

(410) Ziehendes Reiſsen im rechten Oberschenkel, beim Sitzen (n. 29 St.) (*Hartmann*, a. a. O.).

Drückendes Reiſsen am linken Oberschenkel, nach auſsen, von den Knieen bis zum ungenannten Beine herauf, wie in der Beinhaut; wo man

Beobachtungen Andrer.

unmittelbar auf den Knochen drücken konnte, war der Schmerz heftiger (n. 11 Tagen) (*Herrmann*, a. a. O.).

Drückender Schmerz im rechten Oberschenkel, beim Aufdrücken heftiger (n. 5½ St.) (*Gutmann*, a. a. O.).

Drückender Schmerz über dem rechten Knie, im Sitzen, welcher durch Bewegung verschwindet (n. ¾ St.) (*Hartmann*, a. a. O.).

Bohrender Schmerz über dem rechten Kniegelenke, bloſs in der Ruhe (*Gutmann*, a. a. O.).

(415) Auf der äuſsern Seite des linken Kniegelenks, wenn er die Treppe steigt, bei jedesmaligem Auftreten, ein reiſsendes Spannen (n. 76 St.) (*Groſs*, a. a. O.).

Reiſsender Schmerz, wie Verrenkung, im linken Kniegelenke, bloſs beim Gehen, so daſs er bisweilen hinken muſs, indem er den Schenkel nicht gehörig krümmen kann (*Herrmann*, a. a. O.).

Auf der rechten Kniescheibe, ein scharfes, tiefes Nadelstechen, im Sitzen (*Groſs*, a. a. O.).

Starke, mitten durch's Knie gehende Nadelstiche, beim Biegen desselben; nur im Gehen ward es auf Augenblicke unterbrochen (n. 5 Tagen) (*Hartmann*, a. a. O.).

Im rechten Unterschenkel, ein (kurz dauerndes) Schwerheits-Gefühl, im Sitzen (n. 9 St.) (Ders. a. a. O.).

(420) Jückendes Wühlen im linken Schienbeine, unter der Kniescheibe, in der Ruhe (*Gutmann*, a. a. O.).

Spannender Stich im linken Schienbeine, in der Ruhe (n. 4 Tagen) (Ders. a. a. O.).

Stechen in der Wade, nebst Zucken und Pulsiren in den Kniescheiben beider Beine, wenn die Kniee steif ausgestreckt gehalten werden (n. 13 Tagen) (*Becher*, a. a. O.).

Beobachtungen Andrer.

Gefühl in der rechten Wade, als ob das Blut tropfenweise sich durch eine Klappe hindurchpreſste — eine Art von Glucksen (n. ½ St.) (*Wislicenus*, a. a. O.).

Wühlender Schmerz in der rechten Wade, innerer Seite — heftiger im Gehen (*Gutmann*, a. a. O.).

(425) Klamm in der linken Wade (n. 11 St.) (Ders. a. a. O.).

Spannendes Ziehn in der linken Wade, beim Gehen (Ders. a. a. O.).

Das Nieſsen bringt eine Bewegung durch die Schenkel, wie von oben bis unten, hervor, fast wie ein zitterndes Frösteln (*Groſs*, a. a. O.).

Brennender Schmerz über dem rechten, innern Fuſsknöchel (n. 37 St.) (*Gutmann*, a. a. O.).

Feiner, bohrender Stich im rechten, innern Fuſsknöchel, in der Ruhe (n. 33 St.) (Ders. a. a. O.).

(430) Beim Auf- und Nieder-Biegen des Unterfuſses, ein Schmerz, als ob die Flechsen, um das Gelenk herum, zu kurz wären — eine klammartige Empfindung (n. 10 St.) (*Hartmann*, a. a. O.).

Im Fuſsgelenke, ein mit Wundheits-Gefühl verbundenes, schründendes Ziehen (n. 4 St.) (*Franz*, a. a. O.).

Im Fuſsgelenke, ein hartes Drücken, wie von einem harten Steine, zugleich mit Ziehen darin, im Stehen (Ders. a. a. O.).

Zuckendes Reiſsen auf dem Rücken des Unterfuſses (n. 45 St.) (*Hartmann*, a. a. O.).

Absetzendes Reiſsen in den Mittelfuſsknochen des linken Fuſses (n. 12 St.) (*Groſs*, a. a. O.).

(435) Absetzendes Reiſsen im linken Unterfuſse, gleich hinter den Zehen (Ders. a. a. O.).

Jücken am linken Fuſsrücken in der Ruhe, welches durch Kratzen nicht vergeht (*Gutmann*, a. a. O.).

Jückend bohrender Stich im rechten Fuſsrücken,

Beobachtungen Andrer.

in der Ruhe, so dafs er heftig aufschreien mufste (n. 79 St.) (*Gutmann*, a. a. O.).

Brennschmerz im linken Fufsrücken (n. 56 St.).

Drückendes Wühlen im rechten Fufse, hinter den Zehen, blofs in der Ruhe (Ders. a. a. O.).

(440) Feines Reifsen in den Muskeln der linken Zehen (n. 10 Tagen) (*Herrmann*, a. a. O.).

An der zweiten Zehe des linken Fufses entstand ein warzenähnlicher, erhabner Auswuchs, ohne Empfindung, welcher nach drei Tagen wieder verschwand, und eine weifse Narbe hinterliefs (n. 8 Tagen) (*Becher*, a. a. O.).

An der zweiten linken Zehe, ein warzenähnlicher Auswuchs, für sich von beifsendem Schmerze, beim Druck des Schuhes aber von brennendem Schmerze, wie ein Hünerauge; er hinterliefs eine weifse, dicke Narbe (n. 17 Tagen) (Ders. a. a. O.).

Jückender Stich in der zweiten rechten Zehe (*Gutmann*, a. a. O.).

Ein kriebelndes Laufen in den Spitzen der rechten Zehen, blofs in der Ruhe (n. 53 St.) (Ders. a. a. O.).

(445) Jückender Stich in der rechten Fufssohle, anhaltend bei Bewegung (Ders. a. a. O.).

Heftige Stiche in der linken Fufssohle, im Sitzen (n. 4 Tagen) (*Hartmann*, a. a. O.).

Bohrend jückender Stich im Ballen der zweiten und dritten Zehe (*Gutmann*, a. a. O.).

Beim Auftreten, eine Empfindung auf der linken Fufssohle, als ob die Theile allzu sehr gespannt und zu kurz wären, wodurch ein stichartiger Schmerz entstand (n. 29 St.) (*Hartmann*, a. a. O.).

Jückendes Kriebeln in der rechten Fufssohle (n. 77 St.) (*Gutmann*, a. a. O.).

(450) Zittern der Untergliedmafsen zuerst, und dann der Obergliedmafsen (*Hornburg*, a. a. O.).

Nach dem Kratzen an den Untergliedmafsen ent-

Beobachtungen Andrer.

standen kleine Beulen (Quaddeln) (*Gutmann*, a. a. O.).

Grofse Empfindlichkeit des ganzen Körpers beim Berühren; wenn er sich an irgend einen Theil etwas stöfst, so läuft es ihm wie ein schnelles, schmerzhaftes Krabbeln herauf durch den ganzen Körper, bis in den Kopf (*Meyer*, a. a. O.).

Schmerzhafte Empfindlichkeit des ganzen Körpers beim Berühren; bei geringem Anstofsen an irgend einen Theil entsteht Schmerz und wie ein Schauder in der Gegend der Stelle; schon beim Auftreten erfolgt eine widrige Erschütterung des Körpers (n. 3 Tagen) (*Wislicenus*, a. a. O.).

(Nach mäfsigem Gehen) Nadelstiche an mehren Theilen des Körpers, beim Treppen-Aufsteigen (*Herrmann*, a. a. O.).

(455) Es liegt ihm in allen Gliedern, am meisten beim Gehen; das Rückgrat ist ihm wie zerschlagen (*Gutmann*, a. a. O.).

Er befindet sich im ganzen Körper nicht wohl, befallen von einer Schwere und Lafsheit in den Gliedern, bei Unaufgelegtheit zur Arbeit, doch nicht mit unheiterm Gemüthe (n. 6 Tagen) (Ders. a. a. O.).

Reifsen in den Gliedmafsen, entweder gleich über, oder etwas unter den Gelenken, auf den Knochen, als wenn es drauf schabte (*Meyer*, a. a. O.).

Grofse Schwere in den Ober- und Untergliedmafsen; er mufs nach Treppensteigen mühsam Athem holen (*Meyer*, a. a. O.).

Grofse Mattigkeit, besonders beim Treppensteigen bemerkbar (n. 2 St.) (*Kummer*, a. a. O.).

(460) Grofse Mattigkeit des Morgens; es liegt ihm so schwer in allen Gliedern, so dafs er sich nur ungern bewegte (n. 7 Tagen) (*Wislicenus*, a. a. O.).

Mattigkeit im Gehen, Stehen und Liegen; er ist

Beobachtungen Andrer.

fast unvermögend, das Mindeste mit den Händen zu verrichten, oder sich auch nur anzuziehn (*Meyer*, a. a. O.).

Bei Schwäche und Hinfälligkeit des ganzen Körpers, Zittern der Hände, wenn er zugreifen und etwas festhalten will (n. 13½ Tagen) (*Becher*, a. a. O.).

Das Schreiben wird ihm sauer, wegen grofser Schwere des Arms, und das Gehen wird ihm sauer, wegen grofser Schwere der Untergliedmafsen (*Meyer*, a. a. O.).

Bei mäfsiger Bewegung überfällt ihn eine grofse, unerträgliche Hitze, die sich besonders im Gesichte äufsert; bei stärkerer Bewegung, Schweifs am ganzen Körper (n. 14 Tagen) (*Becher*, a. a. O.).

(465) Er ist sehr empfindlich gegen kühle Luft (Ders. a. a. O.).

Grofse Mattigkeit des Körpers nach Spazierengehn (Ders. a. a. O.).

Beim Gehen im Freien ist er anfangs kraftvoll und stark; aber sehr bald wird er schwach und matt, besonders in den Oberschenkel-Muskeln, mit einem ängstlichen Drücken auf der Brust, dafs er gern aufstofsen möchte, was ihm aber nicht möglich ist, worauf dann aber Erleichterung im Unterleibe durch Drang zum Stuhle und durch Blähungsabgang erfolgt (n. 5½ St.) (*Franz*, a. a. O.).

Er fühlt sich in freier Luft, Abends sehr krank und ängstlich, mit innerer Hitze, und mufs in die Stube eilen, wo es ihm aber auch nicht sonderlich besser wird (n. 11 St.) (Ders. a. a. O.).

Er ist so ermattet und hinfällig, nach geringer Bewegung, dafs er glaubt, sein Ende sei da (n. 24 St.) (*Becher*, a. a. O.).

(470) Konvulsionen — Tod (*Chalmer*, a. a. O.).

Gähnen, ohne Schläfrigkeit (*Meyer*, a. a. O.).

Oefterer Drang zum Schlafen, dem er aber widerstehen kann (*Becher*, a. a. O.).

Beobachtungen Andrer.

Schläfrigkeit mit Gähnen, als wenn er nicht ausgeschlafen hätte (n. 5 St.) (*Langhammer*, a. a. O.).

Abends, so lange er auf war, unwiderstehliche Schläfrigkeit, aber nach dem Niederlegen konnte er in geraumer Zeit nicht einschlafen (*Hartmann*, a. a. O.).

(475) Nach dem Niederlegen, Abends, wacht er bis tief in die Nacht und kann nicht einschlafen (*Groſs*, a. a. O.).

Müdigkeit des Morgens; kurz nach dem Aufstehn aus dem Bette kann er sich im Sitzen des Einschlafens nicht erwehren (n. 7 Tagen) (*Wislicenus*, a. a. O.).

Den ganzen Vormittag, unwiderstehlicher Hang zum Schlafen, mit Gähnen (n. 2 St.) (*Hartmann*, a. a. O.).

So groſse Schläfrigkeit früh, daſs ihm der Kopf vorfällt, und er die Augen zu thun muſs (n. 2½ St.) (*Kummer*, a. a. O.).

Sehr langer, ungewohnter Mittagsschlaf und als er erwachte, konnte er sich doch nicht überwinden, aufzustehn, sondern er schlief immer wieder ein (*Stapf*, a. a. O.).

(480) Nachtschlaf mit vielen aber unerinnerlichen Träumen (*Franz*, a. a. O.).

Schlaf (*Browne* — *Wright*, a. a. O.).

Unruhiger Schlaf (*Meyer*, a. a. O.).

Schwerer, betäubter Schlaf*) (*Bergius*, a. a. O.).

Sehr unruhiger, von lebhaften, aber unerinnerlichen Träumen gestörter Schlaf, worein er, wegen allzu groſser Lebhaftigkeit des Geistes, nur spät geräth; Nachmitternacht wacht er oft auf, wirft sich herum und ist wie im halb wachendem Zustande (*Stapf*, a. a. O.).

(485) Verworrene Träume, worin er so beschäftigt ist, daſs er sich früh ermüdet fühlt; beim Erwachen weiſs er

*) Von der kleinsten Gabe, wie er sagt.

Beobachtungen Andrer.

von den Träumen nichts mehr und kann sich ihrer gar nicht, oder nur sehr dunkel erinnern (*Herrmann*, a. a. O.).

Lebhafte Träume von bekannten, vergangenen Dingen — lange von einem und demselben Gegenstande (*Kummer*, a. a. O.).

Träume die Nacht, deren er sich nur dunkel erinnert (*Wislicenus*, a. a. O.).

Sehr unruhiger Schlaf; er wirft sich von einer Seite zur andern, träumt lebhaft von Feuer und Zank und Streit, und glaubt um 1 Uhr, es sei schon Zeit, aufzustehn (*Gutmann*, a. a. O.).

Sehr lebhafte, ängstigende Träume von grofsem Feuer und von ihm erscheinenden Geistern (Ders. a. a. O.).

(490) Aengstliche Träume, die Nacht (*Meyer*, a. a. O.).

Früh, kurze Zeit vor dem Erwachen, bei einem (sonst, ungewöhnlichen) geilen Traume, Samenergufs, ohne Entkräftung darauf (*Stapf*, a. a. O.).

Geile Träume und Samenergiefsung (die erste Nacht) (*Gutmann*, a. a. O.).

Wohllüstige Träume mit Samenergufs, ohne Steifigkeit der Ruthe (Ders. a. a. O.).

Der Puls der Hand schlägt schwach und unregelmäfsig, bald schnell, bald langsam (n. 7 St.) (*Herrmann*, a. a. O.).

(495) Der sonst ihm gewöhnliche Puls von 72 Schlägen schlägt zur Zeit des Frühfiebers nur 54 Mal (n. 24 St.) (*Grofs*, a. a. O.).

Frösteln jeden Morgen, nach dem Aufstehn aus dem Bette (*Herrmann*, a. a. O.).

In kurzen Zwischenräumen von 2 bis 10 Minuten, ein überlaufender Schauder am ganzen Körper, welcher vorzüglich von der Brust auszugehen scheint (*Grofs*, a. a. O.).

Bisweilen verbreitet sich das Frösteln von der Herzgrube aus nur bis auf den Bauch und die

Beobachtungen Andrer.

Untergliedmafsen, doch auch zuweilen zugleich bis auf den Rücken (n. 24 St.) (*Grofs*, a. a. O.).

Sehr geringe Bewegung des Körpers bringt Frösteln hervor (Ders. a. a. O.).

(500) Früh, Schüttelfrost, ohne Durst, mit ziemlicher Leichtigkeit in den Fingerbewegungen und Aufgewecktheit des Geistes (*Franz*, a. a. O.).

Frösteln, jeden Morgen, nach dem Aufstehn aus dem Bette, abwechselnd ein paar Stunden lang (*Herrmann*, a. a. O.).

Frösteln am ganzen Körper, ohne Durst, blofs früh (n. 2 St.), mehre Morgen nach einander, in Absätzen wiederkehrend, und von den Füfsen sich nach oben verbreitend (Ders. a. a. O.).

Jeden Morgen, schnell überlaufendes Frösteln, bald blofs an den Füfsen, bald an dem Kopfe und den Händen allein, bald am Rücken, oder an der Brust und dem Bauche, bald auch am ganzen Körper, ohne Durst (n. 72 St.) (*Grofs*, a. a. O.).

Gelindes Frösteln im Rücken, nach dem Unterleibe zu bis in die Nabelgegend (n. 2 St.) (*Stapf*, a. a. O.).

(505) Schauder, welcher den ganzen Körper überlief, ohne Hitze und Durst (n. 1 St.) (*Langhammer*, a. a. O.).

Empfindung am rechten Oberschenkel, als überliefe ihn Gänsehaut, doch ohne Frostempfindung (*Franz*, a. a. O.).

An den Armen, Frostempfindung und Auflaufen der Gänsehaut; er wagt es nicht, die Arme an den Körper zu bringen, wegen widriger, schauderiger Empfindung (n. 4 St.) (Ders. a. a. O.).

Kalter Schauder überläuft den ganzen Körper, die Arme ausgenommen, mit Gefühl, als wenn sich die Haare emporsträubten (*Hartmann*, a. a. O.).

Beobachtungen Andrer.

Ueber den ganzen Körper laufender Schauder und doch dabei Hitze über den ganzen Körper, ohne Durst (n. 7 St.) (*Langhammer*, a. a. O.).

(510) Kälte - Empfindung am ganzen Körper, ohne Kälte; er war überall warm anzufühlen, am wärmsten auf der Brust (*Herrmann*, a. a. O.).

Innerliches Frühfieber: in Zwischenräumen von 5 bis 10 Minuten wiederkehrendes, überlaufendes Frösteln, bei äufserlich fühlbarer, fast gesteigerter Wärme; das Frösteln scheint von der Herzgrube auszugehn, und sich auf den Rumpf, den Kopf und die obern Gliedmafsen zu verbreiten, ohne Durst (n. 24 St.) (*Grofs*, a. a. O.).

Die Fingerspitzen sind kalt, da doch die übrige Hand gemäfsigte Wärme hat (n. 3 St.) (*Langhammer*, a. a. O.).

Kalte Hände, bei Hitze des Gesichts, ohne Durst (n. 5 Tagen) (*Wislicenus*, a. a. O.).

Ob er gleich am ganzen Körper Hitzempfindung und vorzüglich im Gesichte Hitze hat, so sehnt er sich doch (Abends) nach der Bettwärme (n. 7 Tagen) (*Wislicenus*, a. a. O.).

(515) **Die Hände deuchten, wenn er sie an's Gesicht hält, dem Gesichte kalt, während sie einander selbst mehr als gewöhnlich warm deuchten, nur in der Handfläche sind sie etwas klebrig anzufühlen** (*Grofs*, a. a. O.).

Hitzempfindung im Gesichte und den Händen, während die Hände, auf das Gesicht gehalten, dem Gesichte kalt deuchten, und eben so den Händen das Gesicht kalt (n. 8 St.) (*Langhammer*, a. a. O.).

Kälte-Empfindung und Hitzempfindung wechselten blofs an der linken Seite der Stirne mit einander ab, ohne dafs äufserlich ein Temperaturwechsel fühlbar war (*Meyer*, a. a. O.).

Beobachtungen Andrer.

Fünf Tage nach einander, zu denselben Stunden, erst Frost, früh, nach dem Aufstehn aus dem Bette, und Mittags (fünf Stunden hernach), Hitze, am meisten am Rumpfe, doch noch stärker im Gesichte, mit Röthe, ohne besondern Durst (*Herrmann*, a. a. O.).

Abwechselnd Hitze und Frost, wovon der Frost vorzüglich auf dem Rücken, die Hitze aber in den Händen und dem Gesichte sich zeigt (*Meyer*, a. a. O.).

(520) Wenn er Abends in's Bette kömmt, tritt sogleich Frost ein, und dann fühlt er einen sehr heftigen Schweiſs, so daſs er über und über naſs wird, von übelm Geruche (Ders. a. a. O.).

Hitze, mit groſsem Bier-Durste (Ders. a. a. O.).

Nach einer kleinen Bewegung, sehr groſse Hitze über den ganzen Körper, mit Schweiſse, besonders am Kopfe, ohne Durst (n. 1 St.) (*Hartmann*, a. a. O.).

Vermehrte Wärme im Rücken; Hände, Unterleib, u. s. w. deuchten ihm, der Empfindung nach, brennend heiſs und so wird's ihm über und über heiſs (*Stapf*, a. a. O.).

Fliegende Hitze über den Rücken, nach dem Abendessen (*Meyer*, a. a. O.).

(525) Ein Hitzgefühl im ganzen Rückgrate (*Gutmann*, a. a. O.).

Eine fliegende Hitze überzieht das Gesicht, ohne es zu röthen (n. ¼ St.) (*Hartmann*, a. a. O.).

Mangel an Aufmerksamkeit (*Gutmann*, a. a. O.).

Er redet nicht gern (n. 7½ St.) (*Meyer*, a. a. O.).

Er kann sich nicht mit Andern freuen, ob er gleich nicht traurig ist (n. 7 St.) (*Hartmann*, a. a. O.).

(530) Aengstlichkeit und bange Sorge für die Zukunft (n. 10 Tagen) (*Wislicenus*, a. a. O.).

Tiefes Nachdenken über sein künftiges Schicksal (n. 24 St.) (*Langhammer*, a. a. O.).

Beobachtungen Andrer.

Aengstliche Ahnungen auf die Zukunft, zugleich mit einem zu Aergernifs geneigten, unleidlichen Gemüthe (*Becher*, a. a. O.).

Gemüth traurig und dabei muthlos und furchtsam (n. ½ St.) (*Walther*, a. a. O.).

Gemüth traurig und dabei sehr ärgerlich (*Meyer*, a. a. O.).

(535) Ernst vor sich hin, ist er ärgerlich, wenn man den mindesten Scherz mit ihm machen will (*Gutmann*, a. a. O.).

Er ist sehr ärgerlich und empfindlich über alles, was ihm nicht gut deuchtet, viele Stunden lang (*Meyer*, a. a. O.).

Er ist leicht zum Zorne zu reizen (*Kummer*, a. a. O.).

Anfangs, drei Stunden düster, dann heiter und aufgeräumt; Nachmittags wieder düster (*Franz*, a. a. O.).

Heiterkeit, Zufriedenheit mit seinem Zustande und vertrauungsvolles Gemüth — doch abwechselnd mit den Zuständen von Herzklopfen und ängstlicher Brustbeklemmung (*Grofs*, a. a. O.).

(540) Heitres, sorgenloses, ruhiges und zufriednes Gemüth *) bei allen Schmerzen und Beschwerden (*Herrmann*, a. a. O.).

Nach dem ersten Tage, ist er lebhafter an Geiste und munterer, als gewöhnlich **) (*Kummer*, a. a. O.).

Fast überspannte Heiterkeit des Gemüths (*Stapf*, a. a. O.).

*) Vorher war er gewöhnlich immer besorgt und verdachtsam — also Nachwirkung, Gegenwirkung des Organism's, Heilwirkung.

**) Heil-Gegenwirkung des Lebens.

Stephanskörner, der Samen von *Delphinium Staphisagria.*

(Ein Quentchen dieses Samens wird mit einem gleichen Gewichte Kreide (das Oel aufzunehmen) gepülvert und mittels 600 Tropfen Weingeist, ohne Wärme, binnen einer Woche, unter täglichem Umschütteln zur Tinktur ausgezogen.)

Auf eine sehr rohe Weise mögen sich die Alten dieses Samens, um Erbrechen oder Speichelabgang zu erregen, bedient haben, wie man schon aus *Dioscorides* ersieht, welcher jedoch auch seiner Anwendung gegen Zahnweh im Allgemeinen ewähnt, welche offenbar ihren Ursprung aus der Hausmittel-Praxis genommen hatte.

Joh. Heinr. Schulze (Theses de materia medica, editae a C. C. Strumpff. Hal. 1746. S. 435.), eben selbst an Zahnweh leidend, nahm etwas davon in den Mund, erfuhr aber eine so heftige Verschlimmerung davon, dafs er glaubte, unsinnig zu werden. Welche ungeheure Kraft mufs nicht in dieser Substanz liegen!

Das Kopf-Ungeziefer vertilgend ward dieser Samen bei den Griechen φθειροκοκκον genannt und zu dieser Absicht kömmt sie noch in eine officinelle Salbe (unguentum pediculorum).

19*

Da nun, wie unsre neue, einzig wahre Heilkunst in der Erfahrung nachweist, jede Drogue um desto bearzneilicher ist, je heftigere Wirkung sie auf das Befinden äufsert, und sie nur vermöge ihrer krankmachenden Kraft die natürliche Krankheit besiegt, im Falle diese jener analog ist; so folgt, dafs eine Arznei desto schwierigere Krankheiten überwältigen kann, je schädlicher sie für sich auf den gesunden Menschen einwirkt, und dafs man blofs ihre eigenthümliche Schädlichkeit genau zu erforschen hat, um belehrt zu werden, zu welchen heilsamen Zwecken sie in der Kunst, die menschliche Gesundheit wieder herzustellen, anzuwenden sei. Ihre, auch noch so heftige Kraft macht sie nicht etwa verwerflich; nein! um desto schätzbarer, da auf der einen Seite ihre Macht, Menschenbefinden zu ändern, an gesunden Menschen die besondern, krankhaften Zustände, welche sie erregen kann, nur desto deutlicher und offenbarer an den Tag legt, damit wir desto sichrer und unzweifelhafter die Krankheitsfälle finden können, in denen sie in Aehnlichkeit (homöopathisch) und defshalb hülfreich anzuwenden ist, während ihre Heftigkeit auf der andern Seite, sie sei auch noch so grofs, doch gar leicht durch gehörige Verdünnung und kleinste Gabe sich so mäfsigen läfst, dafs sie blofs hülfreich und nicht schädlich werden kann, wenn sie nur auf den zu besiegenden Krankheitsfall in möglichster Aehnlichkeit passend in ihren Symptomen befunden ward — so dafs wir gerade von einer an sich heftigsten Arznei in den kleinsten Gaben die gröste Hülfe in den schwierigsten Uebeln eigner Art, denen nur sie, und keine andre, angemessen ist, zu erwarten haben.

Aus diesen unverwerflichen Gründen erwartete ich einen grofsen Schatz von Hülfswirkung in den besondersten Krankheiten auch in den Stephanskörnern, und diese Gründe bewogen mich, behutsam meine Versuche mit ihnen an gesunden Körpern anzustellen, wovon das Ergebnifs in den hier folgenden Symptomen liegt. So sind von dieser Arzneisubstanz Hülfskräfte zu Tage gefördert worden, welche unendlich schätzbarer sind, als ihre Kraft, Läuse zu tödten (das einzige, was die bisherige medicinische Quacksalberkunst von ihnen wufste) — Hülfskräfte, welche der homöopathische Arzt in seltnen Krankheitszuständen, wozu es kein andres Heilmittel als dieses giebt, mit bewundernswürdigem Erfolge anwenden kann.

Zehn Tropfen der Tinktur werden zuerst mit 90 Tropfen Weingeist durch Schütteln mit zwei Arm-Schlägen genau gemischt, um die erste Verdünnung ($\frac{1}{100}$) zu bekommen, von wo aus dann ein Tropfen zu andern 100 Tropfen Weingeist eben so gemischt, $\frac{1}{10000}$ Verdünnung giebt und so fort die Verdünnung mit überhaupt 30 Verdünnungsgläsern so weit gebracht wird, dafs das letzte zum Arznei-Gebrauch bestimmte eine decillionfache Verdünnung (etwa mit $\frac{1}{X}$ zu bezeichnen) enthält, wovon jedoch nur der kleinste Theil eines Tropfens (ein damit befeuchtetes, mohnsamengrofses Streukügelchen) zur Gabe angewendet wird.

Ich habe die Wirkung einer gröfsern Gabe über drei Wochen anhalten gesehn.

Kampher dämpft das etwanige Uebermafs der Wirkung dieser Arznei und ist ein Haupt-Antidot der Stephanskörner.

Stephanskörner.

In der Stube, Schwindel, wie Betäubung, im Freien nicht.

Beim Bücken und schnellen Drehen des Kopfes, Schwindel; es drehete sich (nur einmal) alles halb im Kreise herum.

Schwindel: er rennte beim Gehen an eine Thüre an.

Schwindel im Liegen, Abends im Bette, als wenn sich alles mit ihm herum drehete.

5 Eingenommenheit des Kopfs, blofs vorne in der Mitte der Stirne, auf einer kleinen Stelle, so grofs, wie eine Fingerspitze, wie Dummheit — er wufste auf der Strafse nicht, ob er rechts oder links ging; er mufste sich sehr zusammennehmen.

Kopfweh abwechselnd betäubend und abwechselnd bohrend.

Früh, gleich nach dem Erwachen, arger Kopfschmerz, als wenn das Gehirn zerrissen wäre, was aber nachher unter häufigem, krampfhaftem Gähnen verging.

Kopfweh beim Bewegen, als wenn alles Gehirn herausfallen wollte; auch in der Ruhe, als wenn das Gehirn zusammengeprefst, von der Hirnschale abstehend und locker drin läge.

Wenn er den Kopf schüttelte, so war es auf einer kleinen Stelle, in der Mitte der Stirne, als wenn da etwas Schweres, etwa eine Bleikugel, im Gehirne wäre, die da nicht los wollte.

10 Eingenommenheit des Kopfs nur absatzweise; zuweilen war's ihm sehr frei und hell im Kopfe.

Wenn er eine Idee fassen will, so entwischt sie ihm.

Stumpfheit des Geistes, die ihn von jeder Arbeit abhielt.

Reifsen in der Stirne, Abends im Sitzen; beim Bücken stach's darin und beim Gehen erleichterte es sich.

Stechender Kopfschmerz, den ganzen Tag (n. 17 Tagen).

15 Stechen in der linken Schläfe.

Einzelne grofse, stumpfe Stiche vom Schädel bis in's Gehirn hinein, unweit des Wirbels; dabei thut auch die Stelle, vorzüglich beim Betasten, äufserlich sehr weh.

Aeufserlich am Kopfe und in den Zähnen, Reifsen.

Jücken über den Haarkopf.

Auf dem Haarkopfe, so wie gleich über und hinter dem Ohre, ein jückender, grindiger Ausschlag.

20 Der Haarkopf jückt sehr, ist grindig und nässet wässerig.

Die Kopfhaare gehn ihm stark aus.

In der Vertiefung hinter dem Ohrläppchen, ein grofser, doch unschmerzhafter Knoten, mit einem weifsen Blüthchen oben auf.

Im Nacken, jückende Blüthchen.

Im Gesichte, Ausschlag kleiner (jückender?), von einander entfernt stehender Blüthchen.

25 Klopfender und drückender Schmerz im ganzen Gesichte, von den Zähnen bis in's Auge, sechszehn Tage lang.

Erweiterung der Pupillen.

Beim Sehen zieht sich wie ein weifser Flohr vor den Gegenstand, wodurch er unsichtbar ward.

Beim Lesen war's, als wenn kleine, schwarze Blitze zwischen die Buchstaben kämen, und dann waren ganze Zeilen verschwunden.

Auch beim Sehen im Freien kamen zuweilen schwarze Blitze vor die Augen, wie eine Art Flimmern.

30 In der dunkeln Nacht, im Bette, sieht sie eine Feuersäule vor den Augen.

Die Augen sind trübsichtig und so heiſs, daſs das Augenglas davon anläuft.

Trübsichtigkeit, als wären die Augen voll Wasser, mit Jücken und Feinstechen im innern Winkel; er muſs die Stelle reiben.

Die Augen fangen beim Schreiben bald an, weh zu thun (vorzüglich, Nachmittags), ein Beiſsen und Brennen und dann laufen einige Tropfen heraus, welche beiſsen; er muſs das Licht vermeiden, weil es da früher schmerzt.

Ein beiſsend schründender Schmerz in den innern Augenwinkeln *)

35 Im innern linken Augenwinkel, ein mehr beiſsender, als jückender Schmerz.

Es läuft beiſsendes Wasser aus den Augen, früh.

Im innern Augenwinkel, ein starkes Jücken, am schlimmsten in freier Luft — er muſs reiben.

Um die Abendkerze sieht er einen Schein.

Nachts setzt sich an den Augenwimpern und am äuſsern Augenwinkel trockner Eiter an; an freier Luft trocknet ebenfalls die Augenbutter an, und es spannt dann.

40 Im innern Augenwinkel sitzt immer trockne Materie, die er des Tags oft abreiben muſs.

Die Augen sind früh zugeschworen im innern Winkel.

Gefühl in den Augen, als wären sie voll Schlaf.

Die Augen sind Abends so trocken und es drückt darin.

Drücken im Auge; sie muſs oft blinken.

45 Die Augen sind früh beim Erwachen so trocken; es drückt darin, daſs sie sie unbenetzt nicht aufmachen kann.

Eine zusammenziehende Empfindung im obern Augenlide, welche Thränen auspreſst.

Drücken am obern Augenlide, den ganzen Tag — beim Schlieſsen des Auges, stärker.

*) Bei einem Manne, welcher zeitlebens keine Augenbeschwerden gehabt hatte.

Jücken an den Augenlid-Rändern (n. 2 St.).
Entzündung des Weifsen im Auge, mit Schmerzen.

50 Blüthen um das entzündete Auge.
Stumpfe, aber tiefe Stiche im Innern erst des linken, dann des rechten Ohres.
Neigung des rechten Kiefergelenks vor den Ohren, sich beim Gähnen mit Stichschmerz auszurenken.
Schmerz im Kiefergelenke beim Gähnen.
(Ein ziehender Schmerz am Ohre.)

55 Ein Kneipen und Zwicken im linken Ohre.
Jücken an den Backen.
Schründender Schmerz an dem einen Nasenloche, als ob es sehr geschwürig wäre.
Innerlich böse Nase, mit Schorf tief innen.
In der Mitte auf der Oberlippe, ein schorfiges Geschwür.

60 Am Rothen der Oberlippe, ein mit Schorf bedecktes Blüthchen, von brennender Empfindung.
Geschwulst des Zahnfleisches, mit Hitze im Backen.
Das Zahnfleisch schmerzt bei Berührung.
Das Zahnfleisch blutet beim Draufdrücken und Putzen der Zähne, viele Tage lang.
Das Zahnfleisch wird blafs und weifs.

65 Die Zähne werden schnell schwarz; sie mufs sie täglich zweimal putzen und dennoch bleiben sie querüber schwarz gestreift.
Die innere Seite des Zahnfleisches ist schmerzhaft und geschwollen — auch beim Schlingen ist es schmerzhaft.
Eine in Geschwür übergehende Blase an der innern Seite des Zahnfleisches, voll stechend ziehender Schmerzen.
Ein Knoten am Zahnfleische zwar für sich nicht, doch beim Aufdrücken mit etwas Hartem schmerzend (n. 17 Tagen).
Das Zahnfleisch wird weggefressen.

70 Zahnschmerz wird durch Einziehn der Luft in den Mund erregt.

Fressender Schmerz in den vier untern Vorderzähnen, vorzüglich Nachts.

Von Zeit zu Zeit, ein schmerzhafter Zug in den Zähnen und drauf Klopfen im Zahnfleische.

Drückend ziehender Zahnschmerz der vordern Reihe, wie von Quecksilbergebrauche, am schlimmsten die Nacht, gegen Morgen zu.

Ein durchdringendes Ziehen in dem hohl werdenden Zahne selbst, und in dem ihm entsprechenden auf der andern Seite, früh.

75 Heftig ziehender Zahnschmerz, mit Backengeschwulst, drückendem Kopfschmerze derselben Seite und Hitze im Gesichte.

Backengeschwulst am Unterkiefer.

Aeufserlich am Halse, etliche Ausschlags-Blüthen.

Die Unterkiefer-Drüsen sind bei Berührung schmerzhaft und schmerzen auch für sich.

Die Unterkiefer-Drüsen schmerzen wie geschwollen und gequetscht.

80 Geschwulst der Mandel- und Unterkiefer-Drüsen.

Stechen in der Spitze der Zunge, ohne mit etwas berührt zu seyn.

Stichschmerz am Rande der Zunge, wenn er sie an den Gaumen drückt, gleich als stäke ein Stachel darin — beim Essen verging's.

Wundheitsschmerz des vordern Theils der Zunge.

Eine Blase im Munde.

85 *Rauher Hals*, wie wundschmerzend, beim Reden und Schlingen.

Stechen im Gaumen, bis in's Gehirn.

Trockenheit im Halse, vorzüglich Abends, vor dem Einschlafen; es sticht im Halse beim Schlingen.

Zusammenlaufen des Speichels im Munde.

Speichelfluſs.

90 Ein weichlicher, lätschiger Geschmack im Munde, und doch schmecken die Speisen gut.

Wässeriger Geschmack im Munde, obgleich die Speisen richtig schmecken.

Essen hat ihm keinen Geschmack und doch hat er Appetit.

Brod schmeckt ihm sauer.
Großer Appetit auf Milch.

95 (Von Biertrinken entsteht ein kratziger, widerlicher Geschmack im Halse.)
Der Rauchtabak hat einen beißigen Geschmack.
Beim (gewohnten) Tabakrauchen, Soodbrennen.
Kratziges Aufstoßen, was den Kehlkopf angreift und zum Husten zwingt (kratziger Sood).
Wenn es ihr aufstoßen will, drückt und sticht es ihr bis in die Brust.

100 Schlucksen jedesmal nach dem Essen.
Viel Schlucksen, eine halbe Stunde nach dem Abendessen.
Drei Tage lang ist es ihm wabblicht und weichlicht.
Alle Morgen, Uebelkeit zum Erbrechen.
Brecherlichkeit.

105 Scheinhunger-Empfindung im Magen, als hinge er schlaff herunter und doch kein Appetit.
Ungeheurer Heißhunger, auch wenn der Magen voll Speisen war, und wenn er dann wieder aß, so schmeckte es dennoch.
Wühlender Schmerz im Magen.
Vollheit in der Herzgrube und Drücken und Stechen darin.
Früh, nach dem Erwachen, im Bette, ein Drücken im Magen, wie von einer Last, durch keine Veränderung der Lage zu bessern (n. 6 St.).

110 Früh nüchtern (im Bette), ein beängstigendes und Athem beengendes Spannen quer durch den Oberbauch, in den Hypochondern (wie die Hypochondristen zu klagen pflegen).
Drücken und zugleich Schwere und Spannen im Unterleibe.
Der Unterleib ist wie zusammengepreßt, Athem verengend.
Ein spannend schmerzhaftes Drücken im Unterleibe, als wenn er zu viel gegessen hätte und sich dann auf den Leib drückte, mit Uebelkeit und Zusammenlaufen des Speichels im Munde.
Ziehender Schmerz quer durch den Unterleib.

115 Ein Ziehen in den Seiten des Unterleibs herab, als sollte das Monatliche erscheinen (n. 4 Tagen).
Ziehender Schmerz im Unterleibe, wie von Blähungen.
Die Blähungen versetzen sich im Unterbauche (die ersten 8 Stunden).
Eine grofse Menge Blähungen erzeugten sich und gingen in Menge und von argem Geruche ab, 36 Stunden lang.
Lautes Knurren im Unterleibe.

120 Kollern und Leibschneiden, viele Tage lang.
Blofs Anfangs beim Gehen im Freien, ein anhaltend stichartiger Schmerz im Unterleibe, unter den rechten Ribben.
Schneiden in der Nabelgegend, wie äufserlich, Abends im Bette, in drei Anfällen.
In den Gedärmen, Schneiden, vorzüglich nach jedem Essen und Trinken, und dabei so übel, dafs ihr das Wasser im Munde zusammen lief und zugleich grofse Mattigkeit; nach dem Schneiden bekömmt sie eine grofse Hitze im Gesichte und das Blut tritt ihr nach dem Kopfe, auch die Adern treten an den Händen auf.
Krampfhaftes Schneiden im Unterleibe, mit Zittern der Kniee; am Tage, bei der mindesten Bewegung, vorzüglich stark nach dem Harnen; Abends, Schneiden auch ohne Bewegung, welches vom Zusammenkrümmen besser ward.

125 Früh, Leibschneiden vor dem Stuhlgange.
Früh, nach Leibschneiden und Uebelkeit, erfolgt Durchfall; der letzte Stuhl ist blofser Schleim *).
Leibschneiden, durchfälliger Stuhl und der letzte, schleimig (n. 42, 84 St.).
Unter der Empfindung, als wolle eine

*) Die folgenden vier Symptomen scheinen von einer allzu grofsen Gabe herzurühren, welche fast jedes Medikament zum Purgirmittel macht; denn die eigentliche Erstwirkung dieser Arznei scheint zu seyn: bei zu Stuhle drängendem Leibweh, Leibverstopfung, oder doch ein sehr geringer, harter, oder auch (doch seltner) dünner Stuhlgang, wie man auch aus den Beobachtungen Andrer (203) bis (208) ersieht.

Blähung abgehen, erfolgt unbewufst dünner Stuhl (n. 2 St.).

Durchfälliger Stuhl mit Blähungen untermischt (n. 3 St.).

130 Viele Tage nach einander mehrmaliger, gewöhnlich dünner Stuhlgang.

Der auch natürlich feste Stuhl geht mit Blähungen dazwischen ab.

Er ward oft zum Stuhle genöthigt, ohne Leibweh; es ging jedesmal sehr wenig und sehr Hartes fort, mit einem Schmerze im After, als wenn er zerspringen sollte.

Nach vollendetem Stuhlgange, noch ein gleiches, aber vergebliches Noththun, ohne Stuhlgang im Mastdarme.

Nach hartem Stuhlgange, wie ein Quetschungsschmerz tief im Mastdarme, 3 Viertelstunden lang.

135 Lange nach dem Stuhlgange, ein schründender Wundheitsschmerz im Mastdarme.

Mehrtägige Hartlèibigkeit (die ersten Tage).

Starkes Jücken am After, mit Knötchen am After.

Unschmerzhafte Schoofsdrüsen-Geschwulst, welche beim Gehen und Stehen am sichtbarsten wird, und viele Tage anhält (n. 36 St.).

Den ersten Tag sehr wenig Unrinabsonderung*).

140 Reichliches, sehr häufiges Harnen, mehre Tage lang (n. 24, 40 St.).

Häufiger, rother Urin.

Beim Harnen schneidet's und nach dem Harnen wird's noch schlimmer.

Ein beifsendes und brennendes Kriebeln an der Harnröhrmündung, aufser dem Harnen.

Blofs aufser dem Harnen, im Sitzen, ein Brennen tief hinten in der Harnröhre.

145 Bei jedem Uriniren, ein Brennen in der ganzen Harnröhre, viele Tage lang.

*) Die Harn-Symptome haben eine Aehnlichkeit mit den Stuhlgangs-Symptomen, wie man auch bei den Beobachtungen Andrer sieht.

Beim Erwachen vom Schlafe, Drücken auf die Blase; sie mufste viel harnen, und dennoch trieb es sie nach einer Stunde wieder zum Harnen, mit Drücken.

Wenn sie hustete, sprützte der Urin von ihr, unwillkürlich.

Bei Abgang harten Stuhls, Ausflufs des Vorsteherdrüsen-Saftes.

Eine Pollution im Nachmittagsschlafe, dergleichen seit 30 Jahren nicht erfolgt war, bei einem Greise (n. 12 St.).

150 Drei Nächte nach einander, Samenergiefsung.

Fünf Nächte nach einander, Samenergufs, jedesmal mit geilen Träumen.

Nach einer nächtlichen Pollution, Mattigkeit und Schwere in beiden Armen, als hätte er Blei drin.

Erregt in der Erstwirkung lebhaften Geschlechtstrieb, in der Nach- oder Gegen-Wirkung des Organism's aber (n. 5, 6 Tagen) erfolgt Gleichgültigkeit dagegen und beharrlicher Mangel des Geschlechtstriebs, sowohl in den Zeugungsorganen, als auch in der Phantasie.

Ein Jücken im Innern des Hodensacks, was blofs durch Drücken und Reiben zwischen den Fingern sich etwas tilgen läfst.

155 Wohllüstiges Jücken*) um den Hodensack, welches beim Reiben immer zunimmt, oberflächlich zu Wundschmerze wird, während tiefer noch das Jücken fortbesteht und endlich einen Samenergufs bewirkt (n. 5, 6, 8 Tagen).

Ein schmerzloses Gluckern im Hodensacke.

Feuchtigkeit an der Eichelkrone, unter der Vorhaut.

Feuchtender weicher Auswuchs in der Rinne, hinter der Eichelkrone und ein ähnlicher an der Krone selbst, welche beide vom Reiben des Hemdes jücken.

Schmerzhafte Empfindlichkeit der weiblichen Geschlechtstheile; wenn sie sitzt, thut es ihr da weh.

*) Durch Riechen an Ambra zu tilgen.

160 Krampfhafter Schmerz in den weiblichen Schamtheilen und der Mutterscheide.
Fein stechendes Jücken an den weiblichen Schamtheilen.
Ein Beifsen an den weiblichen Schamtheilen, auch aufser dem Harnen.
Hinten, innerhalb der grofsen, rechten Schamlefze, eine Blase, welche für sich ein Beifsen, beim Berühren aber Wundheitsschmerz verursacht (n. 9 Tagen).
Ausbruch des ein Jahr ausgebliebnen Monatlichen unter Leibschneiden und starkem Kollern, zum Neumonde *).

* * *

165 (Abends, ein Stocken in der Nase, so dafs sie gar keine Luft durch hat und es ihr das Sprechen erschwert.)
Niefsen, mit Schnupfen.
Schnell entstehender Fliefsschnupfen, mit schnupfiger Sprache, $\frac{1}{4}$ Stunde anhaltend (Nachmittags, 2 Uhr).
Starker Schnupfen, ohne Husten.
Husten, mit Schleimauswurf.

170 Schnupfen und Husten, mehre Wochen.
Fester Schleim liegt ihm auf der Brust, die ersten 6, 8 Stunden und mehre Morgen; in spätern Stunden und am Tage, leichte Schleimablösung von der Brust.
Sie fühlt ihre Brust schwach; es liegt ihr etwas fest in der Luftröhre, was sie zum Kotzen nöthigt.
Husten, mit kitzelndem Reize dazu, blofs am Tage.
Starker Husten, nach dem Niederlegen, Abends Mittags, mit zähem Schleimauswurfe.

175 Husten-Auswurf jedesmal mit 5 bis 8 Tropfen Blut, und jedesmal vorher eine kratzende Empfindung in der Brust.

*) Da es aber nur Erstwirkung gewesen war, so kam das Monatliche die folgenden Monate nicht wieder.

Husten mit gelbem Auswurfe, wie Eiter, am schlimmsten Vormittags, von 9 bis 12 Uhr, früh wenig (n. 5 Tagen).

Beim Husten, Schmerz hinterm Brustbeine, wie unterschworen.

In der Brust, ein Drücken, und eine Schwere darin, beim Sitzen, welches beim Gehen nachliefs.

Drücken in der linken Brust, ohne dafs das Athemholen darauf Einflufs hat.

180 Nachmittags eine Beklemmung auf der Brust und ein Unruhegefühl, was ihn von einem Orte zum andern treibt und auf keinem zu bleiben verstattet.

Gegen Ende des Beischlafs, Engbrüstigkeit.

Unruhe in der Brust.

Herzklopfen beim Gehen und beim Anhören von Musik.

Bebendes Herzklopfen bei geringer Bewegung.

185 Er erwacht aus dem Nachmittagschlafe mit dem heftigsten Herzklopfen.

Immerwährender Schmerz in der Mitte des Brustbeins, als wenn da etwas Böses (Geschwüriges) wäre, am schlimmsten beim Aufrichten und Ausdehnen des Körpers, auch beim Betasten schmerzhafter, wie Spannen und Drücken, so dafs es zuweilen den Athem versetzt.

Schmerz in den Brustmuskeln, früh, wenn sie sich im Bette bewegt, und am Tage, wenn sie die Arme zusammenlegt, wie zerschlagen; beim Betasten der Theile selbst fühlt sie nichts, auch nicht beim Athmen.

Die Brust schmerzt äufserlich, beim Befühlen.

Beim Bücken, ein stumpf stechend drückender Schmerz an den Knorpeln der letzten Ribben, auch beim Befühlen, wund schmerzhaft.

190 Friesel auf der Brust; wenn er warm wird, wird's roth und jückt.

An den untern Ribben, ein flechtenartiger Ausschlag, aus kleinen, dichten, rothen Blüthchen zusammengesetzt, mit brennend jückendem Feinstechen, wie von Brennesseln; nach Reiben schmerzt die Stelle; dabei ein Frost-Ueberlaufen in dieser Gegend und über den Oberbauch.

Im Nacken, Steifigkeit.

Im Nacken, Jücken.

In den Nacken- und den linken Schultermuskeln, ein Drücken und Spannen (n. ½ St.).

195 Früh, rheumatischer Schmerz im Nacken und zwischen den Schulterblättern, wie Ziehen; sie konnte, beim Aufstehn aus dem Bette, mit den Armen sich vor Schmerz nicht bewegen und den Hals nicht wenden, den ganzen Vormittag, mehre Morgen nach einander, bei Mattigkeit des ganzen Körpers, bis Mittag.

(Schmerz im Rücken, die Nacht, vom Abend an bis früh 5 Uhr, wie Schläge und Rucke, so daſs es ihm den Athem benahm, bei Schlummer.)

Starke Stiche, den Rücken herauf (n. 7 Tagen).

Im Kreuze, Stiche und Schmerz, wie von Verheben, in der Ruhe, welches beim Gehen aufhörte.

Früh, im Bette, Schmerz im Kreuze, als wenn alles zerbrochen wäre; beim Aufstehn aus dem Bette konnte sie nichts von der Erde aufheben, bis 8, 9 Uhr; dann erfolgte Hunger, dann, mit Leibschneiden, Durchfall, welcher zuletzt schleimig war.

200 Ein herabziehender Schmerz im Kreuze, mehr beim Bücken, als gerade Stehn, am wenigsten im Sitzen.

Die ganze Nacht, ein Pressen im Kreuze, wie zerschlagen; sie wachte über diesen Schmerz auf, wo es früh um 4 Uhr am schlimmsten war; wie sie aufstand, war es weg.

Schmerz an den Knochen des Arms, nicht für sich in der Ruhe, auch nicht beim Betasten, sondern bloſs bei Bewegung.

Am rechten Oberarmknochen Schmerz, ein unleidliches Drücken in der Beinhaut, in Ruhe und Bewegung; beim Befühlen schmerzt die Stelle noch mehr (n. 36 St.).

Im rechten Oberarme, ein drückendes Ziehen, Abends im Bette.

205 Am Ellbogen und gegen die Hände zu, jückende Ausschlagsblüthen.

Ziehend reifsender Schmerz im Vorderarme, vorzüglich bei Bewegung des Arms und der Hand.

Am Vorderarme, eine rothe Erhöhung, in deren Mitte ein Eiterbläschen sitzt, mit brennendem Schmerze in der Ruhe und für sich, beim Befühlen aber mehr wie ein Schwär schmerzend.

Flechten (Schwinden) auf den Händen, welche Abends jücken und nach dem Kratzen brennen.

Wenn er ein Weilchen gesessen hat, thut ihm die Hinterbacke weh.

210 Beim Stehen, eine Taubheitsempfindung in der linken Hüfte, bis zum Unterleibe.

Um das Hüftgelenke, ein drückender Schmerz im Gehen und Sitzen.

Wundheitsschmerz oben, innerhalb des Oberschenkels.

Zerschlagenheits-Schmerz aller Muskeln der Oberschenkel, beim Schnellgehen, zwei Tage lang.

Flechten (Schwinden) an den Ober- und Unterschenkeln.

215 Ein Kriebeln in den lange Jahre hart elastisch geschwollenen Ober- und Unter-Schenkeln, mit Gefühl, als wenn der Theil innerlich heifs wäre, auseinander getrieben würde und sehr schwer wäre.

An der äufsern Knieseite, ein drückend stechender Schmerz, beim Auftreten und beim Befühlen.

Am Unterschenkel, Blüthen, brennend jückenden Schmerzes.

Jücken, Abends im Bette, am Unterschenkel; nach dem Reiben entstehen flache Geschwüre, welche heftig schmerzen.

Schwere und Spannen in der Wade.

220 Ein unerträglicher Klamm in der Wade und Fufssohle des Beines, worauf er liegt, weckt ihn aus dem Nachmittagsschlafe auf (n. 24 St.).

Klamm vorzüglich in dem obern und untern Theile der Wade, beim Erwachen aus dem Schlafe, welcher weder durch Ausstrecken, noch durch Biegen des Schenkels zu mildern ist, durch Richtung der Gedanken aber auf diesen Schmerz, wenn er schon sich vermindert hat, sich gleich wieder vermehrt und empfindlicher wird (n. 6 St.).

Knochengeschwulst des Mittelfuſs - Knochens der rechten kleinen Zehe, schmerzhaft beim Berühren.

Unschmerzhafte Geschwulst des Rückens beider Unterfüſse, von langer Dauer (n. 13 Tagen).

Im Innern zweier Zehen, ein brennendes, schmerzhaftes Jücken, gleich als wären sie erfroren gewesen (n. 4 St.).

225 Jücken über den Kopf und ganzen Körper, besonders früh, ein laufendes Jücken und Krabbeln, wie vom Kriechen eines Flohes, welches von einem Orte zu dem andern geht.

Ausschlag erbsengroſser Knoten am ganzen Leibe und den Oberschenkeln, welche jücken und, beim Kratzen aufgerieben, nässen, dann aber einen brennenden Schmerz verursachen.

Abends und früh, Reiſsen und Zucken um die Geschwüre, in der Ruhe; beim Gehen hört's auf.

Reiſsendes Stechen im Geschwüre.

Beiſsen im Geschwüre, wie von Salze.

230 Ein salzig beiſsendes Jücken im Geschwüre.

Die Haut am geschwürigen Unterschenkel überzieht sich, unter zuckenden und pickenden Schmerzen, mit einer dünnen Kruste, aus welcher gilbliches Wasser hervordringt.

Vormittags, nach Aufstehn vom Sitze, wird er blaſs, schwindlicht und drehend, fällt auf die Seite, wie ohnmächtig; den folgenden Tag, um dieselbe Zeit, ein ähnlicher Anfall.

Es liegt ihm in allen Gliedern und thut ihm alles weh — die Muskeln beim Befühlen, die Gelenke beim Bewegen — mehr Vormittags als Nachmittags.

Schmerz an allen Knochen.

235 Früh, beim Aufstehn aus dem Bette, sind alle Gelenke steif, besonders Achseln, Kreuz und Hüftgelenk.

Früh im Bette ist sie sehr müde, ohne Schläfrigkeit, alle Glieder thun ihr wie zerschlagen weh, und als wenn keine Kräfte drin wären, eine Stunde lang.

Früh, beim Erwachen, grofse Müdigkeit, die sich aber bald verliert.

Starke Neigung zum Gähnen, und Dehnen; sie kann sich nicht genug ausdehnen.

Abends kann er das Bett nicht erreichen, ohne einzuschlafen und doch schläft er auch gleich ein, sobald er in's Bett kömmt.

240 Tags-Schläfrigkeit; wo er safs, schlief er ein.

Nachmittags, von 2 bis 4 Uhr, grofse Schläfrigkeit.

Erst kann sie vor 11 Uhr Nachts nicht einschlafen, und wacht dann schon um 4 Uhr wieder auf, mehre Nächte.

Gleich beim Anfange des Schlafs träumt er von Tagsgeschäften.

Höchst lebhafte Träume, mit verständigem Zusammenhange.

245 Traum von Ermordung.

Die Nächte ist das Kind sehr unruhig und ruft die Mutter, alle Augenblicke.

Er wacht die Nacht, von 2 Uhr, auf und so von Stunde zu Stunde, ohne Ursache.

Unruhige Nacht; alle Stunden halb aufgewacht und wieder in Schlummer verfallend, schlief er nicht vollkommen und wachte nicht wirklich.

Er schlief die ganze Nacht nicht, und doch fielen ihm die Augen zu.

250 Heftig brennende Schmerzen im Geschwüre, Abends nach dem Niederlegen, Stunden lang, so dafs er nicht einschlafen konnte.

Die Flechten jücken blofs die Nacht.

Mehre Nächte fuhr er oft am ganzen Körper zusammen, an Armen und Beinen, wie wenn jemand jähling gekitzelt wird — eine Art krampfhaften Zuckens, doch unschmerzhaft; dabei war es ihm, ob er sich schon leicht zudeckte, doch so heiſs, aber ohne Durst und ohne Schweiſs.

Aus Kälte bestehendes Abendfieber.

Die ganze Nacht, Schauder, ohne Durst und ohne nachfolgende Hitze.

255 Mehre Tage, Nachmittags um 3 Uhr, innerlicher Schauder mit starkem Durste, ohne nachfolgende Hitze.

Mehre Tage, Nachmittags um 3 Uhr, Schauder mit Gänsehaut, welcher in der freien Luft aufhörte und ohne Durst war.

Früh im Bette, Frost, ohne nachfolgende Hitze.

Früh im Bette, erst Frost und dann Hitze; sie wollte früh nicht aufstehn.

Nach dem Schauder, eine kleine Hitze.

260 Früh im Bette, eine Hitze um den Kopf, mit Stirnschweiſse.

In freier Luft bekam sie etwas Hitze und etwas Kopfweh (gegen Abend).

Groſse Hitz-Empfindung, als wenn sie äuſserlich brennend heiſs wäre, mit Durst — das Blut war sehr in Wallung — kein Frost vorher.

Groſse Hitz-Empfindung, die Nacht, in den Händen und Füſsen; er muſste sie entblöſst halten.

Hitze in der Nacht, vorzüglich um die Stirne, so daſs sie von 3 Uhr an nicht mehr schlafen konnte, dann, Vormittags, um 9 Uhr, Frostschauder.

265 Neigung zu Schweiſse.

Mehre Nächte, Nachmitternacht, viel Schweiſs.

Nachtschweiſs, faulichten Geruchs (n. 8 Tagen).

Gegen Mitternacht, Schweiſs von Fauleier-Gestanke (n. 4, 6 Tagen).

Starke Nachtschweiſse (n. 10 Tagen).

270 Es kommen ihm ängstliche Gedanken und Dinge aus der Vergangenheit vor, als wenn sie gegenwärtig wären und vor ihm ständen, welche ihm Angst und Angstschweiſs erregen — dann wird's ihm schwarz vor den Augen; er weiſs nicht, ob die Vorstellungen wahr sind, oder Täuschung;

dann sieht er alles für etwas Anderes an und es vergeht ihm die Lust zum Leben.

Er weifs nicht, ob das wirklich geschehen sei, was ihm vor der Einbildungskraft, wie etwas aus dem Gedächtnisse, vorschwebt, oder ob er es nur geträumt habe (Nachmittags von 5, bis 7 Uhr).

(Wenn er stark gehet, ist's ihm, als komme jemand hinter ihm drein; diefs macht ihm Angst und Furcht, und er mufs sich immer umsehen.)

Hypochondrische Stimmung; es ist ihm alles gleichgültig; er will lieber sterben.

Auch das Anziehendste machte keinen Eindruck auf ihn.

275 Sehr ärgerlich (früh); alle Dinge, die er in die Hand nahm, wollte er von sich werfen.

Sie will von Niemand etwas wissen, von nichts hören; sie hüllt sich das Gesicht ein und weint laut, ohne Ursache.

Jedes Wort ärgert sie; sie weint schon, wenn man nur mit ihr reden will.

Mürrisch; sie weint mehrmals um Nichts.

Sehr weinerlich.

280 Sie war den ganzen Tag voll Gram; sie härmte sich unter Weinen über ihre Umstände und nichts in der Welt war ihr lieb (n. 50 St.).

Wie abgestorben am Geiste und traurig, doch nicht zum Weinen.

Innere, heftige Beängstigung, so dafs er an keinem Orte bleiben konnte, doch ohne laut darüber zu werden.

Aengstlich und furchtsam.

Beobachtungen Andrer.

Drehender Schwindel, vorzüglich beim Sitzen, durch Herumgehn vermindert (n. 1 St.) (*C. A. Cubitz*, in einem Aufsatze).

Schwindlicht (n. 8½ St.) (*Salom. Gutmann*, in einem Aufsatze).

Beim Stehen und Sprechen, Eingenommenheit des Kopfs, als wenn Schwindel entstehen wollte, längere Zeit fortdauernd (n. 14 St.) (*H. F. Haynel*, in einem Aufsatze).

Drehend in der Stirne und dumm vor dem Kopfe (n. 5 St.) (*Ernst Stapf*, in zwei Briefen).

(5) Eingenommen ist der Kopf, wie dumm, und Schwere desselben (n. ½ St.) (*Haynel*, a. a. O.).

Der Kopf ist stets eingenommen und der Geist nieder gedrückt (*E. Kummer*, in einem Aufsatze).

Wüste im Kopfe, wie beim Schnupfen (*Stapf*, a. a. O.).

Schwinden der Gedanken; wenn er über einen Gegenstand spricht oder nachdenkt, und es unterbricht ihn Jemand, oder man bringt ihn auf einen andern Gedanken, so hat er den ersten gleich vergessen und kann sich durchaus nicht wieder drauf besinnen (*W. Groſs*, in einem Aufsatze).

Schwinden der Gedanken (durch Phantasie gestörtes Gedächtniſs); wenn er über etwas nachdenkt, so kommen ihm so viele und so verworrene Dinge unter einander vor, daſs er sich nicht heraus finden kann und ganz vergiſst, worauf er sich besinnen wollte (Ders. a. a. O.).

(10) Gedächtniſs-Schwäche: wenn er etwas gelesen hat, so erinnert er sich desselben nach einigen Minuten nur noch dunkel und wenn er selbst an Etwas dachte, so entfiel es ihm bald nachher, und kaum nach langem Besinnen erinnert er sich desselben wieder (*C. Th. Herrmann*, in einem Aufsatze).

Beobachtungen Andrer.

Wehthun im ganzen Kopfe, wie Sumsen (n. 5 St.) (*Stapf*, a. a. O.).

Sumsen und Stechen im ganzen Kopfe, schlimmer beim Vorbücken und Gehen, Abends, viele Stunden lang (n. 36 St.) (Ders. a. a. O.).

Früh ganz wüste im Kopfe, mit zusammenziehendem Drücken im Scheitel (n. 4 Tagen) (*C. Franz*, in einem Aufsatze).

Kopfweh im Scheitel, wie Zusammenziehn von allen Seiten und Drücken (Ders. a. a. O.).

(15) Drückend betäubendes Kopfweh, besonders in der Stirne, heftiger, bei Bewegung des Kopfs und beim Stehen (*Chr. Fr. Langhammer*, in einem Aufsatze).

Im Kopfe liegt es schwer auf dem Siebbeine, über der Nasenwurzel, auf, wie ein zusammengeballter Klump (*Franz*, a. a. O.).

Beim Vorbücken, Schmerz im Kopfe, als wollte alles zur Stirne heraus (n. 5 St.) (*Stapf*, a. a. O.).

Kopfschmerz, als würde das Gehirn zusammengedrückt (am meisten in der Stirne), mit ruckweisem Ohrbrausen, welches weit eher endigt, als der Kopfschmerz (*Grofs*, a. a. O.).

Es ist, als würde das Hinterhaupt zusammengedrückt, innen und aufsen (*Herrmann*, a. a. O.).

(20) Ein Pressen des Gehirns, vorzüglich im Hinterhaupte gegen die Schädelknochen und Drücken darin, als wenn sich allzuviel Blut da angesammelt hätte, Abends vor Schlafengehn, was nach dem Niederlegen fortdauert (n. 39 St.) (*Haynel*, a. a. O.).

Ein nach aufsen drückender und aus einander pressender Kopfschmerz in der linken Stirnhälfte (n. $\frac{1}{3}$ St.) (*Franz Hartmann*, in einem Aufsatze).

Drückend aus einander pressender Schwerheits-Schmerz im Hinterhaupte, beim Gehen im Freien (n. $\frac{1}{4}$ St.) (Ders. a. a. O.).

Beobachtungen Andrer.

Schweres Drücken über der rechten Augenhöhle, im Freien (n. 3½ St.) (*Hartmann*, a. a. O.).

Schwere im Kopfe (n. 72 St.) (*Gutmann*, a. a. O.).

(25) Schwere des Kopfs, erleichtert durch Aufstützen auf die Hand (n. 1 St.) (Ders. a. a. O.).

Harter Druck im Kopfe in der Gegend des rechten Schläfebeins und des Scheitels (*Herrmann*, a. a. O.).

Harter Druck rechts an der Stirne (Ders. a. a. O.).

Drücken über dem rechten Auge und Ziehen nach oben (*Franz*, a. a. O.).

Drücken über dem rechten Auge, hinter dem Augenbraubogen, wie von etwas Hartem (Ders. a. a. O.).

(30) Drückender Schmerz in der linken Schläfe, aufsen und innen, als ob man mit dem Finger stark drauf drückte (n. 1½ St.) (*Herrmann*, a. a. O.).

Von Zeit zu Zeit ziehendes Drücken in der Stirne (*Haynel*, a. a. O.).

Heftig reifsendes Drücken durch die linke Hirnhälfte, besonders heftig in der Stirne, allmälig sich verstärkend und allmälig verschwindend (n. 54 St.) (*Hartmann*, a. a. O.).

Dumpfes, schmerzhaftes, zuweilen stechendes Drücken nach aufsen, erst in der ganzen Stirne, dann blofs im linken Stirnhügel, was in der Ruhe verging, bei Bewegung aber heftiger wieder kam (n. 4 St.) (*Haynel*, a. a. O.).

Auf dem Scheitel, zuweilen scharfes Drücken (*Franz*, a. a. O.).

(35) Drückend stichartiger und ziehender Schmerz in der linken Stirnseite (n. 2 St.) (*Langhammer*, a. a. O.).

Dumpf kneipender Kopfschmerz in der Stirne, mit Stichen an den Schläfen, welcher durch Gehen sich gab, von Sitzen und Stehen aber wiederkam (n. 4 St.) (*Ch. Teuthorn*, in einem Aufsatze).

Beobachtungen Andrer.

Schnelle Stiche oben im Stirnbeine, dafs er zusammenfährt (*Franz*, a. a. O.).

Bohrender Stich im Scheitel von innen heraus (n. 56 St.) (*Gutmann*, a. a. O.).

Drückend bohrender Stich, eine Minute anhaltend, in der ganzen linken Stirnhälfte, von innen heraus, welcher früh mit Heftigkeit zweimal nach einander aus dem Schlafe weckt (n. 22½ St.) (*Hartmann*, a. a. O.).

(40) Scharfe brennende Nadelstiche in der linken Schläfe (*Grofs*, a. a. O.).

Flüchtige brennende Stiche im Hinterhaupte, die ersten Tage von der rechten zur linken Seite, die folgenden, von unten hinauf (*Cubitz*, a. a. O.).

Stumpfes Stechen in der rechten Schläfe, aufsen und innen, als wollte es den Knochen herauspressen, bei Berührung heftiger (*Herrmann*, a. a. O.).

Ziehend schneidendes Reifsen an der Stirnseite (*Langhammer*, a. a. O.).

Brennend stechende Schmerzen am linken Seitenbeine (*Herrmann*, a. a. O.).

(45) Auf dem Stirnbeine, äufserlich, brennende Stiche (*Franz*, a. a. O).

Fressendes Jücken am ganzen Hinterhaupte, was zum Kratzen nöthigt, sich aber dadurch eher verschlimmert, als bessert (n. 14 St.) (*Haynel*, a. a. O.).

Oben am Hinterhaupte, ein fressendes Jücken, mit Wundheitsschmerz, welches um dieselbe Abendzeit und an gleicher Stelle wiederkehrt (Ders. a. a. O.).

Jückendes Fressen auf dem Haarkopfe, was sich durch Reiben vermehrt, mehre Tage lang (Ders. a. a. O.).

Jücken auf dem Haarkopfe, wie Nadelstiche, und kleine Ausschlagsblüthen vorne nach der Stirne zu (*Franz*, a. a. O.).

Beobachtungen Andrer.

(50) Feines, brennendes Nadelstechen äufserlich auf dem Scheitel (*Franz*, a. a. O.).

Bei leichtem Ziehen können, ohne Schmerz, viele Haare vom Kopfe ausgezogen werden (n. 4 St.) (*Gutmann*, a. a. O.).

Nach innen zu brennend drückender Schmerz am linken Scheitelbeine, dicht über dem Ohre (n. 2½ St.) (*Hartmann*, a. a. O.).

Am Hinterhaupte, vom Gelenke heran, rheumatisches, drückendes Ziehen beim Vorbiegen des Kopfs (*Franz*, a. a. O.).

Schmerzhaftes Ziehen äufserlich an mehren Stellen des Kopfs, bei Berührung heftiger (*Herrmann*, a. a. O.).

(55) Ziehend reifsendes Stechen in der linken Schläfe; wie im Knochen, pulsweise anhaltend (n. 40 St.); den Tag darauf kam es, von Zeit zu Zeit, bald in der linken Schläfe, bald in der rechten, bald auch im linken Stirnhügel, weniger heftig, wieder, einige Tage anhaltend (*Haynel*, a. a. O.).

Schmerzhaftes Ziehen an und unter dem Hinterhaupts-Höcker, bei jeder Bewegung des Kopfs (n. 10 Min.) (*Herrmann*, a. a. O.).

Wundheitsgefühl auf dem rechten Scheitelbeine blofs bei Berührung; er kann vor diesem Schmerze Nachts nicht auf der rechten Seite liegen (n. 80 St.) (*Grofs*, a. a. O.).

Ein strammender Schmerz an der linken Nacken- und Hinterkopfseite, blofs die Nacht, welcher ihn oft aus dem Schlafe weckt und wovor er weder auf der rechten Seite, noch auf der linken Seite liegen kann (*Langhammer*, a. a. O.).

Gesicht, wie von Schnupfen aufgedunsen (*Stapf*, a. a. O.).

(60) Er sieht so hohläugig und weitäugig und so angegriffen und spitzig im Gesichte aus, wie auf Nachtschwärmerei, oder wie nach unangenehmen Gemüthserschütterungen (Ders. a. a. O.).

Im Gesichte, kleine Ausschlagsblüthen, an der

Stirne, den Backen und neben den Mundwinkeln, welche stechendes Jücken verursachen und, bei Berührung, wie unterköthig schmerzen (n. 9 St.) (*Franz*, a. a. O.).

Im Gesichte, an der Stirne, den Backen und um den Mund und die Handwurzel, Ausschlagsblüthen, welche ziehendes Jücken verursachen, was von Kratzen nur kurze Zeit aufhört, dann aber stechend wiederkehrt (Ders. a. a. O.).

Der Blüthenausschlag im Gesichte verursacht zuweilen für sich spannenden Wundheitsschmerz; bei Berührung ist er wie unterköthig schmerzhaft (Ders. a. a. O.).

Ganz kleine Nadelstiche im Gesichte und am übrigen Körper (Ders. a. a. O.).

(65) Brennend drückendes Reifsen in der rechten Schläfe, dicht am Auge (n. 7 St.) (*Hartmann*, a. a. O.).

Brennend drückende Empfindung um das linke Auge herum (n. 4 St.) (Ders. a. a. O.).

Die Pupillen sind nach ½ Stunde verengert, worauf sie sich sehr erweitern (*Teuthorn*, a. a. O.).

Erweiterte Pupillen, die ersten Tage (*Stapf*, a. a. O.).

Sehr erweiterte Pupillen, viele Stunden lang (Ders. a. a. O.).

(70) Verengerte Pupillen (n. ½, 1 St.) (*Langhammer*, a. a. O.).

Erweiterte Pupillen (n. 26 St.) (Ders. a. a. O.).

Starker, spitzig schneidender Schmerz unterm linken obern Augenlide (n. 75 St.) (*Gutmann*, a. a. O.).

Unter dem linken obern Augenlide, Schmerz, als wenn ein harter Körper darunter läge (n. 13 St.) (Ders. a. a. O.).

Ein das Auge von innen herausdrückender Schmerz an der obern Wand der rechten Augenhöhle, gleich hinter dem Auge, lang anhaltend und öfters wiederkehrend (n. 10 Tagen) (*Haynel*, a. a. O.).

Beobachtungen Andrer.

(75) Drückender Schmerz im obern Theile des rechten Augapfels (n. 3½ St.) (*Hartmann*, a. a. O.).

Harter Druck im innern Winkel des rechten Auges (*Herrmann*, a. a. O.).

Spannender Stich im äufsern Winkel des rechteu Auges (n. 3¾ St.) (*Gutmann*, a. a. O.).

Trockenheit der Augen, den ganzen Tag anhaltend (n. 13 St.) (*Haynel*, a. a. O.).

Ein nicht unangenehmes Brennen im äufsern Winkel des rechten Auges, welches sich ziemlich weit hinter das Auge, nach dem Ohre zu, erstreckt und anfallsweise wiederkehrt (n. 1½ St.) (*Stapf*, a. a. O.).

(80) Jücken am obern Augenlid-Rande, im Freien (n. ¾ St.); zwei Stunden später, auch am andern Auge — durch Reiben verging es (*Kummer*, a. a. O.).

Beim Anstrengen der Augen, grobe Stiche darin (*Franz*, a. a. O.).

Stechende Stöfse im Augapfel, als wollte er zerspringen (n. 1½ St.) (Ders. a. a. O.).

Aeufserst tief liegende Augen, mit blauen, erhabnen Rändern, wie einer, der sehr ausgeschweift hat, vier Tage lang (*Stapf*, a. a. O.).

Das rechte Auge ist viel gröfser (erweiterter, eröffneter,) als gewöhnlich (n. 78 St.) (*Franz*, a. a. O.).

(85) Trübsichtigkeit in der Nähe und Ferne (n. 10 St.) (*Haynel*, a. a. O.).

Gesichts-Täuschung: wenn er vom Sitze aufsteht, kömmt er sich viel gröfser vor, als sonst, und alles unter ihm scheint tiefer zu seyn (n. 26 St.) (*Franz*, a. a. O.).

Reifsender Druck im äufsern Augenwinkel in der Gegend der Thränendrüse (n. 72 St.) (Ders. a. a. O.).

Es zieht ihm zuweilen die Augen zu, ob er gleich nicht schläfrig ist (Ders. a. a. O.).

Auf der linken hintern Ohrmuschel, ein klammartiger, brennend drückender Schmerz (n. 8 St.) (*Hartmann*, a. a. O.).

(90) Ein Stich im linken Ohre (n. 31 St.) (*Gutmann*, a. a. O.).

Tief im rechten Ohre, ein dumpfer, schmerzlicher Stich, Abends (n. 48 St.) (*Kummer*, a. a. O.).

Ein spannender Stich im linken Ohre (n. 8½, 36 St.) (*Gutmann*, a. a. O.).

Im rechten Ohrgange, ein einströmendes Kältegefühl, wie ein kühler Hauch, einige Stunden lang (*Stapf*, a. a. O.).

Klingen im linken Ohre (n. 4½ St.) (*Kummer*, a. a. O.).

(95) Bei Bewegung des Kopfs, Klingen in dem einen, oder dem andern Ohre, welches in der Ruhe wieder verschwand (n. 2¾ St.) (*Langhammer*, a. a. O.).

Zuweilen leise Knalle in beiden Ohren, als stieſse der Wind jähling hinein — ohne Verminderung des Gehörs (*Franz*, a. a. O.).

Ziehen an beiden Wangen- (Joch-) Beinen (*Herrmann*, a. a. O.).

Drückendes Reiſsen im linken Jochbeine, woran auch die Zähne Theil nehmen (n. 1 St.) (*Groſs*, a. a. O.).

Es reiſst und zerrt vom Kopfe herab durch die Backen bis in die Zähne (n. 36 St.) (*Stapf*, a. a. O.).

(100) Schneidendes Ziehn im linken Jochbeine (n. 22 St.) (*Groſs*, a. a. O.).

Brennender Stich im rechten Backenknochen (n. ½ St.) (*Gutmann*, a. a. O.).

Stumpfer Stich im linken Jochbeine (n. 22 St.) (Ders. a. a. O.).

Brennendes Scharfstechen in der linken Backe, welches zum Kratzen reizt (*Groſs*, a. a. O.).

Jückendes (fressendes), zum Kratzen reizendes Nadelstechen an beiden Backen (Ders. a. a. O.).

Beobachtungen Andrer.

(105) Der linke Backen schmerzt, beim Gähnen, wie geschwürig (*Franz*, a. a. O.).

Im linken Nasenloche, am Knorpel der Nasenscheidewand, entsteht bei Berührung ein Wundheitsschmerz, als wollte sie geschwürig werden (*Groſs*, a. a. O.).

Jücken im linken Nasenflügel, was bei Berührung verging (n. 78 St.) (*Gutmann*, a. a. O.).

Empfindung wie von feinen Schnitten in der Lippe, als wäre sie aufgesprungen (*Franz*, a. a. O.).

Ein minutenlanges Brennen fast auf der Mitte der Oberlippe, am äuſsern Rande (*Stapf*, a. a. O.).

(110) Ein, bei Berührung stechend brennendes Bläschen am Rande des Rothen der Unterlippe (*Teuthorn*, a. a. O.).

Drückende, scharfe Stiche in der Oberlippe von innen nach auſsen (*Groſs*, a. a. O.).

Ein Geschwür am Rande des Rothen der Unterlippe, glänzend rothen Ansehns, für sich stumpf stechenden, ziehenden Schmerzes, bisweilen mit nicht unangenehmem Jücken verbunden, welches zum Kratzen reizt, worauf ein stumpfes Stechen erfolgt (n. 6 St.) (*Herrmann*, a. a. O.).

Lippengeschwür mit nagend ziehendem Schmerze darin (n. 37 St.) (Ders. a. a. O.).

Lippengeschwür, woraus Anfangs Eiter, dann (n. 3 Tagen) nur grünlichtes Wasser kömmt (Ders. a. a. O.).

(115) Vorne, unterm Kinne, unter dem Rande des Unterkiefers, eine spannende Empfindung, als wollte da ein Knoten entstehen (*Franz*, a. a. O.).

Unter dem Kinne, vorne an der Vereinigung beider Unterkiefer, ist es, als ob eine Drüse geschwollen wäre; es ist da etwas Hartes, wie Knorpel, von der Gröſse einer Haselnuſs — beim Schlingen, wie beim Berühren

Beobachtungen Andrer.

oder Reiben vom Halstuche fühlt er darin einen hart drückenden Schmerz (n. 26 St.) (*Herrmann*, a. a. O.).

Beim Vorbeugen des Kopfs fällt derselbe, fast unwillkürlich, vorwärts, im Sitzen (n. 10 St.) (*Franz*, a. a. O.)

Schwere des Kopfs und Schwäche der Halsmuskeln: er muſste den Kopf entweder rückwärts, oder an dieser, oder jener Seite anlehnen (n. 12 St.) (*Haynel*, a. a. O.).

Niederdrückende Empfindung im Nacken (*Franz*, a. a. O.).

(120) Lähmiges Ziehen hinten im Nackengelenke, am Stachelfortsatze des ersten Rückenwirbels (*Groſs*, a. a. O.).

Ruckweise Stiche an der Seite des Halses, fast hinterm Ohre, Abends (*Stapf*, a. a. O.).

Spannender Stich in den linken Halsmuskeln (*Gutmann*, a. a. O.).

Drückendes Ziehen auf der rechten Seite des Halses, ohne Beziehung auf Bewegung oder Berührung (n. 32 St.) (*Herrmann*, a. a. O.).

Spannendes Drücken in der Seite des Halses (*Franz*, a. a. O.).

(125) Beim Vorbiegen des Halses, ein ziehend drückender (rheumatischer) Schmerz in der Seite desselben (Ders. a. a. O.).

Feines Reiſsen in den Muskeln des Halses (n. 5 Minuten) (*Herrmann*, a. a. O.).

Beim Vorbiegen ist der Hals da, wo er auf der Schulter aufsitzt, rheumatisch schmerzhaft, wie Ziehen, Drücken, Steifheit (*Franz*, a. a. O.).

Zusammenpressend ziehender Zahnschmerz der rechten Reihe, durch kaltes Wasser zu erregen (Ders. a. a. O.).

Früh, ziehender Schmerz, bloſs im hohlen Zahne (n. 72 St.) (Ders. a. a. O.).

(130) Heftiges Zahnreiſsen in den Wurzeln der Zähne, wobei es ihr die Gesichtsmuskeln verzog, bald

auf diese, bald auf jene Seite (*C. G. Hornburg*, in einem Aufsatze).

Ein, lange Zeit nur wenig angefressener Zahn ward schnell hohler, binnen acht Tagen (*Franz*, a. a. O.).

Es blättert sich ein Stück von der hintern Fläche eines Schneidezahns ab (n. 28 St.) (*Herrmann*, a. a. O.).

Schmerzhaftes Ziehen im Zahnfleische der hintersten Backzähne und in ihren Wurzeln (Ders. a. a. O.).

Schmerzhaftes Ziehen im Zahnfleische der Schneidezähne und des Eckzahns, und in den Wurzeln derselben, rechter Seite, was sich bis in die Muskeln des Unterkiefers herabzieht (n. 26 St.) (Ders. a. a. O.).

(135) Das Zahnfleisch der obern und untern Zähne rechter Seite wird krampfartig schmerzhaft zusammen gezogen, so daſs sie vor Schmerz die Zähne nicht von einander bringen konnte (*Hornburg*, a. a. O.).

Beim Essen, Reiſsen in dem Zahnfleische und den Wurzeln der untern Backzähne (n. 72 St.) (*Herrmann*, a. a. O.).

Reiſsen in den ganzen Zahnreihen, mit Stumpfheitsgefühle der Zähne, beim Draufbeiſsen (n. 40 St.) (*Stapf*, a. a. O.).

Zahnschmerz beim Essen; die Zähne stehen nicht fest, sondern wackeln beim Befühlen hin und her; er kann die Speisen nicht gehörig zermalmen; beim Kauen ist's, als würden die Zähne tiefer in das Zahnfleisch eingedrückt, und eben so ist's, wenn sich beide Zahnreihen nur berühren; dabei ist das Zahnfleisch weiſs (n. 56 St.) (*Herrmann*, a. a. O.).

Die hohlen Zähne sind bei der geringsten Berührung empfindlich, und wenn nach dem Essen nur das Mindeste von der Speise in den

Beobachtungen Andrer.

Höhlen derselben zurück bleibt, so entsteht ein heftiger, bis in die Wurzel sich erstreckender Schmerz, und das Zahnfleisch um die Zähne schmerzt wundartig (*Hartmann*, a. a. O.).

(140) Gleich nach dem Essen und Kauen, so wie nach kalt Trinken, ein reifsender Zahnschmerz, welcher binnen einer halben Stunde verging, aber von abermaligem Kauen gleich wieder kam; nach Trinken eines nicht kalten Getränks und nach Genusse eines flüssigen Nahrungsmittels entstand er nicht; durch Bewegung ward er nicht zum Vorscheine gebracht, aber, wenn er schon da war, durch Bewegung verstärkt, am meisten durch Bewegung in freier Luft (*Franz*, a. a. O.).

Wenn sie etwas Kaltes trank, fuhr es ihr in die Zähne, als wenn sie hohl wären (*Stapf*, a. a. O.).

Iedesmal gleich nach dem Essen, Zahnweh im hohlen Zahne — ein fressendes Ziehen (in den Schneidezähnen aber, Drücken), was sich in der freien Luft, selbst bei verschlossenem Munde, ungemein erhöht, in der Stube aber allmälig aufhört, mehre Tage lang (n. 5 Tagen) (*Franz*, a. a. O.).

Auch beim Kauen fangen die Zähne an, zu mucken (Ders. a. a. O.).

Reifsen, erst in der Wurzel des hohlen Zahns, dann bis vor in die Kronen der Zähne, blofs gleich nach dem Essen und Kauen, in der freien Luft sehr erhöhet; zugleich ein Druck oben auf die Krone der schmerzhaften Zähne nach ihren Wurzeln zu; bei Berührung mit dem Finger, fangen auch die übrigen Zähne zu schmerzen an (n. 9 Tagen) (Ders. a. a. O.).

(145) Kitzelndes Stechen in den Backzähnen des rechten Unterkiefers (n. ¼ St.) (*Grofs*, a. a. O.).

Weifslicht belegte Zunge (n. 46 St.) (*Stapf*, a. a. O.).

Beobachtungen Andrer.

Weifs belegte Zunge (n. 27 St.) (*Langhammer*, a. a. O.).

Schmerzhaftes Ziehn vom Zungenbeine an, tief im Halse, bis unter den Unterkiefer; bei Berührung der Halsseite, heftiger (n. 48 St.) (*Herrmann*, a. a. O.).

Anschwellung der Unterzungendrüse, die ihn am Schlingen hindert, vier Stunden lang (n. 8 St.) (*Teuthorn*, a. a. O.).

(150) Brennendes Kratzen im Gaumen, aufser und bei dem Schlucken (*Herrmann*, a. a. O.).

Rauh und kratzig, doch sehr feucht am Gaumen (*Stapf*, a. a. O.).

Drückendes Schründen hinten am Gaumen, blofs aufser dem Schlingen (n. 4, 5 St.) (*Franz*, a. a. O.).

Kratzende Empfindung im Rachen, hinter den Nasenöffnungen, als wenn man Tabak hindurch geschnupft hätte (*Gutmann*, a. a. O.).

Trockenheit der Zunge und zugleich fester Schleim in den hintern Nasenöffnungen, wodurch sie verstopft werden (*Franz*, a. a. O.).

(155) Er spricht ganz matt, wegen Schwäche der Sprachorgane, ob er gleich übrigens lebhaft ist (Ders. a. a. O.).

Trockenheits - Empfindung der Zunge, Zusammenflufs säuerlichen Wassers im Munde und zugleich fester, die Choanen verstopfender Schleim (Ders. a. a. O.).

Blutiger Speichel (sogleich) (*Gutmann*, a. a. O.).

Stechen am Gaumen, wenn er trocken ist, Abends (n. 12 St.) (*Franz*, a. a. O.).

Das Brot schmeckt säuerlich (Ders. a. a. O.).

(160) Im Munde, so für sich, ein garstiger, bitterlicher Geschmack (*Stapf*, a. a. O.).

Garstiger, bitterlicher Geschmack der Speisen (n. 46 St.) (Ders. a. a. O.).

Er hat stets sich anhäufenden Schleim im Munde, ohne Uebelgeschmack (*Herrmann*, a. a. O.).

Beobachtungen Andrer.

Der Mund ist immer voll wässeriger Feuchtigkeit, wie bei starkem Hunger (*Stapf*, a. a. O.).

Früh, Brecherlichkeits - Empfindung (n. 1 St.) (*Franz*, a. a. O.).

(165) Beim Essen entsteht im Munde und Schlunde Uebelkeit, als sollte er sich erbrechen (n. 9 St.) (*Langhammer*, a. a. O.).

Zusammenlaufen des Wassers im Munde, nach dem Essen — eine Art Würmerbeseigen (*Franz*, a. a. O.).

Weichlich (sogleich); es läuft ihm Wasser im Munde zusammen, mit einzelnem, kurzem Aufstoſsen, wie wenn man ein Brechmittel eingenommen hat, was nicht gehen will (*Stapf*, a. a. O.).

Eine Art Aufstoſsen; es kömmt aus dem obern Theile des Halses eine Menge Schleim in den Mund (n. ½ St.) (Ders. a. a. O.).

Geschmackloses Aufstoſsen; es kömmt aber weder Luft, noch sonst was heraus (Ders. a. a. O.).

(170) Aufstoſsen einer geschmacklosen Feuchtigkeit, nach dem Essen (Ders. a. a. O.).

Aufstoſsen nach dem Geschmacke der Speisen (Ders. a. a. O.).

Häufiges, leeres Aufstoſsen (Ders. a. a. O.).

Mehrmaliges Aufstoſsen (n. ¼ St.) (*Kummer*, a. a. O.).

Oefteres Schlucksen, beim (gewohnten) Tabakrauchen (*Langhammer*, a. a. O.).

(175) Oefteres Schlucksen, mit Uebelkeit und Kopfbetäubung verbunden (n. ¼ St.) (Ders. a. a. O.).

Durstlosigkeit: er trinkt weniger, als gewöhnlich (*Herrmann*, a. a. O.).

Wenige Stunden nach einer sehr reichlichen, nahrhaften Mahlzeit bekömmt er ein heftiges Hungergefühl, mit Wasser - Zusammenlaufen im Munde (*Stapf*, a. a. O.).

Spann - Schmerz in der Magengegend (n. 13 St.) (Ders. a. a. O.).

Beobachtungen Andrer.

In der Herzgrube, ein kneipend beklemmender Schmerz, welcher nur im Sitzen, beim Vorbeugen des Körpers sich wieder verlor (n. 1 St.) (*Hartmann*, a. a. O.).

(180) Klemmender Druck unterhalb dem Brustbeine, gleich links neben dem Schwerdknorpel (*Groſs*, a. a. O.).

Flüchtig drückender Schmerz unter den letzten Ribben, wie von versetzten Blähungen (*Stapf*, a. a. O.).

Eine, die Brust beklemmende und den Athem hemmende Zusammengezogenheit in der Unterribbengegend (n. 2 Tagen), drei Tage anhaltend (*Kummer*, a. a. O.).

Klemmendes Drücken unter den kurzen Ribben der rechten Seite (n. 1¼ St.) (*Hartmann*, a. a. O.).

Ein starkes Poltern und Knurren im Unterleibe, ohne Schmerz und ohne Abgang von Blähungen (n. 1½ St.) (*Stapf*, a. a. O.).

(185) Kollern in der linken Seite des Oberbauchs (n. 1 St.) (*Haynel*, a. a. O.).

Nach dem Mittagsessen, ein Poltern im Unterleibe, hörbar wie entstehende und zerplatzende Blasen (*Kummer*, a. a. O.).

Knurren im Unterbauche und Ziehen im Darmkanale (*Herrmann*, a. a. O.).

Harter, schmerzhafter Druck, rechter Seite, unterhalb des Nabels (*Groſs*, a. a. O.).

Links über dem Nabel, klemmende Stiche, welche scharf sind und taktmäſsig erfolgen (Ders. a. a. O.).

(190) Kneipender Stich in den Eingeweiden des Unterleibes, linker Seite (n. 38 St.) (*Gutmann*, a. a. O.).

Lang anhaltender, stumpfer Stich in der Gegend um den Nabel, schlimmer beim Ausathmen und Aufdrücken (n. 8 St.) (Ders. a. a. O.).

Beobachtungen Andrer.

Spannender Stich in den linken Bauchmuskeln (n. 32 St.) (*Gutmann*, a. a. O.).

Zerschlagenheitsschmerz über den Hüften, in den Lenden, welcher sich unter dem Nabel hinzieht, beim Vorbeugen am meisten bemerkbar, doch auch bei Berührung schmerzhaft ist (n. 18 St.) (*Kummer*, a. a. O.).

Zerschlagenheitsschmerz im Unterleibe (n. 48 St.) (*Stapf*, a. a. O.).

(195) Jückende Nadelstiche in der Nierengegend (*Grofs*, a. a. O.).

Stumpfer Stich im linken Schoofse, beim Aufdrücken heftiger, beim Ein- und Ausathmen aber vergehend (n. 84 St.) (*Gutmann*, a. a. O.).

Starker Blähungs-Abgang (Ders. a. a. O.).

Heifse Blähungen (n. 36 St.) (*Grofs*, a. a. O.).

Abgang unbeschreiblich stinkender Blähungen (*Stapf*, a. a. O.).

(200) Heftig stinkende Blähungen in Menge, viele Tage über (*Kummer*, a. a. O.).

Kneipen in den Gedärmen mit Blähung-Abgang (n. 13 St.) (*Gutmann*, a. a. O.).

Heftiger, umher windend kneipender Schmerz im ganzen Unterleibe, bald hie, bald da (n. 2½ St.) (*Hartmann*, a. a. O.).

Quer herüber im Unterleibe, Kneipen, und auf den Seiten in den Unterbauchs-Muskeln, Ziehen, als wenn ein Durchfall entstehen wollte (*Franz*, a. a. O.).

Früh, Kneipen im Oberbauche, als wollte ein Durchfall entstehen und dennoch konnte er nicht zu Stuhle gehn (Ders. a. a. O.).

(205) Im Unterleibe, eine bebende Empfindung und Durchfalls-Regung (Ders. a. a. O.).

Früh zögert der Stuhl sehr lange, wegen Mangel an wurmförmiger Bewegung der dicken Gedärme (Ders. a. a. O.).

Stuhl, zwölf Stunden später als gewöhnlich, und hart und in kleinen Stücken abgehend (n. 14, 15 St.) (*Haynel*, a. a. O.).

Beobachtungen Andrer.

Den ersten Tag harter Stuhl, den zweiten gar keiner, den dritten Tag wieder harter Stuhl, den vierten Tag, gewöhnlicher (*Kummer*, a. a. O.).

Schneiden und Herumwühlen im Ober- und Unterbauche, mit Stuhldrang, worauf dünner Stuhl, aber wenig abgeht; ist er abgegangen, so erfolgt, unter vermehrtem Leibschneiden, neuer Stuhldrang, doch, ungeachtet aller Anstrengung, ohne Ausleerung — eine Art von Stuhlzwang, der sich, so wie die Leibschmerzen, erst dann verliert, nachdem er vom Stuhle aufgestanden ist (*Groſs*, a. a. O.).

(210) Schneiden im Bauche, mit heftigem Stuhldrange, worauf ganz flüssiger, aber wenig Koth abgeht, unter innerlichem Frösteln im Kopfe; gleich nach dem Abgange folgt eine Art Stuhlzwang (Ders. a. a. O.).

Harter, weniger Stuhl, mit brennend schneidendem Schmerze im After (n. 10 St.) (*Haynel*, a. a. O.).

Geringer, harter, dünn geformter Stuhl, welcher unter drückendem Schmerze im After abgeht (n. 26 St.) (Ders. a. a. O.).

Anhaltend drückender Schmerz im Mastdarme, beim Sitzen (*Gutmann*, a. a. O.).

Schwieriger Stuhl; erst ging harter Koth ab; diesem folgte weicher, welcher ihn aber, gleich als wäre der Mastdarm zusammengeschnürt, sehr quälte und drängte; es wollte fort, und konnte nicht; drauf noch Stuhlzwang (*Teuthorn*, a. a. O.).

(215) Früh, gleich nach derbem Stuhlgange, ein sehr dünner, gelblicher, reichlicher (*Stapf*, a. a. O.).

Weicher, doch schwierig abgehender Stuhlgang, wegen Zusammenschnürung des Afters, wie bei Hämorrhoiden (*Franz*, a. a. O.).

Weicher Stuhlgang (n. 49 St.) (*Gutmann*, a. a. O.).

Jücken im After beim Sitzen, außer dem Stuhlgange (n. 7 St.) (Ders. a. a. O.).

Beobachtungen Andrer.

Oefteres Lassen wässerigen Harns im Anfange, nach einigen Tagen aber dunkelgelber Harn (*Stapf*, a. a. O.).

(220) Der Urin geht, die ersten vier Tage, alle Viertelstunden in geringer Menge ab; die folgenden Tage geht zwar die gehörige Menge, aber von dunkler Farbe und immer noch alle Stunden, ab (*Groſs*, a. a. O.).

Er muſs oft harnen und es geht wenig, den zweiten Tag nicht so oft, aber mehr Urin, ab (*Herrmann*, a. a. O.).

Er harnet etwas öfter, als in gesunden Tagen und wenig auf einmal (n. 7 Tagen) (Ders. a. a. O.).

Oefterer Harndrang, wobei sehr wenig dunkelfarbner Harn abgeht, 3 Tage lang (*Groſs*, a. a. O.).

Oefteres Nöthigen zum Harnen, mit vielem Urinabgänge (n. 6 St.) (*Langhammer*, a. a. O.).

(225) **Drang zum Harnen; es geht kaum ein Löffel voll, meistens röthlicher oder dunkelgelber Harn in einem dünnen Strahle ab, bisweilen tropfenweise, und nachdem er ihn gelassen hat, ist's ihm immer, als wäre die Blase noch nicht leer, denn es tropft noch immer etwas ab** (*Groſs*, a. a. O.).

Er harnet oft, doch jedesmal nur wenig, etwa eine Obertasse dunkeln Urins (n. 24 St.) (*Herrmann*, a. a. O.).

Er harnet weniger oft, als den ersten Tag, doch öfter, als in gesundem Zustande, und wenig mehr als den ersten Tag (n. 3 bis 7 Tagen) (Ders. a. a. O.).

Gleich nach dem Harnen, ein Verrenkungsschmerz oberhalb der Harnröhre, hinter dem Schambeine (*Langhammer*, a. a. O.).

Der Harn geht in der Nacht mit Steifigkeit der Ruthe und zuletzt nur tropfenweise ab, mit Brennen am Blasenhalse, und es trieb zugleich

Beobachtungen Andrer.

vergeblich auf den Stuhl; das Krummliegen erleichterte es (*Teuthorn*, a. a. O.).

(230) Eine Art Brennen in der Mitte der Harnröhre, aufser dem Harnen (n. 6 St.) (*Kummer*, a. a. O.).

Die ganze Nacht über, ungeheure Ruthesteifigkeit, ohne Samenergufs (n. 16 St.) (*Langhammer*, a. a. O.).

Die ganze Nacht, Ruthesteifigkeit, ohne verliebte Phantasieen und ohne Samenergufs (Ders. a. a. O.).

Nachts, verliebte Traumbilder, mit zwei Samenergüssen (Ders. a. a. O.).

Nachts eine Samenergiefsung, ohne Träume (*Franz*, a. a. O.).

(235) H e f t i g, z i e h e n d b r e n n e n d e S t i c h e a u s d e m B a u c h r i n g e r e c h t e r S e i t e, w i e i m S a m e n s t r a n g e, b i s i n d e n r e c h t e n H o d e n (welcher jedoch beim Befühlen unschmerzhaft ist), im Sitzen, Stehen und Gehen, doch beim Bücken am heftigsten (n. 33 St.) (*Haynel*, a. a. O.).

Drückendes Ziehen (Reifsen) im rechten Hoden, als würde er mit Gewalt zusammengedrückt (*Grofs*, a. a. O.).

D r ü c k e n d e r S c h m e r z a m l i n k e n H o d e n, b e i m G e h e n, s o w i e n a c h j e d e r R e i b u n g; b e i B e r ü h r u n g w i r d e r h e f t i g e r (n. 8 St.) (*Herrmann*, a. a. O.).

Stechender Schmerz an der rechten Seite der Eichel, beim Stehen und Gehen (*Langhammer*, a. a. O.).

* * *

O e f t e r e s N i e f s e n, o h n e S c h n u p f e n (n. 2 und 10 St.) (Ders. a. a. O.).

(240) S c h n u p f e n: A n f a n g s s c h n a u b t e r n u r d i c k e n S c h l e i m a u s, n a c h g e h e n d s d ü n n f l ü s s i g e n (n. 4 Tagen) (*Herrmann*, a. a. O.).

Beobachtungen Andrer.

Heftiger Fliefsschnupfen; das eine Nasenloch ist verstopft, das andre nicht, bei häufigem Niefsen, Thränen der Augen und aufgesprungenen Lippen (n. 3, 4 Tagen) (*Kummer*, a. a. O.).

Heftiger Schnupfen: unter Kitzeln in der Nase und Niefsen fliefst bald häufige, milde, wässerige Feuchtigkeit, bald dicker Schleim aus der Nase — späterhin, blofs die dickschleimige Materie (*Stapf*, a. a. O.).

Immerwährender Reiz zum Kotzen, wegen zähen Schleims im Luftröhrkopfe, den er nicht los husten kann (*Grofs*, a. a. O.).

Leichtes Auswerfen einer Menge Schleims durch Kotzen (*Kummer*, a. a. O.).

(245) Scharfer Husten, welcher die Kehle aufzureifsen droht, wie von einer beständigen Verengerung der Luftröhre, ohne vorgängigen besondern Reiz (n. 4 St.) (*Franz*, a. a. O.).

Gleich nach dem Essen, scharfer Hustenreiz im Kehlkopfe, aber wenig Husten (n. 4 Tagen) (Ders. a. a. O.)

Kurz nach dem Essen jedesmal scharfer Husten und Wasser - Zusammenlaufen im Munde — es ist, als würde diefs Wasser mit Gewalt durch den Schlund getrieben und schnitte darin (n. 26 St.) (Ders. a. a. O.).

Oben am Brustbeine, gleich unter dem Halsgrübchen, jückende, feine, scharfe Stiche, die zum Kratzen nöthigen (*Grofs*, a. a. O.).

Schmerzliche Stiche auf der Brust, das Ausathmen erschwerend (*Langhammer*, a. a. O.).

(250) Stumpfer Stich in der linken Brust, nach einigen Minuten wiederkehrend (*Gutmann*, a. a. O.).

Beim Biegen des Oberkörpers auf die rechte Seite, schief nach vorne, ein heftiger Stich in der rechten Brust, beim Sitzen (n. 2½ St.) (*Haynel*, a. a. O.).

Spannende Stiche in der linken Brust, beim Liegen und bei Bewegung, heftiger beim Aus-

Beobachtungen Andrer.

athmen als beim Einathmen, am schlimmsten beim Treppensteigen, wo zuletzt ein anhaltender Stich erfolgt, welcher fast den Odem hemmt (n. 16 St.) (*Gutmann*, a. a. O.).

Ein anhaltender, bohrender, stumpfer Stich in der linken Brust (n. 37 St.) (Ders. a. a. O.).

Stumpfe Stiche auf beiden Seiten in den Ribbenmuskeln, beim Sitzen, schlimmer beim rückwärts Anlehnen, und beim Ein- und Ausathmen anhaltend (n. ½ St) (Ders. a. a. O.).

(255) Gefühl von Wundheit hinter dem Brustbeine (*Groſs*, a. a. O.).

Beklemmung der Brust, wie Zusammenziehn derselben; davon langsames und sehr schwieriges Einathmen; das Ausathmen ist erleichternd; zugleich Unruhe und Aengstlichkeit, am schlimmsten beim Sitzen, leichter beim Gehen, 5 Stunden anhaltend (n. 6 St.) (*Cubitz*, a. a. O.).

Druck über der Herzgrube, wie Wundheit, mit Uebelkeit daselbst (*Groſs*, a. a. O.).

Stechendes Schneiden an den Ribbenknorpeln der linken Seite; es ist, als ob man da einen Einschnitt machte, mit Stichen verbunden (*Herrmann*, a. a. O.).

Scharfe Stiche, welche sich am hintersten Theile der rechten Ribben anfangen und sich bis zu den Knorpeln hervor schlängeln (Ders. a. a. O.).

(260) Stechendes Jücken zwischen den Ribbenknorpeln (Ders. a. a. O.).

Scharfe, in Pausen von mehren Sekunden absetzende und länger als gewöhnlich dauernde Stiche in der Gegend des vierten Ribbenknorpels rechter und linker Seite; sie dringen langsam von innen nach aufsen, ohne Beziehung auf Ein- oder Ausathmen (n. 14 St.) (Ders. a. a. O.).

Kreuzschmerz weniger im Gehen hindernd, als beim Aufstehn vom Sitze, beim Wenden des

Beobachtungen Andrer.

Körpers im Bette, und bei jeder Seitenbewegung, mehre Tage anhaltend (n. 10 St.) (*Kummer*, a. a. O.).

Aeufserlich, am untern Theile des Kreuzbeins, ein heftiges Brennen (n. ½ St.) (*Haynel*, a. a. O.).

Im Sitzen, ziehendes Stechen, zuweilen Zucken im Kreuzbeine (Ders. a. a. O.).

(265) Harter Druck links, neben der Wirbelsäule, an den Rückenmuskeln (n. 4 Tagen) (*Herrmann*, a. a. O.).

In den beiden ersten Rückenwirbeln, ein ziehendes Drücken, zugleich mit schründender Empfindung (n. 1¾ St.) (*Franz*, a. a. O.).

Brennend drückender Schmerz unter dem rechten Schulterblatte, dicht am Rückgrate, mit einer empfindlichen Schwerheits-Empfindung auf der rechten Brust (n. 2 St.) (*Hartmann*, a. a. O.).

Zwischen dem letzten Hals- und ersten Rückenwirbel, ein Schmerz, als stäche man mit einem Messer hinein (*Franz*, a. a. O.).

Stiche in der linken Achselhöhle (*Gutmann*, a. a. O.).

(270) Jückende Nadelstiche in der rechten Achselhöhle (n. 3 Minuten) (*Herrmann*, a. a. O.).

Jückende Stiche in beiden Achselhöhlen (n. 5 Minuten) (*Grofs*, a. a. O.).

In der rechten Achselgrube, ein stumpfer, drückender Schmerz (*Stapf*, a. a. O.).

Im linken Schultergelenke, ein ziehendes Stechen, vorzüglich bei Bewegung des Arms nach der Brust (*Haynel*, a. a. O.).

Drückender Stich in der rechten Schulter, von unten herauf (n. 4½ St.) (*Gutmann*, a. a. O.).

(275) Lockerer Druck auf der Achsel, welche beim Berühren schmerzt, als ob das Fleisch los wäre, beim Gehen (*Franz*, a. a. O.).

Beobachtungen Andrer.

Ein Herabdrücken der Achsel, als läge eine Last auf der Schulter, im Sitzen (*Franz*, a. a. O.).

Schmerz, wie Verrenkung, im rechten Schultergelenke, bloſs bei Bewegung (*Herrmann*, a. a. O.).

Stumpf stechende Schmerzen am Schultergelenke, bei Bewegung und Berührung heftiger (Ders. a. a. O.).

Drückendes Ziehen in den Schultergelenken, früh im Bette und gleich nach dem Aufstehn; bei Bewegung heftiger (n. 5 Tagen) (Ders. a. a. O.).

(280) Feines Reiſsen am Kopfe des linken Schulterknochens, bei Bewegung heftiger (Ders. a. a. O.).

Lähmiges Ziehn im Schultergelenke, bisweilen auch im ganzen Arme, wenn er ihn beim Liegen, im Bette, unter den Kopf legt (n. 90 St.) (*Groſs*, a. a. O.).

Reiſsender Schmerz im linken Oberarme, im dreieckigen Muskel, im Sitzen, welcher von Bewegung vergeht (*Franz*, a. a. O.)

Reiſsender Schmerz in den Muskeln des linken Oberarms, dicht am Ellbogen (*Langhammer*, a. a. O.).

Stichartiges Reiſsen in den Muskeln des rechten Oberarms, nahe beim Ellbogengelenke (Ders. a. a. O.).

(285) Heftig drückender Schmerz im linken Schultergelenke, durch keine Bewegung verschwindend (n. 36 St.) (*Hartmann*, a. a. O.).

Lähmig drückender Schmerz am linken Oberarme, bei Berührung heftiger (n. 72 St.) (*Herrmann*, a. a. O.).

Hartes Drücken am rechten Oberarme, nach innen, bei Berührung heftiger (n. 2 St.) (Ders. a. a. O.).

Lähmig drückender Schmerz am lin-

Beobachtungen Andrer.

ken Oberarme, bei Berührung und Bewegung heftiger; der Arm ist geschwächt (n. 36 St.) (*Herrmann*, a. a. O.).

Drückendes Ziehen hie und da an den Obergliedmaſsen, bei Berührung heftiger (n. 7 St.) (Ders. a. a. O.).

(290) Lähmiger Druck an beiden Ober- und Unterarmen; bei Bewegung und Berührung heftiger (n. 5 Tagen) (Ders. a. a. O.).

Drückendes Ziehen im dreieckigen Muskel (*Franz*, a. a. O.).

Langsame, stumpfe Stiche, wie Drücken, in der Mitte des Vorderarms (*Groſs*, a. a. O.).

Lähmige Schwäche um das Ellbogengelenk (n. 2 St.) (*Franz*, a. a. O.).

Neben der Beugung des Ellbogens, mehr nach dem Vorderarme zu, eine Empfindung, als wäre ein Hautausschlag ausgebrochen, oder wie wenn man sich mit einer Nadel geritzt hat — eine Art Grieſseln, etwas brennend; doch sieht man nichts an der Stelle, welche vorzüglich bei Berührung schmerzt (*Stapf*, a. a. O.).

(295) Unterhalb des linken Ellbogens an der äuſsern Seite der Speiche, drückendes Ziehen, wie ein Klemmen (*Groſs*, a. a. O.).

Stechendes Reiſsen im linken Vorderarme (n. 1 St.) (*Kummer*, a. a. O.).

Drückendes Ziehen in den Muskeln des Vorderarms und auf dem Handrücken (*Franz*, a. a. O.).

Zucken im linken Vorderarme, in der Ruhe (n. 75 St) (*Gutmann*, a. a. O.).

Klammartiger Schmerz um das rechte Handgelenk, der beim Ausstrecken der Finger vergeht, beim Einschlagen derselben aber zurückkehrt und dann zugleich auch einen reiſsenden Stich durch den ganzen Arm bis in die Schulter erzeugt (n. 24½ St.) (*Hartmann*, a. a. O.).

Beobachtungen Andrer.

(300) In der Handwurzel querüber ziehendes Drücken, besonders bei Bewegung (*Franz*, a. a. O.).

Stechendes Reifsen im linken Handgelenke (n. 1 St.) (*Kummer*, a. a. O.).

Ziehender Schmerz durch die Knochen des Handrückens, besonders bei Bewegung (*Franz*, a. a. O.).

Kitzelndes Jücken am linken Handteller, zu kratzen reizend (*Langhammer*, a. a. O.).

Schmerzhaftes Ziehen im Mittelgelenke des rechten Zeigefingers (*Herrmann*, a. a. O.).

(305) Lähmig ziehender Schmerz in den hintern Gelenken der Finger, wo sie sich mit den Mittelhandknochen vereinigen — bei Bewegung heftiger (Ders. a. a. O.).

*Hartes Drücken am Mittelhand-Knochen des linken Zeigefingers, bei Berührung und bei Bewegung des Fingers heftiger (n. 4 Min.) (Ders. a. a. O.).

Absetzend drückender Schmerz an den Mittelhandknochen des linken Daumens, bei Berührung heftiger (Ders. a. a. O.).

Schmerzhaftes Ziehen in den Gliedern der Finger rechter Hand (n. 5 St.) (Ders. a. a. O.).

Feines, zuckendes Reifsen in den Muskeln des Daumens, vorzüglich stark an der Spitze (n. 45 St.) (Ders. a. a. O.).

(310) Reifsender Schmerz in den Muskeln des linken Daumenballens, welcher bei Bewegung des Daumens verging (*Langhammer*, a. a. O.).

Feines, zuckendes Reifsen in den Muskeln mehrer Finger, vorzüglich in den Spitzen derselben (*Herrmann*, a. a. O.).

Wenn er die Finger frei ausstreckt, so gerathen sie in konvulsive Bewegung auf und nieder (*Grofs*, . . a. O.).

Kriebeln in den Fingern, als wollten sie einschlafen (n. 4½ St.) (*Haynel*, a. a. O.).

Beobachtungen Andrer.

Drückend klammartiger Schmerz am Ballen des rechten, kleinen Fingers, bei Bewegung der Hand (*Langhammer*, a. a. O.).

(315) Anhaltend drückender Schmerz vom Mittelgelenke des rechten Mittelfingers an, nach vorne zu, auch in der Bewegung anhaltend (n. 77 St.) (*Gutmann*, a. a. O.).

Tiefe, jückend brennende, scharfe Nadelstiche im linken Daumen, welche zum Kratzen reizen (*Groſs*, a. a. O.).

Spannende Stiche in der linken Daumenspitze (n. 52 St.) (*Gutmann*, a. a. O.).

Nadelstichartiger Schmerz im mittelsten Gliede des rechten Zeigefingers und dem anstoſsenden Gelenke, anhaltend in der Bewegung (n. 54 St.) Ders. a. a. O.).

Klamm in den Fingern und verschiednen Theilen der Gliedmaſsen (*Groſs*, a. a. O.).

(320) Es ist, als wäre eine harte Haut über die Fingerspitzen der linken Hand gezogen; er hat wenig Gefühl darin und kann beim Betasten nichts gut unterscheiden (*Herrmann*, a. a. O.).

Mehr Hitzempfindung, als Hitze der rechten Hand, welche auch röther war, als die andre, mit feinem Reiſsen im Mittelgelenke der vier Finger derselben (*Haynel*, a. a. O.).

Kitzelnde, scharfe Stiche in der hohlen Hand (n. 1 St.) (*Groſs*, a. a. O.).

Brennend jückendes Fressen an den Hinterbacken, wie wenn man etwas Schafwollenes auf die Haut zieht, Abends im Bette; durch Kratzen verging's an der einen Stelle und kam an eine andere (*Teuthorn*, a. a. O.).

Bohrender Schmerz in den linken Gesäſsmuskeln, im Sitzen (n. 12 St.) (*Gutmann*, a. a. O.).

(325) Stechendes Jücken an den Gesäſsmuskeln und mehren Stellen des Körpers *Herrmann*, a. a. O.).

Beobachtungen Andrer.

Beim Liegen, ein Müdigkeitsschmerz quer über die Oberschenkel und als ob sie zerschlagen wären; dabei Empfindung von allzu grofser Straffheit in den Gelenken und etwas Bebendes uud Unruhiges darin, so dafs er sie nicht still halten kann (*Franz*, a. a. O.).

Schmerz, wie von Verrenkung in der Mitte des linken Oberschenkels, vorzüglich beim Gehen (n. 8 St.) (*Herrmann*, a. a. O.).

Spannen im äufsern grofsen Oberschenkel-Muskel, beim Gehen (*Franz*, a. a. O.).

Lähmiger Schmerz, wie Ziehen, vorne in der Mitte des Oberschenkels, in Ruhe und Bewegung (*Grofs*, a. a. O.).

(330) Brennendes Scharfstechen an der hintern Fläche des linken Oberschenkels (Ders. a. a. O.).

Tief eindringender, stumpfer Stich in der Mitte des linken Oberschenkels, nach der äufsern Seite zu (Ders. a. a. O.).

Feine, höchst schmerzhafte, durchdringende Stiche am innern linken Oberschenkel, gleich über dem Knie (n. 38 St.) (*Haynel*, a. a. O.).

Jückendes Feinstechen an den innern Seiten der Oberschenkel, was zum Kratzen nöthigt (n. 3 St.) (*Grofs*, a. a. O.).

Eine Art Gänsehaut, ohne Frost, über beide Ober- und Unterschenkel, nämlich viele rothe und weifse Blüthchen an denselben, welche in ihrer Spitze weifslichten Eiter enthalten, ohne die mindeste Empfindung (n. 10 Tagen) (*Haynel*, a. a. O.).

(335) Mehrtägige Schwäche des Ober- und Unterschenkels, besonders im Kniegelenke — er mufs den Fufs schleppen; dabei stechendes Reifsen in der Wade und Kreuzschmerzen (n. 10 St.) (*Kummer*, a. a. O.).

Eine grob stechende, fast kratzende Empfindung am rechten Oberschenkel, innerlich über dem Kniegelenke (n. 8 St.) (*Franz*, a. a. O.).

Beobachtungen Andrer.

Stichartiger Schmerz am innern Rande des Kniees (*Langhammer*, a. a. O.).

Zucken über der rechten Kniescheibe (n. 9 St.) (*Haynel*, a. a. O.).

Unter der linken Kniescheibe, ein ziehendes Reißsen, was durch Bewegung nicht vergeht (n. 54 St.) (*Hartmann*, a. a. O.).

(340) Beim Gehen, Wehthun in den Oberschenkeln (mehr im linken), welche sie fast schleppen mufs (n. 51 St.) (*Stapf*, a. a. O.).

Ziehendes Stechen im rechten Kniegelenke, bei Bewegung heftiger (*Herrmann*, a. a. O.).

Stumpfe Stiche am Kniegelenke, neben der Kniescheibe; bei Berührung wurden die Stiche zu einem drückenden Schmerze (Ders. a. a. O.).

Früh, gleich nach dem Aufstehn, stumpfe Stiche im rechten Kniegelenke, bei Bewegung heftiger (n. 5 Tagen) (Ders. a. a. O.).

In dem rechten Kniegelenke und den Köpfen der Wadenmuskeln, beim Gehen, ein lähmiges Ziehen, wie eine Schwäche, welches, nach dem Gehen, auch beim Sitzen noch lange anhält, ehe es sich allmälig ganz verliert (*Grofs*, a. a. O.).

(345) Im rechten Knie, ein minutenlanger Schmerz (wie von Vertreten?), beim Gehen und bei Bewegung des Fufses (*Stapf*, a. a. O.).

Beim Aufstehn vom Sitze, ein Gefühl, als wollten die Beine in der Kniekehle zusammenknicken — ein bebendes, überreiztes Heranziehn in der Kniekehle (*Franz*, a. a. O.).

Sobald er sich legt, entsteht ein Gefühl von Heranziehn in den Kniekehlen — eine Art Ueberreiztheit und wohllüstiger Unruhe darin, dafs er nicht liegen bleiben kann, sondern aufstehn mufs (Ders. a. a. O.).

Beobachtungen Andrer.

Ziehendes Stechen im linken Kniegelenke, beim Sitzen; zuweilen Zucken darin (*Haynel*, a. a. O.).

Brennendes Stechen unter dem linken Knie, auf der Aufsenseite, bisweilen in Absätzen (*Groſs*, a. a. O.).

(350) Bohrender Stich im rechten Schienbeine, in der Ruhe (n. ½, 35 St.) (*Gutmann*, a. a. O.).

Jücken am rechten Schienbeine über den äufsern Knöchel, was durch Reiben nicht verging (n. 2½ St.) (Ders. a. a. O.).

Lähmiger Druck an den Wadenmuskeln des rechten Fufses, nach aufsen; bei Berührung heftiger (*Herrmann*, a. a. O.).

Reifsender Schmerz in den Muskeln des einen oder des andern Unterschenkels, im Stehen und Sitzen (n. etl. Minuten) (*Langhammer*, a. a. O.).

Stechendes Reifsen unter und in der rechten Wade und über der linken Ferse (n. 1, 10 St.) (*Kummer*, a. a. O.).

(355) Ein im Stehen und Gehen anhaltender, jückender Stich in der rechten Wade, welcher von Kratzen verging (n. 78 St.) (*Gutmann*, a. a. O.).

Auf dem Schienbeine, drückendes Ziehen, im Sitzen (n. 6 St.) (*Franz*, a. a. O.).

In der Fufswurzel, quer herüber, ein ziehendes Drücken, besonders bei Bewegung (Ders. a. a. O.).

Drückendes Reifsen in den linken Unterfufsknochen, dicht an der Fufswurzel (n. 5½ St.) (*Hartmann*, a. a. O.).

Zusammenziehende Schwerheits-Empfindung in den linken Unterfufsknochen, dicht am Fufsgelenke (n. 8½ St.) (Ders. a. a. O.).

(360) Stechendes Jücken gleich über dem rechten äufsern Fufsknöchel; es nö-

Beobachtungen Andrer.

thigt zum Kratzen, hinterläſst dann aber keine besondre Empfindung (*Herrmann*, a. a. O.).

Brennendes Jücken am rechten innern Fuſsknöchel (n. 4 Tagen) (Ders. a. a. O.).

Jücken über der Ferse, auf der Achilles-Senne (*Franz*, a. a. O.).

Stechendes Jücken an der rechten groſsen Zehe (*Herrmann*, a. a. O.).

Drückendes Brennen in der Spitze der rechten groſsen Zehe, in der Ruhe (n. 4½ St.) (*Gutmann*, a. a. O.).

(365) Abends, brennendes Jücken der kleinen Zehen, als wären sie erfroren; sie schmerzen bei Berührung und die schmerzenden Stellen sind roth, vier Tage lang (n. 12 St.) (*Kummer*, a. a. O.).

Abends, jückendes Brennen an der rechten kleinen Zehe, als wäre sie erfroren, und sie schmerzte schon beim gelinden Drücken (*Haynel*, a. a. O.).

Kriebeln an der untern Fläche der Zehen, welches nicht zum Kratzen reizt; es ist als wenn sie eingeschlafen gewesen wären (*Groſs*, a. a. O.).

Drückender Schmerz an der innern Seite der linken Fuſssohle, in der Ruhe (n. 29 St.) (*Gutmann*, a. a. O.).

Kriebeln und Brickeln in der Sohle des Fuſses, den man beim Sitzen über den andern schlägt, wie eingeschlafen (n. 17 St.) (*Haynel*, a. a. O.).

(370) Ziehend reiſsender Schmerz hie und da in den Muskeln des ganzen Körpers, beim Sitzen (n. 8½, 34 St.).

In den Gelenken der Achsel, des Ellbogens, der Hand, der Finger, des Rückens, der Kniee, ein ziehender (?) Schmerz bei Bewegung der Theile, weniger in der Ruhe, vorzüglich Abends (*Stapf*, a. a. O.).

Beobachtungen Andrer.

Früh, innerliches Zittern in den Gliedern, wenn er sie lange in einer Richtung erhält (n. 24 St.) (*Franz*, a. a. O.).

Lähmiges Ziehen an verschiednen Stellen des Körpers, besonders in den Gelenken, wenn er die Glieder eine Zeit lang in ungewöhnlicher und unbequemer Lage läſst (*Groſs*, a. a. O.).

Jückende, scharfe Stiche an verschiednen Stellen des Körpers (Ders. a. a. O.).

(375) Stiche, den Flohstichen ähnlich, an den Untergliedmaſsen, der Hand, dem Nacken, am Kopfe, u. s. w. (n. 1½ St.) (*Kummer*, a. a. O.).

Stechendes Brennen hie und da in der Haut (*Haynel*, a. a. O.).

Brennende Empfindung bald da, bald dort, doch stets bloſs an den Gliedmaſsen, nie am übrigen Körper (*Hartmann*, a. a. O.).

Tief eindringende, in langen Pauseu wiederkehrende, scharfe Stiche an verschiednen Stellen der Gliedmaſsen (n. ½ St.) (*Groſs*, a. a. O.).

Die Glieder sind unter dem Schulter- und unter dem Hüftgelenke wie zerschlagen, und wie nach einer groſsen Fuſsreise, schmerzhaft (*Franz*, a. a. O.).

(380) Allgemeine Zerschlagenheit, beim Gehen schlimmer, besser beim Sitzen und Liegen; besonders in den Waden, ein ungeheurer Mattigkeits-Schmerz, wie zerprügelt — sie konnte die Füſse kaum erschleppen (*Stapf*, a. a. O.).

Schmerzhaftigkeit des ganzen Körpers, wie Zerschlagenheit, mit ungemeinem Mattigkeits-Gefühle, schlimmer bei Bewegung — wenn sie nach dem Sitzen etwas gegangen war, ward dieſs schmerzhafte Gefühl erneuet und verstärkt (n. 40 St.) (Ders. a. a. O.).

Früh, gleich nach dem Aufstehn, groſse Mattigkeit in den Kniegelenken, welche ihn zum Sitzen nöthigt; das Gehen und Stehen ist

Beobachtungen Andrer.

ihm beschwerlich (n. 24 St.) (*Herrmann*, a. a. O.).

Matt im ganzen Körper, vorzüglich in den Knieen, beim Gehen (*Gutmann*, a. a. O.).

Müdigkeit und Mattigkeit im Körper, früh (n. 4½ St.) (*Haynel*, a. a. O.).

(385) Grofse Müdigkeit und Neigung zum Schlafe, Nachmittags, im Sitzen (n. 3 Tagen) (Ders. a. a. O.).

Heftiges Gähnen, dafs ihm die Thränen in die Augen treten (n. ¼, ½ St) (*Kummer*, a. a. O.).

Oefteres Gähnen, als ob er nicht ausgeschlafen hätte (n. 2 St.) (*Langhammer*, a. a. O.).

Grofse Müdigkeit und Schläfrigkeit nach dem Essen; er fühlt Bedürfnifs, sich zu legen, schläft schnell ein, erwacht aber düster und schwer in den Gliedern und fürchtet sich vor dem Gehen; als er aber ging, ward es ihm sehr sauer, vorzüglich das Berg-Steigen — bei weiterm Gehen aber fühlte er sich sehr munter und heiter, ja kraftvoll sogar, nach einer stärkern Wanderung (*Stapf*, a. a. O.).

Früh, Munterkeit, dann Schläfrigkeit mit Frostschauder im Rücken (*Franz*, a. a. O.).

(390) Er erwacht gegen Morgen, als ob er schon ausgeschlafen hätte, schläft aber sogleich wieder ein (n. 46 St.) (*Langhammer*, a. a. O.).

Schläfrigkeit, Nachmittags; die Augen fallen ihm zu (*Herrmann*, a. a. O.).

Er konnte, wegen Munterkeit, vor Mitternacht nicht einschlafen, kaum eingeschlafen aber hatte er schon lebhafte Träume von Streit und Zank (*Langhammer*, a. a. O.).

Er schläft ein, wird aber sogleich durch einen Traum, worin er mit einem Thiere kämpft und wovon er sehr erschrickt und zusammen-

Beobachtungen Andrer.

fährt, aufgeweckt (n. 30 St.) (*Herrmann*, a. a. O.).

Unruhige Träume ängstlicher Art (*Gutmann*, a. a. O.).

(395) Unruhiger Schlaf und Umherwerfen (Ders. a. a. O.).

Mehre Nächte unruhig; er konnte auf keiner Seite liegen; die Vormitternacht war er sehr mit mancherlei Gedanken angefüllt (*Teuthorn*, a. a. O.).

Lebhafte, aber unangenehme Träume, gegen Morgen (*Kummer*, a. a. O.).

Nachts, lebhafte, aber unerinnerliche Träume (*Langhammer*, a. a. O.).

Träume voll Erbitterung (Ders. a. a. O.).

(400) Unruhige Träume: bald beschäftigt er sich mit diesem, bald mit einem andern Gegenstande, bald erschrickt er und wacht auf, besinnt sich aber nicht ordentlich (*Herrmann*, a. a. O.).

Verliebte Träume und Samenergufs (*Gutmann*, a. a. O.).

Wohllüstige Träume, ohne Pollution (*Franz*, a. a. O.).

Sie konnte Abends vor Schmerz in den Waden im Bette nicht einschlafen; sie wufste nicht, wo sie die Beine hinlegen sollte, sie mufste sie immer wo anders hinlegen, um einige Erleichterung zu haben; auch da sie die Nacht einmal aufgestanden war und sich dann wieder in's Bett legte, hatte sie dieselbe Empfindung in den Waden (n. 37 St.) (*Stapf*, a. a. O.).

Sobald er einschläft, träumt er; bald kämpft er mit jemand, bald hat er ängstliche Bilder, worüber er aufwacht, und dann träumt er wieder (*Grofs*, a. a. O.).

(405) Träumereien von Mord, die zweite Nacht (*Haynel*, a. a. O.).

Beobachtungen Andrer.

Blofs Abends, im Bette, kalte Füfse (*Teuthorn*, a. a. O.).

Abends, vor dem Einschlafen, so heftiger Frostschauder, dafs es ihn im Bette durchschüttelte, und er sich nicht erwärmen konnte (n. 20 St.) (*Langhammer*, a. a. O.).

In der Nacht wacht er oft auf über Frostgefühl, kann sich aber nicht recht besinnen (*Herrmann*, a. a. O.).

Zusammenschaudern mit Schläfrigkeit und Trockenheit des Mundes (n. 3 St.) (*Franz*, a. a. O.).

(410) Schauder und Frostgefühl beim Essen, ohne Durst, zwei Stunden vor der Hitze (*Herrmann*, a. a. O.).

Frost im Rücken, selbst am heifsen Ofen (n. ¼ St.) (*Haynel*, a. a. O.).

Ob er gleich am Ofen stand, konnte er doch nicht warm werden im Rücken und an den Armen; dabei öftere Schauder über den Rücken und die Arme, nach dem Genicke, über den Kopf und das Gesicht, früh nach dem Aufstehn (*Stapf*, a. a. O.).

Den ganzen Körper durchschüttelnder Frostschauder, bei warmer Stirne und heifsen Wangen, aber kalten Händen, ohne Hitze darauf und ohne Durst (n. 1½ St.) (*Langhammer*, a. a. O.).

Schauder über den ganzen Körper, ohne Durst und ohne unmittelbar drauf folgende Hitze (n. 30 St.) (*Herrmann*, a. a. O.).

(415) Nach dem Essen, ein flüchtiger Frostschauder den Rücken herab (*Stapf*, a. a. O.).

Hitzgefühl und Hitze im Gesichte, ohne Durst, eine Stunde nach dem Froste (*Herrmann*, a. a. O.).

Drei Stunden nach dem Essen, ein nicht unangenehmes Wärmegefühl über den Rücken (*Stapf*, a. a. O.).

Beobachtungen Andrer.

Ruckweise überläuft ihn eine Hitze über den untern Theil des Rückens, bei übrigens blofs warmem Körper, ohne nachfolgenden Schweifs (*Stapf*, a. a. O.).

Ein Wärmegefühl an der Stirne, wie wenn ein beständiger, warmer Hauch dahin ginge — bisweilen auch ein kalter Hauch — mit Backenröthe und auch äufserlicher Körperwärme (n. 4 Tagen) (Ders. a. a. O.).

(420) Wenn er Nachts erwacht, so ist er, ohne Durst, mit warmem Schweifse bedeckt, am Bauche, an den Füfsen und den Zeugungstheilen, obgleich mäfsig zugedeckt; bei der Entblöfsung aber weht es ihn so kalt an, der Schweifs verschwindet und er glaubt sich zu verkälten (n. 72 St.) (*Grofs*, a. a. O.).

Nachmittags, aufserordentlicher Schweifs, mit Hitze am ganzen Körper, ohne Durst, ob er gleich ganz ruhig da sitzt (*Franz*, a. a. O.).

Ernsthaft, still, mit sich selbst beschäftigt, spricht er wenig (*Langhammer*, a. a. O.).

Phlegmatisch, abgespannten Geistes und traurigen Gemüths, untheilnehmend, gleichgültig gegen alles Aeufsere, ohne ärgerlich oder matt zu seyn (*Gutmann*, a. a. O.).

Er ist abgespannt am Geiste, hat keine Lust zu reden, ist nicht aufgelegt zu denken und gleichgültig gegen Aufsendinge (Ders. a. a. O.).

(425) Unaufgelegt zu ernster Arbeit (Ders. a. a. O.).

Verdriefslichkeit und Unlust zu Geistesarbeiten (n. 2 St.) (Ders. a. a. O.).

Den ganzen Tag über, verdriefslich und ärgerlich; er wufste sich vor Unmuth nicht zu lassen und war höchst tiefsinnig (n. 37 St.) (*Langhammer*, a. a. O.).

Stille Verdriefslichkeit; er ärgert sich über alles, auch was ihn nicht betrifft (*Herrmann*, a. a. O.).

Beobachtungen Andrer.

Den ganzen Tag, verdriefslich und unruhig; er fand nirgend Ruhe (*Langhammer*, a. a. O.).

(430) Grofse Aengstlichkeit; er fürchtet sich vor der Zukunft (*Herrmann*, a. a. O.).

Traurig; er befürchtet von kleinen Ereignissen die schlimmsten Folgen und kann sich gar nicht beruhigen (*Stapf*, a. a. O.).

Traurig, ohne irgend eine Ursache angeben zu können (*Gutmann*, a. a. O.).

Verdriefslich und traurig (*Stapf*, a. a. O.).

Verdriefslich und weinerlich (Ders. a. a. O.).

(435) Gemüth zänkisch und doch dabei lustig (*Teuthorn*, a. a. O.).

Abwechselnde Laune: anfänglich ein heiteres*), dann ängstliches, endlich ruhiges und zufriednes Gemüth (*Langhammer*, a. a. O.).

Er ward heitrer Laune, unterhaltend in Gesellschaft und wohlgemuth**) (Ders. a. a. O.).

Gute Laune: er war heiter und gesprächig in Gesellschaft und freute sich seines Daseyns***) (n. 13 St.) (Ders. a. a. O.).

*) Anfängliche kurz dauernde Gegenwirkung des Organism's bei einer Person von befürchtender, niedergeschlagner Gemüthsart — später ward die Erstwirkung der Arznei in der Aengstlichkeit wieder merkbar, worüber drauf wieder die Rückwirkung der Körperkraft siegte und ein ruhiges zufriednes Gemüth hinterliefs.

), *) Heilende Nachwirkung des Organism's bei einem Manne von entgegen gesetztem Gemüthe.